灾害应急
管理与护理

孙丽媛 主 编

陶艳玲 张晓瑜 副主编

清华大学出版社

北 京

图书在版编目（CIP）数据

灾害应急管理与护理 / 孙丽媛主编 . -- 北京 : 清华大学出版社 , 2025. 8. -- ISBN 978-7-302-70218-4

Ⅰ. R47

中国国家版本馆 CIP 数据核字第 20250V511N 号

责任编辑：辛瑞瑞
封面设计：钟　达
责任校对：李建庄
责任印制：刘海龙

出版发行：清华大学出版社
　　　　　网　　　址：https://www.tup.com.cn，https://www.wqxuetang.com
　　　　　地　　　址：北京清华大学学研大厦 A 座　　　邮　　编：100084
　　　　　社 总 机：010-83470000　　　　　　　　　邮　　购：010-62786544
　　　　　投稿与读者服务：010-62776969，c-service@tup.tsinghua.edu.cn
　　　　　质量反馈：010-62772015，zhiliang@tup.tsinghua.edu.cn
印 装 者：三河市铭诚印务有限公司
经　　销：全国新华书店
开　　本：185mm×260mm　　　　**印　张：**18.75　　　**字　数：**348 千字
版　　次：2025 年 8 月第 1 版　　　　　　　　　**印　次：**2025 年 8 月第 1 次印刷
定　　价：64.80 元

产品编号：110635-01

编　委　会

序　言

灾害是人类文明进程中永恒的课题。在全球气候变化加剧、城市化进程加速、地缘格局复杂演变的当下，灾害形态正以前所未有的复杂性和破坏性挑战着人类的生存韧性。从地震、洪涝、台风等自然灾害，到工业事故、传染病大流行、恐怖袭击等复合型危机，每一次灾害的降临都在拷问着人类社会的应急响应体系。在这场与时间赛跑、与死神较量的生命保卫战中，护理工作者始终是冲锋在应急救援最前线的核心力量，其专业素养与实战能力直接关系着生命救援的成败。

作为国家应急医学研究中心主任和应急总医院院长，我亲历了中国救援队参与国内外重大灾害救援的每一次出征的指挥调度。从汶川地震的废墟救援到新冠疫情的重症攻坚，从国际医学救援的创伤急救到山火洪灾中的生命接力，无数护理同仁用专业与奉献诠释着"生命至上"的誓言。然而，面对日益复杂的灾害场景，传统护理知识与技能已难以满足现代应急救援需求。如何构建系统化、科学化的灾害护理知识体系，培养兼具国际视野与实战能力的应急护理人才，成为提升国家应急医学救援能力的关键命题。《灾害应急管理与护理》的编撰，正是对这一时代命题的深刻回应。本书以构建系统化灾害护理知识体系为目标，结合灾害护理领域的前沿研究成果与实践经验，从灾害对健康的多维影响，到不同场景下灾害应急技术的应用，进行了多维度、深层次的阐述。作为现代护理教育改革的创新成果，本书有两大特色：其一，开创"平战结合"教学体系，将应急预案编制、跨部门协同等战时能力融入日常教学；其二，构建"专业教育-继续教育-公众科普"三级知识传播网络，既为高校护理教育提供权威教材，也为社区防灾教育设计通俗读本。这些探索体现了编者对国家应急管理体系建设的深刻理解，更彰显了新时代护理教育者的使命担当。

灾害应急救援能力的提升永无止境。我们期待这本凝聚心血之作能够成为培养新时代应急护理人才的基石，更希望它化作一盏明灯，指引更多护理工作者在守护生命的征程中勇毅前行，践行习近平总书记"人民至上，生命至上"的重要指示精神。让我们携手共进，为构建人类命运共同体的安全屏障贡献中国智慧，展示中国力量。

国家应急医学研究中心主任

应急总医院院长

2025 年 5 月 26 日

前　言

灾害是人类社会发展进程中无法回避的重大挑战。近年来，随着全球气候系统的剧烈变化、城市化进程的高速推进，以及人类活动对生态环境影响的不断加剧，各类灾害性事件呈现频率增加、强度升级的态势。从地震、洪水、台风等突发性自然灾害，到交通事故、工业污染、战争冲突、传染病流行等人为因素引发的灾害，再到民族矛盾、地区冲突衍生的火灾、空难、恐怖袭击等复合型危机，无不对人类生命安全与社会稳定构成严峻威胁。在与灾害持续对抗的战役中，护理人员作为应急救援体系的核心力量，其灾害应对能力已成为衡量现代医疗救援水平的重要标尺，更是守护生命健康的关键保障。

本教材以构建系统化灾害护理知识体系为目标，系统涵盖灾害与健康、灾害护理发展脉络、防灾应急体系架构、现场急救与灾后护理实务，以及常用急救设备和药物应用等核心内容。结合国际灾害护理领域的前沿研究成果与实践经验，从灾害对健康的多维影响、国内外灾害护理发展历程与现状分析、灾时应急救援与管理策略、灾害心理护理干预技术，到不同场景下护理技术的创新应用，进行多维度、深层次的阐述。教材兼具理论前瞻性、知识系统性与实践指导性，既满足高等院校护理专业的教学需求，也适用于大学生文化素质通识课程，同时为在职护理人员规范化培训、继续教育提供专业支撑，更可作为面向大众普及灾害自救互救知识的科普读物，助力提升全社会灾害应对能力。

本教材的编写充分参考了国内外权威著作、经典教材及前沿文献资料，并得到各参编人员的鼎力支持与协作。为进一步优化教学效果，本书在先前出版的《应急与灾害护理》基础上进行了全面升级：新增思考题与习题集模块，通过多样化题型设计，强化学生对基础理论、核心知识与实践技能的掌握，培养批判性思维与问题解决能力；配套开发多媒体辅助教学课件，以生动直观的动态演示与操作示范，助力复杂知识点的理解与应用，构建理论与实践深度融合的教学模式。

由于编写时间有限，加之编者学识水平存在局限，书中难免存在内容疏漏或表述欠妥之处。恳请广大读者、护理学界同仁不吝赐教，提出宝贵意见与建议。我们将持续完善教材内容，力求为灾害护理教育与实践发展贡献更优质的知识资源。

孙丽媛

2025 年 7 月

目　　录

第一章

灾害概要

学习目标

识记 1. 复述灾害的定义。

2. 简述灾害的内涵及分类。

理解 1. 描述灾害应急管理的特征。

2. 阐释灾害风险管理措施。

3. 阐释灾害风险管理与灾害应急管理的区别与联系。

运用 运用本章知识，阐释我国政府如何从观念、立法以及实践层面提高灾害的应急管理水平。

学习难点

1. 灾害分类的科学性和合理性：如何确保灾害分类的科学性和合理性，以及如何根据不同的分类标志进行有效的分类，这对于理解和管理灾害至关重要。

2. 灾害风险评估的复杂性：灾害风险评估涉及多种因素，包括致灾因子、暴露要素、脆弱性等，这些因素的复杂性和不确定性增加了风险评估的难度。

3. 灾害应急管理的动态性和系统性：灾害应急管理是一个动态的、涉及多个阶段和多个部门的系统工程，需要协调和整合各方面的资源和能力。

4. "一案三制"建设的实施挑战：在实际工作中，如何有效地实施"一案三制"建设，特别是在资源整合、跨部门协调和法律法规的制定与执行方面存在挑战。

案例导读

2009年7月23日，四川省甘孜藏族自治州康定市发生特大泥石流灾害，该次灾害造成巨大的人员伤亡，18人死亡，36人失踪，另有140余人受阻，直接经济损失高达8000余万元。

灾情发生后 20 分钟，甘孜藏族自治州康定市紧急启动应急预案，6000 余名党员干部和群众兵分数路赶到现场全力解救被困人员。四川省政府建立各级救灾指挥部负责灾害救援工作：通过政府网站及时向社会发布灾害信息；集中安置因灾紧急转移人员；组织卫生防疫人员进行灾区的彻底防疫工作，保证大灾之后无大疫；实时监测气象数据，对次生灾害进行预警。应急工作的开展有赖于应急体系的建立。

请思考：切实完善政府应急体系建设，有待完善的问题有哪些？

随着人类社会经济的迅速发展，受世界人口城市化、全球气候变暖等影响，人口和企业向城市及特定区域流动。高密度的人口和复杂的工业设备在地震、洪水等自然灾害和火灾、爆炸等人为灾害发生时显得越来越脆弱。可见，灾害已经成为当今社会威胁人类生命和财产安全以及制约社会经济发展的重要因素。因此，提高灾害应急管理水平就成为区域经济可持续发展和社会稳定和谐的重要保证。

第一节　灾害的定义与分类

一、灾害的定义

凡危害人类生命和财产和生存条件的各类事件统称为灾害。灾害可以归结为天灾人祸，即自然灾害和人为灾害。灾害的发生存在许多不确定的方面。任何灾害的形成都存在致灾因子、脆弱性和适应性、危险的干扰条件及人类的应对和调整能力等方面的因素。脆弱性是灾害形成的根源，致灾因子是灾害形成的必要条件，在同一致灾强度下，灾情随脆弱性的增强而扩大。

灾害对人类生存环境、生存空间与社会财富构成严重威胁，造成大量人员伤亡、物质财富损失以及严重破坏人类生存环境。因此，衡量是否成灾，仅凭灾害强度（几级地震或多大流量的洪峰等）而论是不够的，必须强调灾害的最终结果，即损害是否超过该地区承受能力，是否丧失其全部或部分功能。一方面，发生在人烟稀少地区的灾害，无论强度多高，也未必造成很大损失，对人类来说该地区本身就无功能，也就谈不上功能的丧失；另一方面，如果某地区对灾害的承受能力很强，发生一定强度的灾害，也不至于破坏该地区的功能和结构。比如，某城市在建设过程中，考虑抗震强度为六级，六级地震不足以造成该城市功能和结构的损坏，那么六级地震对该城市就不造成灾害。

灾害并非单纯的自然现象或社会现象，而是自然 - 社会现象。灾害包括灾难和损害两层含义。灾难可能来自自然，也可能来自社会，但损害则是针对社会而言。灾害最根本的特点就是对人类与人类社会造成危害作用，离开人类社会这一承载体，就无所谓灾害。

二、灾害的分类

灾害分类是指根据不同分类标志，将具有相同特征的灾害现象归为一类，以便研究各类灾害的特有个性，特有灾害发生、发展与演变规律与致灾过程，针对不同类型灾害的特点，制定防灾、减灾与抗灾策略。

（一）灾害分类的意义

灾害分类在灾害学中占据举足轻重的地位，它是灾害学研究的基础，对灾害致灾机制、灾情分析以及灾害危机管理等方面具有重要的指导意义。

1. 灾害分类能更好地研究与总结各类灾害的个性特征　不同类型的灾害成因、演变规律与致灾过程有共性，同时也有个性，分类的目的是更好地总结各类灾害的个性。在此基础上，研究不同类型灾害的致灾机制与成灾过程才有实际意义。

2. 灾害分类是各类灾情评估的基础　不同类型灾害的成灾过程、危害范围与强度有很大差异，因此灾情评估方法不同。只有在建立灾害分类体系的基础上，分门别类地研究灾情评估指标与方法，才能使灾情评估更准确，更切合实际。

3. 灾害分类有助于灾害的危机管理　不同类型灾害的致灾机制与成灾过程不同，这决定了其防灾、减灾与抗灾的策略有很大的差异。因此，灾害的危机管理必须分门别类，包括各灾害管理部门的分工合作以及针对不同类型灾害个性制定防灾、减灾与抗灾的策略。

4. 灾害分类是灾害定量化研究的基础　没有灾害分类，灾害定量化研究也就等于零。

（二）灾害分类的原则

1. 科学性与合理性原则　灾害分类必须依照科学合理的分类标志，分类标志必须明确，不能含糊不清。任何灾害均应根据分类标志，归于相应的灾害类型之中。避免出现交叉分类或模糊不清的分类概念。

2. 层次性与同质性原则　灾害系统是异常复杂的大系统，具有显著的多元与多层次特性，由此决定了灾害分类体系的层次性。灾害分类层次可为二级（灾类与灾种）、三级（灾型、灾类与灾种）与多级，通常选择二级或三级分类体系。每一灾害分类层次，根据其分类标志应具有相同特性，不能将性质不同的灾害归为一类。

3. 概括性与唯一性原则　根据不同分类标志及研究目的，灾害分类有很多方案，每种方案应该概括所有可能的灾害种类，同时每种灾害在各类型中出现的次数必须是唯一的。

4.沿袭性与时效性原则　灾害系统处于变异中，随着社会的发展，人类认识水平与生存需求不断提高，灾害系统也会不断发展壮大，因此所建立的灾害系统要有前瞻性，能适用较长时间。同时，新的分类体系应兼顾传统的分类习惯，沿袭传统灾害分类体系的合理之处。

5.规范化原则　规范化原则是前几项原则的综合概括，包括分类标志的规范化与分类方法的规范化，只有在一定的规范化基础上建立规范的灾害分类体系，才能确保灾害分类的实用性与可操作性，否则会出现大量模糊概念与交叉分类等，这必将阻碍灾害学的发展，导致灾害危机管理的混乱。

（三）灾害分类方法

1.灾害的成因分类

各学者对灾害的分类不尽相同，有的分为三类、五类，还有的分为七类。本书按照灾害发生的主要原因将灾害分为自然灾害、环境灾害、社会灾害三大类。

（1）自然灾害：是指给人类生存带来危害或损害人类生活环境的自然现象。自然灾害主要包括水旱灾害、气象灾害、地震灾害、地质灾害、海洋灾害、生物灾害和森林草原火灾等，此类灾害大多数是较频繁发生的，如洪水、地震、台风、虫害等。其中，生物灾害是指活的生物体暴露于微生物和有毒物质所造成的灾害，从而可能造成人员伤亡、财产损失、社会和经济破坏或者环境退化，如流行病暴发、植物或动物传染病［严重急性呼吸综合征（SARS）、禽流感］、瘟疫等，也包括可能现今人类还没经历过或人类祖先曾经经历过但无记载，以及将来可能发生的灾害。

为了应对自然灾害，应当加强应急管理工作，进一步提高各工种的防灾、减灾意识，加强预案建设，做好储备，通过预警和快速反应机制预防和应对自然灾害，并在灾后积极做好重建、恢复工作，以尽可能地减少自然灾害带来的损失。

（2）环境灾害：按环境要素可分为水环境灾害、大气环境灾害、固体废弃物灾害、噪声灾害、土壤污染灾害5种类型。臭氧层变化、水体污染、水土流失、酸雨等是最常见的由于人类活动导致的环境灾害。环境灾害中除了少数重大事故性的灾害（如森林火灾、洪水、强烈地震等）外，更重要的是环境污染所造成的灾害。环境灾害受制于自然过程和社会活动过程，如沙漠化、水土流失等，人类活动诱导并加剧了灾害的发生，因此属于人为自然灾害。

（3）社会灾害：社会灾害不胜枚举，无论是发达国家，还是发展中国家，几乎都发生过在世界上产生深刻影响和对社会造成严重后果的社会灾害，如切尔诺贝利核爆炸灾害、美国佛林特水危机等。近年来，各国社会灾害频发，并且十分严重，应引起足够重视。

2. 灾害的其他分类

1）根据灾害发生的时间序列及相关关系，灾害可分为原生灾害、次生灾害和衍生灾害。①原生灾害：是致灾因子直接造成某类承灾体的破坏与伤亡，如地震、洪水，这些起主导作用的灾害即为原生灾害或直接灾害。②次生灾害：或称间接灾害，是由原生灾害所诱导出来的灾害，如地震导致房屋倒塌，由此引起间接发生的火灾，再由火灾造成其他灾害。③衍生灾害：是致灾因素破坏了社会的基本生命线，如水、电、煤、食品等的供应，造成人群和组织的伤亡和瓦解，都会直接或间接引起社会生产、经济活动的停顿，由此造成巨大的经济损失。次生灾害与衍生灾害的危害有时比原生灾害还大。因此，防止次生灾害与衍生灾害的发生与蔓延也是减灾的重要内容之一。

2）按照灾害发生的时间紧迫程度，灾害可分为突发性灾害、渐变性灾害、环境灾害。①突发性灾害：如地震、火山爆发、泥石流、海啸、台风、洪水等。②渐变性灾害：如地面沉降、土地沙漠化、干旱、海岸线变化等，经过较长时间才能逐渐显现。③环境灾害：如臭氧层变化、水体污染、水土流失、酸雨等。

3）根据灾害发生的地理位置，灾害可分为陆地灾害（地质灾害、地貌灾害、气象灾害、水文灾害、土壤灾害、生物灾害）和海洋灾害。在某种意义上，地质灾害是一个具有社会属性的问题，已经成为制约社会经济发展和人民安居的重要因素。地质灾害是指由于地质作用（自然的、人为的或综合的）使地质环境产生突发的或渐进的破坏，并造成人类生命和财产损失的现象和事件。地质灾害的概念和范围最广，它不仅包括地震、火山爆发等内生地质灾害和泥石流、滑坡、山崩等表生地质灾害，还包括地面沉降、岩溶塌陷以及一些工程原因造成的地质事故。

（1）按灾害活动主体的物质状态，地质灾害可分为：①固体活动灾害，如地震、地裂缝、构造断裂等。②液体活动灾害，如火山喷发等。③气体活动灾害，如氡气、瓦斯爆炸。

（2）按致灾地质作用的性质和发生位置，地质灾害可分为：①岩土体运动灾害，如崩塌、滑坡、泥石流等。②地面变形灾害，如地面塌陷、地面沉降、地面开裂（地裂缝）等。③矿山与地下工程灾害，如煤层自燃、洞井塌方、冒顶、偏帮、底鼓、岩爆、高温、突水、瓦斯爆炸等。④城市地质灾害，如建筑地基与基坑变形等。⑤河、湖、水库灾害，如塌岸、淤积、渗漏、浸没、溃决等。⑥海岸带灾害，如海平面升降、海水入侵、海崖侵蚀、海港淤积、风暴潮等。⑦海洋地质灾害，如水下滑坡、潮流沙坝等。⑧特殊岩土灾害，如黄土湿陷、膨胀土胀缩、冻土冻融、沙土液化、淤泥触变等。

（3）按致灾地质作用的触发因素，地质灾害可分为自然地质灾害和人为地质灾害。自然地质灾害发生的地点、规模和频度受自然地质条件控制。人为地质灾害受人类活动制约，常随社会经济发展而日益增多。

（4）按地质灾害的发展、发生进程，地质灾害可分为渐变性地质灾害和突发性地质灾害。渐变性地质灾害常有明显前兆，对其防治有较从容的时间，可有预见地进行，其成灾后果一般只造成经济损失，不会出现人员伤亡，如地面沉降、水土流失、水土污染等；突发性地质灾害发生突然，可预见性差，其防治工作常是被动式地应急进行，其成灾后果不仅是经济损失，也常造成人员伤亡，是地质灾害防治的重点对象，如地震、崩塌、滑坡、泥石流、地面塌陷、地下工程灾害等。

第二节　灾害管理

一、灾害风险管理

灾害风险管理是当前灾害管理研究的核心和热点。借鉴国内外研究成果，基于灾害风险理论的风险管理应该由以下 4 部分构成：①风险因素识别（风险辨识），即在明确灾害风险管理对象和目标的基础上，找出灾害风险的来源，收集相关基础资料和数据建立灾害管理数据库，确定相关的方法理论和标准，为后续工作奠定基础。②风险分析，主要包括致灾因子分析、暴露要素分析、脆弱性分析、建立灾损曲线以及风险的建模。③风险决策，在风险分析的基础上开展致灾因子评估、脆弱性评估、抗灾能力和灾后恢复能力评估。④风险处理，根据风险评估的结果，选择并制定风险减缓的决策和措施，并对决策的可行性、科学性等进行评估，在确定决策的合理性后进行决策的开展与实施，同时对决策实施过程进行监控和信息反馈。

针对风险处理措施，具体如下：

1. 土地利用规划　虽然有关土地规划已经开始考虑致灾因子和灾难方面的因素，但是就目前来说仍有局限。目前的土地利用规划主要集中在人口增长、遗址保护、经济发展和某些社会问题的相关要求上，对灾害地风险管理因素考虑较少。灾害影响评估和减灾应成为土地利用规划的一部分。最有效的减少自然灾害长期影响的策略是将减灾活动纳入土地使用规划过程。如在新建工程项目过程中，根据行业标准降低不稳定性，比建好后重新按照标准改建更容易且更经济。

2. 制定建筑物和工程标准　科学、合理地针对风险较大的致灾因子制定建筑物和工程标准是有效降低灾害风险的手段之一。应当确保新的建筑物在可接受的风险标准下进行建设。且相关的标准和规定需要定期更新。这些建筑物和工程主要包括大坝、桥梁、隧道、公用设施和生命线工程等。

3. 针对性的工程项目　兴建一些基础工程项目可以有效降低灾害的风险。如其他条件不变，兴建工程保护某一区域，增加抗御一种或数种灾害的能力，显然可以降低风险，如河道整治，修建防洪堤、海塘、护岸等。

4. 完善法律规定　地方制定的各项规定是对国家相关法律的补充，这些规定要体现本地的实际情况，针对主要致灾因子，以解决实际问题。例如，处于台风和洪水常发区的房屋建设标准可以比国家制定的普通标准更高一些，建筑所使用的材料也需要有相应的规定。

5. 经济手段　保险为高风险地区的居民提供了重要的经济保障，保险是风险转移的重要手段之一。由于目前巨灾保险制度在我国尚不成熟，需要由政府出台相关的强制性政策，保证该项保险的全面实施。

6. 组织政策　在风险管理过程中，政府扮演的角色无疑是至关重要的，同时社区也需要积极发挥自己的力量。社会力量在风险评估和管理过程中的有效参与能够大大降低灾害所带来的影响。

7. 公众意识　让广大居民群众认识到他们所生活和工作的地区所面临的风险和灾害所带来的后果是非常重要的。尽管政府和专家能够制定和实施一系列降低风险的步骤和工作，但是如果居民对此不解或者不认同，实施的效果将大大降低。政府和社区需要将相关信息准确、有效地传递给居民，同时注意在风险管理的各个阶段不断与居民沟通，使他们对所在社区的风险状况有准确的认识。

8. 预警预报系统　建立有效的预警预报系统是降低灾害风险的有效措施之一。2004 年 10 月印度洋海啸以后，沿海各个国家都针对海啸相继建立起联网的预警预报系统，一旦某个地区发生了地震，各国可以迅速评估，预测海啸到达的时间和强度，根据应急预案，迅速采取行动。

灾害风险管理是应急管理的强大动力和重要基础，目的是通过防灾、减灾、备灾活动和措施，来避免、减轻或者转移致灾因子带来的不利影响，是一项具有基础性、超前性、综合性的工作。除了在管理的方法、依据和决策等方面，灾害危机管理和灾害风险管理存在着本质差异外，在管理过程上也存在着明显的差异，灾害危机管理集中于灾害临近或已发生时的管理，而灾害风险管理则贯穿于灾害发生、发展的全过程，倡导灾前准备。风险管理与应急管理在管理的对象、目标、手段、结果等方面都有区别。风险管理主要以尚未爆发成为突发公共事件的风险为对象，侧重以预防为主，从源头上避免或减少灾害的发生，因此是一种积极、主动的全过程管理。

二、灾害应急管理

（一）灾害应急管理概述

1.灾害应急管理的定义及内容　灾害应急管理是指政府及其他公共机构在突发事件的事前预防、事发应对、事中处置和善后管理过程中，通过建立必要的应对机制，采取一系列必要措施，保障公众生命和财产安全，促进社会和谐、健康发展的有关活动。灾害应急管理是对突发事件的全过程管理过程。根据突发事件的预防、预警、发生和善后 4 个发展阶段，灾害应急管理可分为预防与应急准备、监测与预警、应急处置与救援、事后恢复与重建 4 个过程。灾害应急管理又是一个动态管理，包括预防、预警、响应和恢复 4 个阶段，均体现在管理突发事件的各个阶段。灾害应急管理还是一个完整的系统工程，可以概括为"一案三制"，即突发事件应急预案，运行机制、应急工作体制和法制。

灾害应急管理 – 微课

灾害应急管理系统涵盖监测监控、预测预警、应急准备（规划和保障）、应急响应（指挥）、恢复评估 5 个过程。

2.灾害应急管理的特征

（1）突发性：危机往往不期而至，令人措手不及，危机的发作一般是在人们与社会毫无准备的情况下瞬间发生的，会给人和社会带来惊恐和混乱。

（2）破坏性：危机发作后可能会造成比较严重的物质损失和负面影响，有些危机用"毁于一旦"来形容一点不为过。

（3）不确定性：事件爆发前的征兆一般不是很明显，难以做出预测。危机出现与否及出现的时机是无法完全确定的。

（4）急迫性：危机的突发性特征决定了人们对危机做出的反应和处理的时间十分紧迫，任何延迟都会带来更大的损失。危机的迅速发生引起了各大传媒以及社会大众对于这些意外事件的关注，使得受害机构必须立即进行事件调查与对外说明。

（5）信息资源紧缺性：危机往往突然降临，决策者必须快速做出决策，在时间有限的条件下，混乱和惊恐的心理使得获取相关信息的渠道陷入瓶颈，决策者很难在众多的信息资源中发现准确的信息。

（6）舆论关注性：危机事件的爆发能够刺激人们的好奇心理，常常成为人们谈论的热门话题和媒体跟踪报道的内容。政府与公共机构越是束手无策，危机事件越会增添神秘色彩，引起各方的关注。

（二）自然灾害应急响应机制

对于一个国家而言，政府是救灾系统的主体，也是灾害管理的决策者。中国根据灾害发生的危害程度，采取不同级别与相应类型的救助措施。应急预案对突发公共事件的预测预警信息报告、应急响应、应急处置、恢复重建及调查评估等机制都作了明确规定，形成了包含事前、事发、事中、事后等各环节的一整套工作运行机制和灾害响应机制。

灾害响应机制启动后，中国民政部应对灾害的工作措施主要包括：

（1）及时收集、评估和掌握灾情，及时向社会发布灾情和抗灾救灾信息。

（2）及时向有关部门通报灾害和救灾工作进展，协调、落实中央对灾区的抗灾救灾支持措施。

（3）及时向灾区派出工作组，指导地方开展救灾工作，督促地方落实灾民救助措施。

（4）及时下拨救灾应急资金，紧急向灾区调拨救灾物资。

（5）适时开展救灾捐赠，动员社会力量参与救灾。

（6）妥善安排转移、安置灾民的基本生活，及时指导地方开展恢复重建工作。

上述救灾响应机制的建立，确保了灾害发生时，灾害管理的应急响应随时启动，灾害救援的人员、资金和物资能够在最短的时间内到位，初步保障了受灾群众在灾后24 h 内得到救助。

（三）灾害应急管理的措施

"一案三制"建设是具有中国特色的灾害应急管理措施的基础。

2003 年 7 月，中共中央、国务院提出了"建立健全各种预警和应急机制，提高政府应对突发事件和风险的能力"的重大决策，把制定、修订应急预案和建立健全应急体制、机制、法制的"一案三制"提上了重要的议事日程。此后，中国应急管理体系建设开始向综合性、系统性转变，在实践中稳步推进，不断加强。下面分别阐述应急预案体系建设、应急体制建设、应急机制建设以及应急法治建设的具体内容。

1. 应急预案体系建设　中国的应急预案体系已基本建立。据统计，2008 年按全国编制预案总计约 240 万件，基本建立了横向到边、纵向到底的预案体系，其中包括国家级专项预案 28 件，国务院部门预案 86 件，各级地方政府的应急预案、企事业单位的应急预案和举办大型活动的应急预案等，还包括军队处置突发事件的预案。制定和修订应急预案成为加强预防工作、建设中国应急管理体系的基础工作，在 2008 年的冰雪灾害和"5·12"汶川地震的救灾实践基础上，预案的操作性和实战性得到明显提高。

2.应急体制建设

（1）组织指挥体系：国家自然灾害救助的综合协调机构是国家减灾委员会（简称国家减灾委）。国家减灾委员会于2005年成立，负责研究和制定国家减灾工作的方针、政策和规划；协调开展重大减灾活动；指导地方开展减灾工作；推进国际交流与合作；组织和协调全国抗灾救灾工作。2007年减灾委的成员单位有34个，包括军队、武警和红十字会以及各部委。

（2）灾情会商预警系统：中国基本上建立了中央各灾害信息管理部门的灾情会商制度，每个月进行灾情会商，遇到大灾随时进行会商。

（3）自然灾害救助的预案系统：2016年，国务院办公厅印发修订后的《国家自然灾害救助应急预案》。重点对适用范围、应急响应启动条件、启动程序及响应措施等进行了调整和完善，进一步规范和完善中央层面自然灾害救助工作及应急响应程序。

（4）应急响应系统：根据受灾地区的灾情报告，民政部和各个部门根据响应标准做出响应。

（5）救灾物资储备和救灾装备系统：从1998年开始，中国不断完善救灾物资储备和救灾装备系统。2008年"5·12"汶川地震后，国家发展和改革委员会联合规划将中央级的救灾物资储备库由10个增加到24个，救灾的物资种类也不断完善、齐全。目前，我国已初步形成国家、省、市三级政府救灾物资储备体系。

（6）救灾社会动员系统：包括大灾的捐助、经常性捐助、对口支援和集中性捐助。

（7）国家减灾组织指导系统：由国家减灾委员会的行政机关与由院士及著名学者组成的国家减灾委专家委员会、国家减灾规划和国际合作部等组成。

（8）救灾与减灾的科技应用推广系统：减灾监测小卫星星座通过多维度、大范围的地球观测，可捕捉地表形变、温度异常、水体变化等关键数据，对地面及近地空间的灾害（如地震、洪涝、森林火灾等）进行实时或近实时跟踪。同时，用航空遥感进行应急反应，用无人驾驶飞机进行灾情监测。中国已经利用卫星导航、通信卫星技术建立了灾害应急调度系统。

中共十九届三中全会之后，国务院组建了中华人民共和国应急管理部，成为国务院26个正部级组成部门之一，既为我国频发的自然灾害应对提供了组织保障，也可以更好地发挥政府在灾害应急管理方面的作用。随着各地"三定方案"（定职能、定机构、定编制）陆续出台，推动了中国应急管理的制度变革。应急管理部在职能转变方面特别规定："坚持以防为主、防抗救结合，坚持常态减灾和非常态救灾相统一，努力实现从注重灾后救助向注重灾前预防转变，从应对单一灾种向综合减灾转变，从减少灾害损失向减轻灾害风险转变，提高国家应急管理水平和防灾减灾救灾能力，防范化解重特大安全风险。"

3. **应急机制建设** 自然灾害应急机制由预防和准备机制、管理反应机制、恢复和重建机制三部分组成，包括建立健全社会管理机制、监测预警机制、应急信息传递机制、应急决策和指挥机制、应急响应机制、公众沟通与动员机制、应急保障机制（包括应急资源配置与征用）、恢复与重建机制、评估与奖惩机制和国际合作机制等。

4. **应急法治建设** 应急管理法治建设是指为调整紧急状态下各种法律规范综合的法律体系的建设，它规定社会和国家的紧急状态及其权限。它是不同的立法体系依照不同的程序制定的，由效力等级不同的规范性文件共同构成，包括宪法、基本法、一般法律、行政法规、地方性法规、行政规章等。主要是依法行政，使突发公共事件应急处置逐步走向规范化、制度化和法治化轨道，通过对事件的总结，促进法律、法规和规章的不断完善。

小结

1. 灾害学是对灾害的性质、规律、成因、过程及后果进行系统研究，并确立灾害防治的基本原理与方法的一门学科。

2. 灾害管理是灾害学研究内容的有机组成，也是灾害学研究的应用所在。灾害管理是所有各级有关灾害各阶段和行政决定及作业活动的集合体。其目的是采取一切必要手段和途径，获得可靠信息，以便在灾前及时发出危险警告；灾中阻止和减少人员伤亡，减轻灾民痛苦，减少经济损失；灾后快速恢复和重建。

3. 做好灾害防治工作，既是各国政府履行政府职能的基本要求，也是全球一体化进程中各国必然的联合行动。经过近年来的建设和实践检验，我国已形成以"一案三制"为主要内容的应急管理体系建设。

4. 确保在灾害应急管理中始终坚持党的领导。在灾害发生时，优先保障人民群众的生命安全和基本生活需求，不断推进应急管理体系和能力现代化，提高灾害预防、应对和恢复的能力，构建系统完备、科学规范、运行有效的灾害应急管理体制。

（张　秀）

本章内容精要

本章通过对灾害的定义、分类、风险管理以及应急管理的详细阐述，旨在提升读者对灾害管理重要性的认识，并理解如何通过科学的管理措施来减轻灾害带来的影响。

一、灾害的定义与分类

（1）灾害的定义：危害人类生命、财产和生存条件的各类事件，包括自然灾害和人为灾害。灾害的形成涉及致灾因子、脆弱性、适应性、危险条件及人类应对和调整能力等因素。

（2）灾害分类：意义在于更好地研究灾害的个性特征、进行灾情评估、危机管理以及定量化研究。灾害分类的原则包括科学性与合理性、层次性与同质性、概括性与唯一性、沿续性与时效性以及规范化。

灾害分类方法包括：①按成因分类：自然灾害、环境灾害、社会灾害。②按时间序列分类：原生灾害、次生灾害、衍生灾害。③按时间紧迫程度分类：突发性灾害、渐变性灾害、环境灾害。④按地理位置分类：陆地灾害和海洋灾害。

二、灾害管理

（1）灾害风险管理：是灾害管理的核心，包括风险因素识别、风险分析、风险决策和风险处理。风险管理措施涵盖土地利用规划、建筑物和工程标准制定、针对性工程项目的建设、法律规定的完善、经济手段的利用、组织政策的实施、提高公众意识和预警预报系统的建立。

（2）灾害应急管理：定义为政府及其他公共机构在突发事件的事前预防、事发应对、事中处置和善后管理过程中的一系列活动。应急管理的特征包括突发性、破坏性、不确定性、紧迫性、信息资源紧缺性和舆论关注性。

三、自然灾害应急响应机制

中国的自然灾害应急响应机制包括及时收集灾情、向有关部门通报、派出工作组、下拨救灾资金、开展救灾捐赠、安排转移安置和恢复重建工作。

四、灾害应急管理的措施

中国的灾害应急管理措施基于"一案三制"建设，即应急预案、运行机制、应急工作体制和法制。具体措施包括：

（1）应急预案体系建设：建立了国家级、部门级和地方级的预案体系。

（2）应急体制建设：包括组织指挥体系、灾情会商预警系统、自然灾害救助的预案系统、应急响应系统、救灾物资储备和救灾装备系统、救灾社会动员系统、国家减灾组织指导系统、救灾与减灾的科技应用推广系统。

（3）应急机制建设：包括预防和准备机制、管理反应机制、恢复和重建机制。

（4）应急法治建设：依法行政，推动应急管理走向规范化、制度化和法制化。

思考题

1. 灾害分类对于风险评估有何重要性？请结合灾害分类的原则和方法，讨论如何通过科学的分类来提高风险评估的准确性和有效性。

2. 灾害风险管理和灾害应急管理之间的区别与联系。请讨论在实际工作中如何实现两者的有效协同，以提高灾害管理的整体效能。

3. 结合本章内容，分析当前构建综合灾害管理体系面临的主要挑战。

本章习题

第二章
灾害健康服务与保健医疗防灾体系

📖 学习目标

识记 说出灾害医学的概念和研究内容。

理解 比较国内外灾害医学救援体系的特点。

运用 运用本章知识，阐释灾害医疗救援在保健医疗防灾体系中的重要作用。

🤔 学习难点

1.理解灾害健康服务的全周期性：需要理解灾害健康服务不仅包括灾害发生时的紧急响应，还涵盖事前预防和事后恢复的全过程，这种全周期性的理解对学生来说可能是一个挑战。

2.跨学科知识的融合：灾害医学涉及流行病学、急诊医学、伦理学等多个学科，需要将这些不同领域的知识融合在一起，形成一个综合性的理解框架。

3.国际灾害医疗救援体系的比较分析：比较不同国家的灾害医疗救援体系时，需要考虑各国的政治、经济、文化背景，这种跨文化和制度的比较分析可能较为复杂。

4.中国灾害医疗救援体系的发展与完善：需要理解中国灾害医疗救援体系的历史发展、现状以及面临的挑战，这要求学生具备一定的历史和社会背景知识。

5.法律、法规与标准体系的应用：需要掌握与灾害医疗救援相关的法律、法规，并理解这些法规在实际救援中的应用，这可能需要较强的法律素养和分析能力。

✏️ 案例导读

2001年9月11日，两架被恐怖分子劫持的美国联合航空公司客机，分别于8时46分40秒和9时3分11秒，撞向纽约世界贸易中心一号楼和二号楼，两座建筑在遭到攻击后相继倒塌。9时37分46秒，美国联合航空公司另一架被劫持的客机撞向位于华盛顿的美国国防部五角大楼，五角大楼局部结构损坏并坍塌。3次撞击均造成飞机上所有人员以及楼内未知数量的人员死亡。

9月11日8时46分，美国纽约消防局对袭击做出反应，8时50分，他们在世贸中心第一座塔楼的大厅内设立了灭火指挥部，消防局长担任事故总指挥。与此同时，紧急医疗服务组织指挥官也开始划定区域，集结救护车，对伤员进行鉴别归类、治疗并送往医院。

请思考：

1. 面对如此重大的突发公共事件，医疗救援体系应如何应对？

2. 在本次医疗救援过程中，可能遇到的困难和问题是什么？

面对灾害，各国不断完善灾害健康服务，逐步建立健全保健医疗防灾体系，从而有效地进行灾害预防、应对和修复，以便最大限度地减少灾害对社会经济和人们生活的影响。

第一节　灾害健康服务

灾害的发生和发展有一定周期，大体可分为灾害发生前、灾害发生时和灾害发生后3个阶段，即预防阶段、应对阶段和修复阶段。每个阶段都需要有针对性地进行灾害健康服务，以预防或缓解灾害引发的健康问题。不同时期灾害健康服务的重点不同，服务范围各异，服务对象涵盖灾害相关人群。

一、服务范围

根据灾害发生和发展的3个阶段来实施灾害健康服务工作，以便将灾害对人类健康的影响降至最低限度。

1. 预防阶段　组织全民学习灾害知识，强化全民灾害自救意识和避险能力，培养和提高公众应对灾害的能力；制定应急预案，组织演习，提高急救人员实战应对能力；加强国家灾害医学体系建设，开展灾害医学教育与培训，提高灾害救援能力；建立灾害医学专门研究机构及国家医疗灾害系统，利用现代技术与生物医学科技成果，对灾害损伤的监测、预防和治疗进行深入研究，以便将灾害对人类生命和健康的危害降低至最低限度。

2. 应对阶段　此阶段的主要任务是组织指挥、现场救治、伤员转运、医院救治、救援保障。现场救治、伤员转运、医院救治是重大灾害应急医疗救治的主要技术环节，组织指挥是应急医疗救治的核心和枢纽，救援保障为应急医疗救治提供支持和保障。

（1）组织指挥：包括重大灾害医疗救援响应，应急医疗队分类与能力要求，应急医疗队伍现场组织指挥。

（2）现场救治：包括伤员检伤分类与标识，应急医疗现场救治技术，重大灾害现场防疫处置，伤情与死亡登记。

（3）伤员转运：包括待转运伤员的分类，标识与登记，伤转运过程中的医疗支持，可接收转运伤员的医院选择。

（4）医院救治：包括医院应急医疗救治动员与组织，医院应急医疗救治基本技术规范。

（5）救援保障：包括医疗保障、血液保障、通信保障、安全保障、生活保障、仪器与设备保障、交通与运输保障、装备保障。

3.修复阶段　此阶段的主要任务是灾区传染病的预防和处理以及灾后心理重建，包括各种灾害传染病的种类、传染病流行的特点、预防及控制传染病的方法等以及灾害引起心理障碍的表现特点和防治措施等。

二、服务对象

灾害健康服务对象包括灾害事故亲历者、幸存者、灾区伤病员和灾区救援者。根据灾害的影响范围，可把灾害服务对象分为4级：①第一级为亲历灾害的幸存者，如死难者家属、伤员、幸存者。②第二级为灾害现场的目击者（包括救援者），如目击灾害发生的灾民、现场指挥人员、救护人员（消防救援人员、武警官兵，医疗救护人员，其他救护人员）。③第三级为与第一级、第二级人群有关的人，如幸存者和目击者的亲人等。④第四级为后方救援人员、灾害发生后在灾区开展服务的人员或志愿者。

灾害健康服务的提供者包括个人、家庭和社区。灾害健康服务的周期应贯穿灾害发生前、灾害发生时及灾害发生后，即预防阶段、应对阶段和修复阶段。

第二节　保健医疗防灾体系

随着人类社会经济活动的迅猛发展，全球气候变暖，环境急剧恶化，各种自然灾害和人为灾害不断发生，严重影响人们的生产和生活环境，甚至威胁人类的生命和财产安全。世界各国都致力于构建行之有效的防灾减灾体系，以降低和减少灾害造成的巨大经济损失和人员伤亡。而保健医疗防灾体系是整个防灾减灾体系的重要组成部分。保健医疗防灾体系包括灾害预防保健和灾害医疗救援，这是灾害医学研究的范畴。本节以灾害医学的概念和发展为基础，以灾害医疗救援体系为重点来阐述保健医疗防灾体系。

一、灾害医学概述

（一）灾害医学的概念

灾害医学是研究自然和人为灾害与人类生命和健康的关系，探究各种灾害对人类生命和健康的影响和规律，在灾害条件下及时实施有效的医学救护和卫生防护的一门学科。它涉及的领域包括流行病学、急诊医学、伦理学、公共卫生学、管理学、心理学、地质学、建筑学等多个学科。

（二）灾害医学的研究内容

灾害医学的研究内容包括灾害对人类健康的影响；各种灾害条件下疾病的分布及其规律；灾害相关疾病发生机制、诊治技术；灾害条件下的紧急医学应对；向受灾人群提供医疗应急救援、疾病预防控制和公共卫生服务。灾害医疗应急救援包括灾害医疗应急救援组织管理；灾害现场医疗应急救援；灾害伤病员（后续）医疗救治。灾害疾病预防控制包括灾害疾病预防控制的组织管理；灾区传染病预防控制；灾区卫生防病措施。灾区公共卫生服务包括灾区公共卫生服务的组织管理，如灾区医疗卫生资源的支持与支援、医疗卫生系统和公共卫生设施的恢复重建等；灾区公共卫生服务，如灾民健康管理与健康促进、心理卫生服务、常见病防治等，其目的是既要预防疾病，又要增进健康。

在灾害紧急医学应对的研究中，既包括紧急医学应对的技术措施，也包括紧急医学应对的组织管理。在时间上，包括医疗卫生灾前应急准备、灾时紧急应对和灾后恢复重建。在对象上是受灾人群，包括灾区伤病员和非伤病人员。医疗卫生灾前应急准备包括突发公共卫生事件监测、预警；灾害医学应急反应能力建设，主要为灾害医学救援队伍、装备、技术、预案、培训、演练等救援能力的建设。

总之，灾害医学符合集预防、医疗救援、保健于一体的大卫生观。其中，灾害医疗救援是灾害医学的重要内容，也是保健医疗防灾体系的重点环节。下面将通过对灾害医学的发展历程介绍以及对国内外灾害医疗救援体系的对比，来阐释保健医疗防灾体系。

二、灾害医学的发展

1976 年，来自 7 个国家的急救与重症监护医师在日内瓦成立了"美因茨俱乐部"（Club of Mainz），成为世界上第一个专门研究和探讨急诊医学与灾害医学的学术机构，不久后改名为世界灾害急救医学联合会（World Association for Disaster and Emergency Medicine，WADEM），标志着现代急救和灾害医学概念的开始。1977 年以来，联合会每两年召开一次国际灾害急救医学会议，该联合会的工作卓有成效，大大地推动了灾害医学的发展。欧美等发达国家已相继成立了全国性灾害医学学术组织和灾害医学救援中心，进行了广泛的理论与实践探索，并不同程度地开展了灾害医学教育和训练活动。1986年，欧洲共同体专门成立了欧洲灾害医学中心（European Centre of Disaster Medicine，CEMEC），负责训练各成员国有关救灾医务人员，培养他们在灾区救治伤病员的实际工作能力，尤其是院前救治管理以及应对重大灾害的能力。美国政府从20世纪70年代初就组织相关部门、救援专家和专业人士，开展灾害紧急救援管理立法工作，历时20多年，于1992年出台了《美国联邦灾害紧急救援法案》。"9·11"事件之后，美国及更多的国家深刻感受到建立与发展国家灾害医疗系统的迫切性。灾害医学的发展已从单纯的学术研究演变成为一些国家的政府行为，呈现出急救社会化、结构网络化、抢救现场化、知识普及化，以及跨学科、跨部门、跨地区、跨国界合作的趋势。

我国灾害医学起步较晚，1992年中华医学会急诊医学会成立"灾害医学专业组"，灾害医学的相关研究工作逐步开展。1995年4月，卫生部颁发《灾害事故医疗救援工作管理办法》，标志着我国灾害救援的第一部法规出台。2000年，科技部、民政部正式批准成立中国灾害防御协会救援医学会，2001年及2003年，中国灾害防御协会救援医学专业委员会以及中国医师协会急救复苏专业委员会相继成立。作为灾害救援领域内的专业机构，这两个专业委员会有力推动着我国灾害救援医学的快速发展。其后，我国经历了严重急性呼吸综合征，汶川地震等重大灾害事件，我国的灾害应急管理遭受巨大挑战，灾害医学也逐步发展。

三、国外灾害医疗救援体系

自20世纪后期以来，随着社会的发展和进步，全球各地突发灾害事故日益增多，诸如地震、海啸、洪涝、火灾、意外伤亡、疾病流行、恐怖袭击、核泄漏等，这些灾害事故严重影响了人类的生存与发展。世界各国在与灾害抗争的过程中，为了不断提高防灾减灾和灾害救援能力，逐步开始建立和完善防灾减灾的国家应急管理体系（Emergency Management System），这个体系的重要分支就是灾害医疗救援体系。

灾害医疗救援体系是有效预防、控制、减轻和消除自然灾害和人为灾害等可能引起的生命健康和社会危害，保证医疗救援工作有效运行的一系列组织安排和条件保障。

灾害医疗救援包括救援行动的计划、实施和评价全过程，具体涵盖医疗救援指挥系统、监测预警系统、救治系统、评估系统和保障系统五大系统。其中，指挥系统是负责管理和实施医疗救援的整个领导组织体系；监测预警系统是负责搜集、分析和报告救援信息的系统；救治系统是负责实施前线医疗救援的组织和人力系统；评估系统是负责对医疗救援的过程和效果进行评价和报告的系统；保障系统是负责对整个灾害医疗救援体系进行人、财、物保障和体制机制保障的系统。

以美国为代表的发达国家的灾害医疗救援体系经过近200年的发展，如今已十分完备，成立了专门的管理机构，具备良好的组织体系及运行机制，建立健全了相关的法律、法规，有强大的支持和保障系统。而我国的灾害医疗救援体系虽然也在不断发展和完善，但与发达国家相比仍有明显的差距。现以美国、德国、俄罗斯、日本为例，分别介绍国外灾害医疗救援体系。

（一）美国灾害医疗救援体系

1. 组织体系 美国突发公共事件应对由联邦应急事务管理总署（Federal Emergency Management Agency，FEMA）全权负责协调，从联邦到地方均有常设应急运行调度中心，州和地方常设应急管理办公室作为各级指挥中心。美国国家应急医疗救援体系是以《国家应急反应框架》（*National Response Framework*）为基本指南，以国家灾难医疗救援系统（National Disaster Medical System，NDMS）为运行主体，以国家健康和人类服务部（Department of Health and Human Services，DHHS）、联邦紧急事务管理署（Federal Emergency Management Agency，FEMA）、国防部（Department of Defense，DoD）和退伍军人事务部（Department of Veterans Affairs，VA）四大联邦机构为协调和参与机构的庞大应急体系。"9·11"事件以后，NDMS进行了两次大的调整，形成了现在高效运行的国家灾害医疗救援系统，见图2-1。

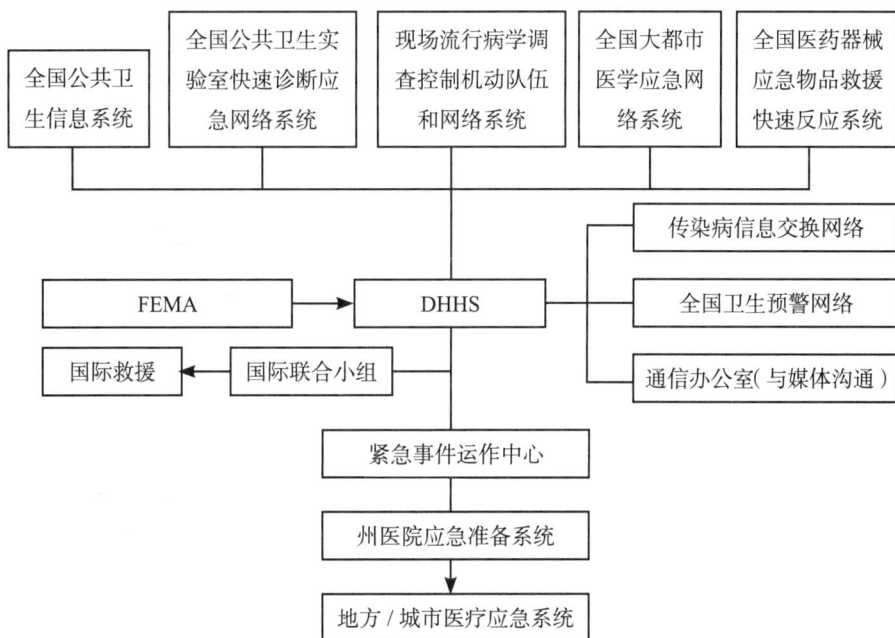

图2-1 美国灾害医疗救援体系

截至 2016 年，NDMS 主要由 55 支国家灾害医学救援队伍、1655 家 NDMS 协议医院、72 个联邦协调中心及 28 支空中医疗运送分队组成，是美国灾害医疗应急的基本力量，可最大限度地利用现有医疗资源，协调各卫生救援机构的院外救援工作，提供优质、可靠的救援服务。

2. 美国灾害医疗救援体系特点

1）法制保障下，完善的三级指挥和救援管理体系：美国应急医疗救援工作是在 1988 年颁布的《斯塔福德减灾和紧急援助法》框架下，通过启动《国家应急框架》来实施。医疗救援指挥体系分为国家、区域、现场 3 个层次的指挥体系。国家层面，成立国土安全理事会、跨机构事故管理团和国土安全运行中心，负责全国医学救援工作的指挥与协调。区域层面，成立区域应急协调中心、紧急事件行动中心，负责区域医学救援指挥与协调。现场层面，设置联合现场办公室，州、地方、部落、私营部门紧急事件运行中心，区域指挥官，事故指挥所，负责现场医学救援指挥与协调。美国的三级应急医疗救援指挥系统分工明确，多机构协调统一，上下联动，高效执行战略协调、资源分配、决议发布等指挥工作。

美国应急医疗救援管理体制在"9·11"事件之后，形成国家 - 州 - 地方三级管理架构，包括美国突发公共疾病预防与控制中心、地区 / 州医院应急准备系统和地方 / 城市医疗应急系统 3 个垂直系统。

（1）美国疾病预防控制中心（Centers for Disease Control and Prevention，CDC）：成立于 1946 年，隶属于卫生部，是美国突发公共卫生事件应对系统的核心和协调中心，美国突发公共卫生事件具体决策和执行机构之一。其主要职能是制定全国疾病控制和预防战略、公共卫生监测和预警、突发事件应对、资源整合和公共卫生管理者及工作人员培养，为突发公共事件提供先期预防与准备、突发事件反应、突发事件应急救援和灾后重建服务。

（2）地区 / 州医院应急准备系统：由医疗资源与服务局（Health Resources and Services Administration，HRSA）负责。HRSA 隶属于卫生部，实行分区管理，在全国设 10 个区，各区以州为单位进行联动。通过提高州、地方医院、门诊中心和其他卫生保健部门的应急救援能力，执行区域应对突发公共卫生事件的各项措施。

（3）地方 / 城市医疗应急系统（metropolitan medical response system，MMRS）：属于地方层面应对突发公共卫生事件的运作系统和执行机构，在全国有 3000 多个，与民众联系最为紧密。在公共卫生突发事件发生时，确保城市在 48 h 内能够应对，具有完善的医疗应急体系和详细的应对操作计划。

2）高度专业化的医疗救援队伍：美国医疗救援队伍包括国家灾害医疗救援系统、

美国红十字会志愿者、美国医疗后备队（Medical Reserve Corps，MRC），共同组成美国高度专业化的医疗救援队伍。美国灾害医疗救援体系成立于 20 世纪 80 年代，有108 支专业应急队伍，救援人员 8000 余人，主要任务是在灾害发生时对大批伤员进行救治。全美还按区域组建了 150 个中转救护单元（channel service unit，CSU），能够满足收治 10 万名重伤员的重大突发事件的需求。另外，美国较大城市和地区设有72 个符合条件的收容区，每个收容区都组建有救灾医疗队。

3）标准化的救援力量培训及防灾社区建设：美国联邦政府在各州、市、县建立了灾害医学救援培训基地。他们采取循环培训的方式，每年对从事紧急救援工作的人员进行强化培训，同时也对一些自愿参加者进行培训，不断提高应急医疗救援能力。美国的应急教育培训还广泛面向政府官员、公众、志愿者，尤其注重强化政府官员的危机管理意识、实战技能的培训和演练。"9·11"事件后，美国政府积极推动建立以"防灾型社区"为中心的公众安全文化教育体系，旨在推动大众灾前预防及准备、灾时应变及抵御、灾后恢复及整体改进能力，社区救灾反应队的队员需经过 7 周（每周 1 小时）的培训。具体内容有灾害预备、灭火、灾害医疗救护、轻度搜索和营救行动、心理和搜救队的组织、灾害模拟等。联邦政府和州政府分别建立公民议会，负责教育和提高公民的防灾意识。

4）强有力的保障支持系统：①全国公共卫生信息系统，包括国家应急行动中心电子网络疾病监测报告预警系统、大都市症状监测系统、临床公共卫生沟通系统。②全国公共卫生实验室快速诊断应急网络系统，按联邦、州、地方分为三级。③现场流行病学调查控制机动队伍和网络系统，"9·11"事件后，还拨专款建立了一支流行病学专职队伍。④全国大都市医学应急网络系统。⑤全国医药器械应急物品救援快速反应系统，全美有 12 个专用药品存放基地，每个存放基地至少储备 84 种应急医药和急救用品，包括疫苗、抗生素、抗体、解毒药及输液设施等，可在 12 h 内为美国任何受灾地区一次性提供 50 吨以上的医药和急救用品。

（二）德国灾害医疗救援体系

1. 组织体系　德国实行联邦体制，由 16 个州组成。最高卫生行政机关为联邦卫生和福利部，每个州有相应的州卫生和福利部。传染病和生物反恐应急主要由联邦卫生与福利部负责；灾害和重大事故中的医疗救助主要由联邦内政部民众保护与灾害救助局负责。德国各州的急救指挥中心主要由市长负责管理，承担 3 项职能，包括消防救援、医疗急救、技术支持，真正做到消防、急救二警合一。分布于德国的 3000 余个急救站和 8000 余名急救工作人员构成了世界上最密集的院前急救网络，每年完成约 41.5 亿次出勤任务，其中 47% 有急救医师的参与。

2. 德国灾害医疗救援体系特点

（1）多部门参与，层次分明，指挥统一：德国灾害救援工作由内政部统一指挥和领导，灾害紧急医疗救援管理由政府最高卫生行政部门、最高长官直接负责。联邦政府 16 个州都设有紧急医疗救援体系，在州以下地方层面上，27 个行政区政府和行政专区、300 个县、110 个非管辖市对公民保护承担完全责任，并且建立了良好的信息传递系统，使紧急救援的管理和决策快速而有效。

德国参与灾害医疗救援的部门有政府、红十字会、汽车俱乐部、消防队、医院、慈善机构和其他社会团体。德国卫生部门与消防、警察等部门之间具有高效协调的联动机制。

德国法律明确规定了公民享有得到紧急救援的权利，清晰划分了有关组织机构的责任和义务。每个州政府可以根据各自的实际情况，制定具体的紧急救援政策。各组织机构之间均按照法律规定，各司其职，依法开展紧急救援工作。

（2）平战结合和全民参与：德国政府十分重视灾害救援工作，其防御体系不仅由政府部门组成，而且各行各业、各种年龄的公民都积极参与其中，组成庞大的志愿者队伍，还有许多民间团体参与灾害救援工作，全国上下形成平战结合、全民参与的立体的灾害救援网络。

（3）装备精良，信息资源共享：德国各部门之间，联邦与各州、各州与地方当局、政府部门与社会团体、私立机构、政府与公众之间，在开展应急救援时，都能及时而有效地信息沟通、资源共享。应急指挥和调度手段先进而实用。急救中心、急救站、飞机急救中心、红十字急救站、私人急救站、急救医院、消防急救、安全等部门有无线或有线通信终端，形成信息动态双向反馈制度，并建立了相应的监督机制。

德国拥有先进的医疗救援装备，采用水、陆、空立体结合的运作模式。德国急救车具有标准化装备，高灵敏度的通信装置及视频图像传输功能，急救医护人员在车内能为伤病者实施各种急救服务。各紧急救援组织在装备上均有自己的特长，互相弥补。1972 年，德国建立了空中救援体系，目前已拥有 80 个航空医疗救护站，每个救护站至少配备一架直升机。直升机救援半径为 50 km，德国境内任何地点在 15 min 内都可以得到航空医疗救护服务。因此，德国是世界上空中急救最发达的国家。

（4）严格的培训制度：德国急救医疗系统（Emergency Medical Service System，EMS）的医师最低限定的标准是大学毕业后接受 1.5 ~ 2.0 年的训练。具体要求：急救人员上岗前需至少参加过 520 h 的正规培训（含 160 h 理论学习、160 h 医院实习、160 h 随救护车实习和 40 h 的岗位轮转实习），并且在职期间每年要参加几十小时的知识更新培训。各级急救人员均需按规定参加培训，然后才可晋升职级。在德国，驾驶员在考取驾驶执照前，要参加 6 ~ 8 h 的急救培训，如未得到急救培训认可，则无法申请驾驶执照。另外，德国的志愿者每年都要经过 80 ~ 120 h 以上的专业培训，每名志愿人员的工作态度以及生理和心理方面都要接受正规培训，培训合格者才能参加救援工作。因此，德国公众均具备较好的自救与急救能力。

此外，其山区紧急救援组织每 2 ~ 3 周举行一次救援演练，每年举行一次空中救援演练。经过严格的培训，紧急救援组织与机构的救援能力得到充分提高。

（三）俄罗斯灾害医疗救援体系

1. 组织体系　俄罗斯应急管理模式以总统和联邦安全会议为核心，总统具有应急管理的绝对领导权。1994 年，俄罗斯组成预防和消除紧急情况的统一国家体系（USEPE，简称紧急状态部），它是俄罗斯处理突发事件的组织核心。每个区域和州也设有指挥控制中心，地方的紧急救援机构按行政区域逐级分设，并受所属区域中心管理。应急组织体系分为 5 个层次（图 2-2），大区域层级和联邦层级，逐级负责，垂直管理，形成了较完善的"应对和预防紧急情况国家体系"，保证了应急管理的高效、快捷。

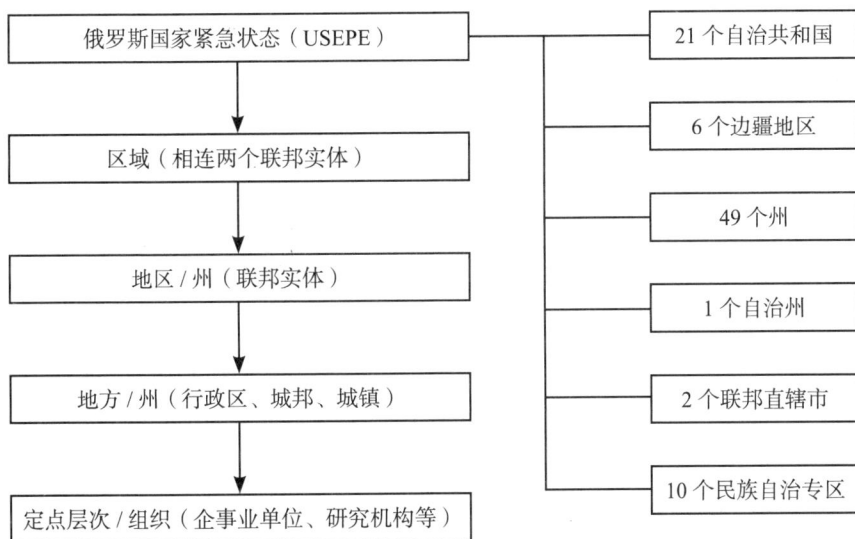

图 2-2　俄罗斯灾害医疗救援体系

2. 俄罗斯灾害医疗救援体系特点

（1）军民一体化的全国灾害卫生救援网络：1990 年，苏联部长会议通过了关于《建立全国应付特殊情况的紧急医疗救护部门》的决定，组建了全国性特种医学系统。特种医学系统在决策、指挥及执行三个层次上，军队卫勤力量与地方医疗卫生力量统一组织、统一行动，形成了军民一体化的全国灾害卫生救援网络。该紧急医疗救援系统现由俄罗斯灾害医学中心负责。该中心是俄罗斯灾害医学领域的权威国家机构，成立于1993年，隶属俄罗斯卫生和社会发展部，从事灾害医学领域的科学、教育和组织工作，是俄罗斯政府唯一全额拨款的特种医疗机构。该中心与俄罗斯联邦紧急情况部、国防部和内务部等单位密切协调配合，在俄罗斯境内发生地震、交通事故、恐怖事件等灾害时，对受伤人员提供迅速、有效的医疗救治，并积极参与国外自然灾害的医疗救援行动，是集科研、教育、医疗及救援于一体的灾害救援权威机构。

（2）专业化、高科技的医疗救援队伍：1992年，俄罗斯民航部成立中央空中机动救援队，目前多个区域救援中心均部署有空中机动救援队，包括专业救援队、医师及使用现代医疗设备和药物配备的空中机动医院等，救护飞机具有野战医院和疏散部门的功能，有利于紧急援助和救治及运输伤员等需要。另外，车载医院、卫生列车和医院船有效应用于灾害救援工作，在立体运送方面发挥重大的作用。

俄罗斯救援设备也很先进，其空中机动医院可装配52张病床，每日救治、运输100～120人，野战医院可部署100张病床，流动战地手术室在10 min内便可搭建完毕，里面配有手术台、呼吸机、各种生理状况检测仪器和齐备的外科手术用具，适应紧急外科手术治疗。

（3）先进的应急信息管理系统和远程医疗：俄罗斯在2010年设置国家危机管理中心（国家应急管理中心），并将在俄罗斯紧急情况部的各个地区中心设立分支机构，从而形成统一的信息空间，完善全国危机情况预防和应对体系。危机管理中心信息平台与卫星通信系统相结合，自主运营，移动指挥和控制，可实时通过视频转播和网络了解灾害和救援进展情况，并及时做出预测预报、救援部署和调整、安排后勤物资等，并将权威、准确的信息传递给公众。医学中心总部可通过远程医疗系统与救灾的移动医院互通音频、视频和传真通信，实现信息互动交流，从而达到统一指挥及远程医疗磋商。进行远程医疗会诊时，专家不仅可以看到现场手术室的视频信号，还能通过各种仪器远程获得患者的各种生理状况信息，以便给予及时、有效的会诊建议。

（四）日本灾害医疗救援体系

1. 组织体系　日本的国家危机管理体系分为3级，即国家级、都道府县级、市町村级。其应急医疗救援体系贯穿于此。国家突发公共卫生事件应急管理由厚生劳动省负责，由派驻地区分局、检疫所、国立大学医学院和附属医院、国立医院、国立疗养院、国立研究所等构成。地方上突发公共卫生事件应急管理由都、道、府、县及下一级的市、町、村负责，包括卫生局、卫生实验所、保健所、县立医院、市/町/村各级医院、保健中心等（图2-3）。

```
┌─────────────────┐                    ┌──────────────────────────┐
│  国家危机管理体系  │              ┌────│      8 个派出地区分局       │
│（国家救灾指挥部）  │              │    └──────────────────────────┘
└─────────────────┘              │    ┌──────────────────────────┐
         │                       ├────│        13 个检疫所         │
         ↓                       │    └──────────────────────────┘
┌─────────────────┐              │    ┌──────────────────────────┐
│ 国家突发公共事件卫生 │            ├────│  47 个国立大学医学系及附属医院 │
│ 管理体系（劳动厚生省 │───────────┤    └──────────────────────────┘
│     负责）        │            │    ┌──────────────────────────┐
└─────────────────┘            ├────│       62 个国立医院        │
         │                       │    └──────────────────────────┘
         │                       │    ┌──────────────────────────┐
         │                       ├────│      152 个国立疗养所       │
         │                       │    └──────────────────────────┘
         │                       │    ┌──────────────────────────┐
         │                       └────│       5 个国立研究所        │
         │                            └──────────────────────────┘
         │                            ┌──────────────────────────┐
         │                       ┌────│          卫生局           │
         ↓                       │    └──────────────────────────┘
┌─────────────────┐              │    ┌──────────────────────────┐
│ 地方突发公共事件卫生 │            ├────│         卫生实验所         │
│ 管理系统（都、道、府、│───────────┤    └──────────────────────────┘
│ 县）（市、町、村）  │            │    ┌──────────────────────────┐
└─────────────────┘            ├────│          保健所           │
                                 │    └──────────────────────────┘
                                 │    ┌──────────────────────────┐
                                 ├────│          县立医院         │
                                 │    └──────────────────────────┘
                                 │    ┌──────────────────────────┐
                                 ├────│       市/町/村医院         │
                                 │    └──────────────────────────┘
                                 │    ┌──────────────────────────┐
                                 └────│         保健医院          │
                                      └──────────────────────────┘
```

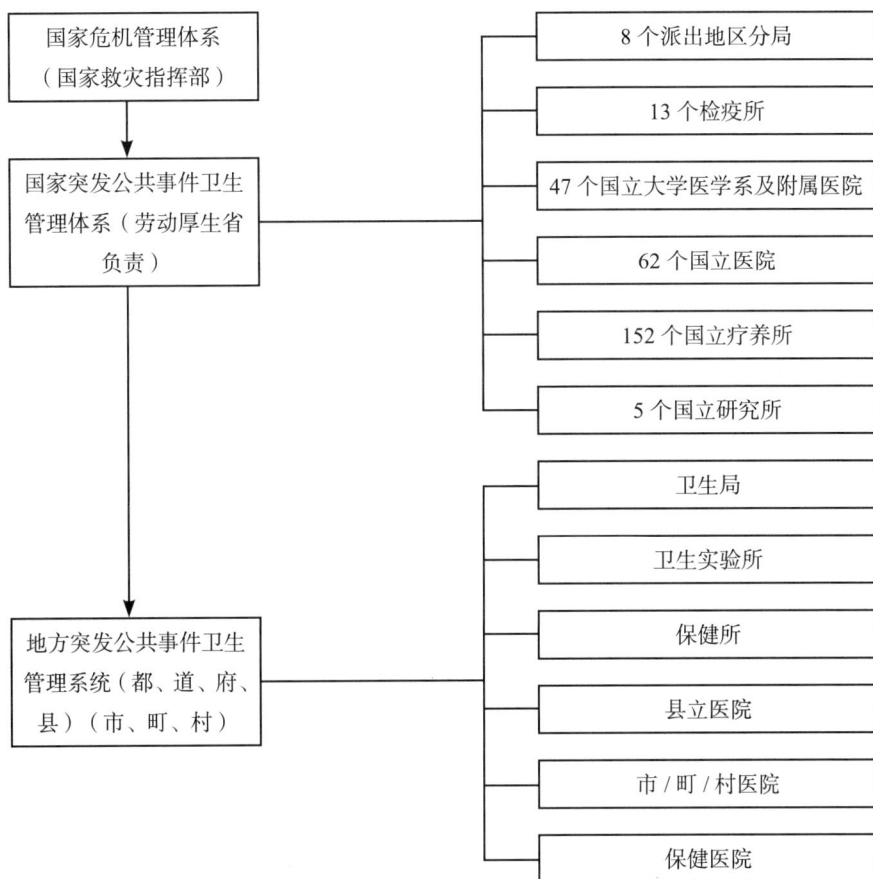

图 2-3　日本灾害医疗救援体系

2. 日本灾害医疗救援体系特点

1）完善的灾害应对法律、法规：作为世界上较早制定灾害对策法律的国家，每一次的重大公共事件后，日本就会出台一部重要的法律，目前已形成庞大的灾害应对法律体系，包括灾害对策基本法、灾害预防和防灾规划相关法、灾害紧急对应相关法、灾后重建和复兴法以及灾害管理组织法等五大类，共由 53 部法律构成。

2）健全的灾害预警预报机制：日本从完善预警组织结构入手，强化对自然灾害风险的观测，完善自然信息的发布、共享和传播机制，提高公众对预警减灾的认知，建立各类灾害的早期评估系统和应急对策支持系统，推广自然灾害风险图的编制与应用，积极推进应急领域的国际交流和合作。2010 年，日本全面实现了地面数字电视播放，每家每户的数字电视机和带电视功能的手机均能直接接收危机报警。2005 年10 月，日本又专门成立了"国际减灾合作联席委员会预警分会"，建立了一个能够长远推动国际合作的预警组织。

3）成熟、完备的灾害医学救援体系：日本灾害医学救援体系是国家危机管理体系的重要组成部分，由"现场紧急救护体系"和"灾害医疗救治体系"两个子系统构成。该体系也是以卫生、消防为主体，软件、硬件相结合，中央政府、都道府县、市町村联合互动，卫生、消防、警察、环保、交通、自卫队等各部门密切合作的立体式网络化救援系统，形成了全政府模式的危机管理体制和广域政府危机管理合作体系。具体由消防厅和厚生劳动省负责组织灾害医学救援，消防厅负责灾害现场救护，厚生劳动省负责医学应急救援和医疗救治。

（1）现场紧急救护体系：灾害发生后的现场救援活动由事发地政府负责组织实施，超出其能力时，迅速上报，都道府县或中央政府快速支援。灾后现场救护（检伤分类、挽救生命、快速运送等）由当地消防厅长组织指挥，由消防部门负责，必要时灾害医疗中心或医院急救中心予以支援。各级消防厅（局）都设有急救部和指挥中心，各消防队均配有急救队，由此形成了高度发达的城乡急救医疗网络。

（2）灾害医疗救治体系：由1个国家级灾害医疗中心、2个区域性中心、12个地区中心和550家指定医疗机构或急救中心组成，其中包括国立医院、红十字会医院、地方政府医院以及私立医疗机构。各指定医疗机构都具备高水平的急救能力和接收灾后重症伤病员的能力，均能快速派遣急救医疗队实施灾后医学救援及开展灾害医学救治。

日本东京都立川市是国家级灾害医疗中心，也是日本灾害医疗救助队（disaster medical assistance team，DMAT）的管理本部，平时是地区的骨干医院，在战时作为灾害医疗的数据传输与指挥中心，灾害发生时还承担灾害紧急医学救援指挥决策功能。国家灾害医疗中心同时承担对全国紧急医学救援人员的专业培训职能，培训合格的医务人员就成为DMAT认证成员，一旦灾害发生，灾害急救医疗队便开始响应，受过认证的DMAT成员组成灾害急救医疗小组，迅速奔赴现场，开展救援工作。

4）丰富的、制度化的应急医疗教育机制：日本将防灾教育内容列入了国民中小学生教育课程，出版针对中小学校园内安全的教材，如《危机管理和应对手册》《灾害管理与应急教育指导资料》《思考我们的生命和安全》等。教育内容随着社会发展及年龄阶段而不断调整，充分考虑学生的教育心理、生理特点，体现趣味性、知识性。同时，日本政府在大学设立了应急医疗技术研究中心。

另外，日本政府也非常重视强化防灾救灾知识的普及教育，支持民间自发的防灾活动，为民间开展防灾事业创造良好的环境。日本还建立了相关的应急教育培训制度和协作体制。

5）灾害保险及政府资金投入：日本是自然灾害大国，更是地震灾害的"重灾国"。

在长期应对重大灾害的实践中，较早地构建起以地震灾害保险为主体的巨灾保险体系，为政府和社会有效防范和应对地震灾害构筑了一道强有力的屏障，日本也因此成为世界上为数不多的具有较为成熟的巨灾保险体系的国家。

四、中国灾害医疗救援体系

（一）中国灾害医疗救援体系的建立和发展

我国幅员辽阔、人口众多，是各种灾害事故频发的国家之一。改革开放以来，中国重大灾害、事故、突发公共事件应急医疗救援体系从无到有，从简单到复杂，从分散服务到制度框架设计，灾害医疗救援体系建立和发展历经曲折。

1978 年以后，我国各地医院急诊科恢复重建，急诊抢救能力逐步提高。自 1986 年急救电话号码统一规定为"120"，各大、中城市逐步建立了"120"院前急救体系，基本上实现了对急诊、危重症、重大灾害、意外事故的紧急医疗救援。1995 年，卫生部、人事部确定急诊医学为"临床学科"，为急诊抢救体系和灾害事故医疗救援专业化发展奠定了政策基础，为专业组织、专业期刊和专业研究活动提供了强大的学科动力。2001 年 4 月，中国国家地震灾害紧急救援队（也称为中国国际救援队）正式成立，这支救援队由中国地震局、工兵部队和武警总医院联合组建，开始参与国际、国内灾害的救援，并取得良好的成效。2003 年，严重急性呼吸综合征（SARS）疫情暴发，对我国应急管理和应急医疗救援体系提出了严峻考验，也创造了突发公共卫生事件类型，使应急管理和应急医疗救援上升到"国家安全与公共安全高度"。SARS 疫情之后，中共中央、国务院布置了应急管理的"一案三制"，即应对突发公共卫生事件应急预案、管理体制、运行体制和法律制度的建设工作，我国的应急管理体系建设开始起步。2006 年，国务院颁布《国家突发公共卫生事件应急预案》和《国家突发公共卫生事件医疗卫生救援应急预案》。2007 年 8 月 30 日，第十届全国人民代表大会常务委员会第 29 次会议通过《中华人民共和国突发事件应对法》，首次将应对突发事件和国家安全、公共安全、应急救援体系建设议题提高到最高的法律层次。至此，我国的"一案三制"应急医疗救援管理体系正式形成。

2008 年 5 月 12 日，汶川发生特大地震，我国的灾害应急体系又一次遭受巨大考验。地震之后，政府总结经验，对区域内的紧急救援资源进行统一优化配置，根据我国国情，将军队中具备救援和保障能力的应急力量纳入国家灾害救援体系，开始建立适合中国国情又具有地方特色的区域性立体紧急医学救援体系，逐步完善我国突发事件应急医疗救援体系。同时，为进一步增强全民防灾减灾意识，推动防灾、减灾、救灾工作水平的提高，经国务院批准，从 2009 年开始，每年的 5 月 12 日定为"全国防灾减灾日"，我国的防灾、减灾、救灾工作有了新的系列举措。此后，我国又经历了青海玉树地震、甘肃舟曲泥石流、四川芦山地震、甘肃岷县漳县地震、云南鲁甸地震、四川九寨沟地震、天津港"8·12"瑞海公司危险品仓库特别重大火灾爆炸事故、深圳光明新区渣土受纳场"12·20"特别重大滑坡事故，H5N1 和 H7N9 禽流感、中东呼吸综合征（MERS）、埃博拉出血热（EHF）和鼠疫等突发急性传染病疫情、"3·1"昆明火车站暴力恐怖袭击事件和"5·22"乌鲁木齐严重暴力恐怖袭击等一系列重特大突发事件，我国的应急医疗救援体系在实践中不断得以加强和完善。2016年和 2017 年，中国国际应急医疗队（上海）和中国国际应急医疗队（广东）两支队伍先后通过世界卫生组织（WHO）认证评估，成为全球首批和第二批国际应急医疗队。国际应急医疗队是由 WHO 认证的具有质量保证系统的、标准化的国际医学救援团队。它分为三类：第一类是院前救援和前线队；第二类是住院急症救援队；第三类是普通院内及危重症医疗救援队，是最高级别的国际应急医疗队。

　　2018 年 3 月，国务院应急管理部成立，有机地整合了应急减灾力量，有利于对复合型灾害和灾害链进行及时、高效的预防与应急救援，是应急救援体系走向专业化的重要里程碑。2018 年 5 月 5 日，由四川大学华西医院牵头筹建的国际应急医疗队正式通过 WHO 专家认证，成为全球第一支最高级别的非军方国际应急医疗队。截至2018 年 5 月，除国际救援队外，我国在国内分区域设置了紧急医学救援、突发急性传染病防控、突发中毒事件应急处置、核和辐射突发事件卫生应急 4 类共 58 支国家级和 2 万余支地方卫生应急处置队伍。2018 年 9 月，中国首支专业航空医疗救援队在北京成立，中国海陆空立体救援网络正在不断完善。另外，我国灾害救援装备也成为研究热点，如救援机器人、手术机器人、转运机器人，无人机技术也已被用于灾害现场实时监视、灾后伤员搜寻、物资投送、医疗用品运送和现场干预、通信中继和灾后灾情评估等工作。灾害装备的改进必将成为应急医疗救援体系强有力保障之一。

　　2019 年 4 月 26 日，国家紧急医学救援队（天津）通过了世界卫生组织国际应急医疗队（第二类）终期认证。2019 年 4 月 30 日，国家紧急医学救援队（澳门）通过了世界卫生组织国际应急医疗队（第一类）终期认证。截至 2019 年 5 月，中国已建成 5 支国际应急医疗队，其中 1 类 1 支、2 类 3 支、3 类 1 支，是拥有国际应急医疗队数量较多的国家之一。2019 年末，新型冠状病毒感染疫情（简称新冠疫情）暴发，我国的突发事件应急医疗救援工作再一次经历严峻考验。经过艰苦卓绝的努力，全国上下一心，共克时艰，短时间成功有效地控制了疫情，为全世界树立了典范。

　　总之，近 10 年来，我国突发事件应急医疗救援工作取得显著成效。①管理体制不断健全：在总结汶川地震等突发事件应急医疗救援实践的基础上，完善了分级负责、属地为主的管理体制。②预案体系逐步完善：制定《国家突发公共事件医疗卫生救援应急预案》，同时分级、分类制定了应急医疗救援预案和工作规范。③机制建设取得进展：建立了由国家卫生健康委员会统筹协调、多部门参与、军地协同的应急医疗救援协调联动机制，在多次突发事件应对中有效发挥作用。④能力建设得到强化：按区域规划布局，建设了4类共58支国家应急医疗救援队伍，各级医疗机构和疾控机构的紧急医学救援能力稳步提升，院前急救医疗体系建设持续加强。⑤突发事件有效处置：我国成功、有效地开展了包括新冠疫情在内的重特大突发事件的应急医疗救援，切实保障了人民群众身心健康和生命安全，得到了中共中央、国务院的充分肯定以及社会各界的高度认可。同时，也多次圆满完成国际医疗救援任务，如埃博拉出血热、印尼地震、新型冠状病毒感染疫情等，赢得了受援国以及国际社会的广泛赞誉。

（二）我国灾害医疗救援组织体系

国务院是应急管理工作的最高行政领导机构。在国务院总理领导下，由国务院常务会议和国家相关突发公共事件应急指挥机构，负责突发公共事件的应急管理工作，必要时，派出国务院工作组指导有关工作。

我国医疗卫生救援组织机构包括各级卫生行政部门成立的医疗卫生救援领导小组、专家组和医疗卫生救援机构（指各级各类医疗机构，包括医疗急救中心/站、综合医院、专科医院、化学中毒和核辐射事故应急医疗救治专业机构、疾病预防控制机构和卫生监督机构）、现场医疗卫生救援指挥部。

2006年，国务院发布《国家突发公共事件总体应急预案》。总体预案将突发公共事件分为自然灾害、事故灾害、公共卫生事件、社会安全事件4类。按照各类突发公共事件的性质、严重程度、可控性和影响范围等因素，总体预案将其分为四级，即Ⅰ级（特别重大）、Ⅱ级（重大）、Ⅲ级（较大）和Ⅳ级（一般）。

（三）我国灾害医疗救援体系面临的问题

我国在应急管理机制、应急处置与救援技术和方法等方面积累了大量成功经验，形成了许多成熟、有效的做法，但也面临许多困难和问题。

1. 全国性灾害医疗救援体系尚未健全　我国目前尚未建立常设、统一、健全的全国性灾害医疗救援管理系统。灾害发生时，依然是由各级政府应急机构或相关卫生行政机构临时牵头，成立一个医疗抢救领导小组，作为权威机构负责应急医疗救援的组织领导工作；同时，从各医疗机构抽调相关专业人员组成临时紧急医疗救援队伍开展现场救治工作，现场应急医疗救援指挥协调机制有待完善，应急管理基础能力亟待加强。

2. 缺乏"大救援"理念，重"救"轻"防"　目前，灾害医疗救援缺乏整体的"大救援"理念。重事后处置、轻事前准备，面临灾害只关注灾害时紧急医学救治，但对前期灾害预防重视不够，如灾害应急预案评估、应急预案编制和管理、应急预案演练机制不完善，灾害风险评估体系和风险防控体系的建设尚欠缺。

3.法律、法规标准体系不健全　虽然我国先后颁布实施了应急领域相关法规和预案，但是许多突发事件应急条例和预案的系统性、统一性和可操作性不强。突发事件预防与应急准备、监测与预警、应急处置与救援、恢复与重建等各环节应急管理工作机制尚未健全。规范应急预案管理，提高预案的针对性和可操作性，完善地方性应急管理法规，加大执法力度，实现依法应急，势在必行。

4.灾害医疗救援队伍建设发展不平衡　目前，我国灾害医疗救援队伍建设关注紧急医疗救援中心主体的建设，而对各个急救站点（尤其是广大农村的急救站点）的建设重视不足，基层应急能力薄弱，出现"头重脚轻"的现象。由于各地经济发展水平不同，各地灾害医疗救援队伍的救治水平也参差不齐。

5.缺乏大众培训教育体系，公共安全意识和自救互救能力薄弱　近年来，政府通过官方网站、微博、微信、电视、广播等各类媒体平台，积极发布、更新急救知识，回应社会各界对急救知识普及的关切，促进急救知识和技术的全民普及。各医疗机构借助"全国中小学生安全教育日""5·12防灾减灾日""世界急救日""119全国消防日""122全国交通安全日"和"安全生产月"，开展公共安全宣传和形式多样的风险隐患识别活动，普及公共安全知识，提升公众对突发事件防范意识和自救互救能力。

但是，因为我国缺乏灾害预防及急救知识普及培训体系，没有固定的培训机构、统一的培训模式和完善的管理机制，导致培训内容及形式单一，培训效果也不令人满意，培训普及率也远远不够。

（四）我国灾害医疗救援体系展望

近年来，国家卫生健康委员会对卫生应急工作高度重视，提出以体系和核心能力建设为"主体"，以突发急性传染病防治、突发事件紧急医学救援力量建设为"两翼"的"一体两翼"发展思路，旨在加快实现关键环节、重点领域的突破，构建更为科学、高效、更具可持续性的具有中国特色的卫生应急体系。

根据"一体两翼"思路，2016年下半年，国家卫生和计划生育委员会出台了《突发急性传染病防治"十三五"规划（2016—2020年）》《突发事件紧急医学救援"十三五"规划（2016—2020年）》（简称"两个规划"）和《关于加强卫生应急工作规范化建设的指导意见》（简称"指导意见"）。"两个规划"是卫生应急领域第一次出台的专项规划，提出了"十三五"期间突发急性传染病防治领域、突发事件紧急医学救援领域的总体发展目标和重点工作任务，勾勒出卫生应急体系和能力建设的中期愿景。"指导意见"规范了卫生应急工作的各个环节，将有力推动卫生应急管理水平和事件处置能力的持续提升。

"两个规划"和"指导意见"的主要任务和建设项目已纳入《"健康中国2030"规划纲要》《"十三五"卫生与健康规划》《国家突发事件应急体系建设"十三五"规划》等国家有关规划之中。

根据《国家突发事件应急体系建设"十三五"规划》和《突发事件紧急医学救援"十三五"规划（2016—2020年）》，国家从安全战略高度出发，以保护人民群众生命健康安全为根本，以提高突发事件紧急医学救援能力与水平为重点，着力弥补薄弱环节，解决突出问题，下一步将加快构建科学、高效、可持续发展的突发事件应急医学救援体系。重点工作如下：

1. 建立健全灾害医疗救援管理机制，全面提升现场紧急医学救援处置能力　我国将进一步完善"统一领导、综合协调、分类管理、分级负责、属地管理为主"的应急管理体制，升级改造国家卫生应急指挥中心，加强省、市、县各级应急指挥中心建设，积极推进医疗机构、疾控机构、院前医疗急救机构和紧急医学救援队伍的应急平台建设。实现国家与地方各级应急指挥中心和各类应急平台间的互联互通，完善应急医疗救援指挥决策系统。同时，规范应急处置现场组织指挥，探索现场应急指挥官制度、联席会议制度、专家组组长负责制度等工作制度，有效统筹现场紧急医学救援各项工作，及时而有序地落实医疗救治、疾病防控、卫生防疫、心理援助、健康宣传教育和物资保障等救援措施，不断提高应急处置的规范化、专业化水平。

2. 加强灾害医疗救援队伍建设，充实紧急医学救援力量　至2020年，国家建设7个国家级紧急医学救援综合基地和25个区域紧急医学救援中心，引导推进省、地（市）、县级紧急医学救援网点建设。同时，将加强突发中毒事件和核辐射突发事件紧急医学救援等专项医学救援力量建设；推进应急心理救援力量建设，逐步建设国家和省级突发事件心理干预救援队伍。健全各级紧急医学救援队伍，构建综合救援与专科救援兼顾的紧急医学救援网络。优化国家卫生应急队伍布局，全面提高院前急救、专科救治、康复治疗的全链条能力。

3. 完善应急管理法律、法规和标准体系　持续推进以"一案三制"为核心的应急管理体系建设，研究和制定《中华人民共和国突发事件应对法》相关配套法规制度和规范性文件，健全自然灾害、事故灾害、公共卫生事件和社会安全事件应急相关法律、法规体系，完善地方性应急管理法规，加大执法力度，实现依法应急。同时，国家着力加强应急标志标识、风险隐患识别评估、预警信息发布、应急队伍及装备配置、公共场所应急设施设备配置、应急避难疏散场所建设、物资储备、应急通信、应急平台、应急演练等相关标准研制；积极参与国际应急管理标准制定并推动应急管理标准实施应用，促进应急管理工作规范化和应急技术装备标准化，构建应急管理标准体系。另外，拟制定和完善不同现场条件、不同类别突发事件的紧急医学救援工作指南和方案，规范现场救援处置和技术操作流程。

4. 提高民众灾害中自救互救的技能和素养，促进宣传教育和社会参与　我国将大力促进紧急医学救援知识普及与技能训练，开展"五进"活动：进学校、进企业、进社区、进农村、进家庭活动。同时，倡导相关机构组织形式多样的风险隐患识别活动，开展公共安全知识普及，提升公众对突发事件的防范意识和自救互救能力。另外，国家拟建群众性应急救护培训标准化基地，加强以自救互救为核心的应急技能培训；建设公共安全教育基地、网上科普宣传教育平台、应急虚拟体验馆、标准化应急知识科普库，以增强应急科普宣传教育的知识性、趣味性、交互性，提高公众安全应急文化素质；并积极推动全社会参与应急救援工作，广泛动员和有效组织社会各方力量，充分发挥社会团体和志愿者的作用，逐步形成全民关注、全民参与灾害救援的良好局面。

5. 拓展国际交流合作　今后，我国会不断加强应急医疗救援领域的国际交流与合作，积极开展考察、培训和联合演练等活动，引进先进理论、技术、装备与管理模式，提高突发事件应急医疗救援准备和处置水平。对遭受重特大灾害并需要支持的国家和地区及时提供援助，积极参与全球重特大灾害事件救援行动。通过积极开展国际合作，不断提升我国灾害应急救援水平，为打造全球公共卫生安全屏障贡献力量。

在我国抗击新冠疫情期间，召开了中央全面深化改革委员会第十二次会议。会议特别强调"完善重大疫情防控体制机制，健全国家公共卫生应急管理体系，提高应对突发重大公共卫生事件的能力水平。"

综上所述，随着我国应急救援管理机制的不断健全，应急医疗救援网络建设的不断完善，我国将在党的全面领导下，确保在灾害健康服务中以人民为中心，提高应急管理和救援能力，逐步建立专业化、规范化、信息化、现代化、国际化的灾害医疗救援体系，更好地满足国内外突发事件应对需要。同时，作为国家应急管理体系的重要组成部分，也是保健医疗防灾体系的关键环节，灾害医疗救援体系的不断完善和发展，对我国防灾减灾工作意义重大。灾害医疗救援、灾害人群及社区的保健预防与公共卫生服务，共同构成的保健医疗防灾体系，必将为我国的防灾减灾事业添砖加瓦，保驾护航。

小结

1.灾害健康服务涵盖灾害发生和发展的 3 个阶段，即预防阶段、应对阶段和修复阶段，不同阶段，其服务范围和服务重点各异。

2.灾害健康服务对象包括灾害事故亲历者、幸存者、灾区伤病员和灾区救援者。

3.灾害医学是研究自然和人为灾害与人类生命和健康的关系，探究各种灾害对人类生命和健康的影响和规律，在灾害条件下及时实施有效的医学救护和卫生防护的一门学科。它涉及的领域包括流行病学、急诊医学、伦理学、公共卫生学、管理学、心理学、地质学、建筑学等多个学科。

4.灾害医学研究内容包括灾害对人类健康的影响；各种灾害条件下疾病的分布及其规律；灾害相关疾病发生机制、诊治技术；灾害条件下的紧急医学应对；向受灾人群提供医疗应急救援、疾病预防控制和公共卫生服务。

5.我国灾害医疗救援体系从建立健全到发展壮大，虽历经磨难，终将不断完善。在此过程中，国际上较完善和成熟的灾害医疗救援体系值得我们学习和借鉴。

（张军红　豆欣蔓）

✐ 本章内容精要

本章主要探讨了灾害健康服务与保健医疗防灾体系，内容涵盖灾害医学的概念、研究内容、发展历程以及国内外灾害医疗救援体系的比较。重点在于理解灾害健康服务的重要性和实施策略，以及掌握灾害医学的基本概念和应用。难点在于比较不同国家灾害医疗救援体系的特点，并思考如何构建适合我国国情的灾害医疗救援体系。通过对第二章内容的深入分析和总结，我们可以看到灾害健康服务与保健医疗防灾体系的构建是一个系统工程，需要政府、社会组织和公众的共同努力。同时，我们也需要不断学习并借鉴国际先进经验，不断完善和发展我国的灾害医疗救援体系。

一、灾害健康服务的概念与实施

灾害健康服务是指在灾害发生前、发生时和发生后 3 个阶段，针对性地进行的服务，以预防或缓解灾害对人群健康的影响。服务范围包括预防、应对和修复 3 个阶段，服务对象包括灾害亲历者、幸存者、灾区伤病员和救援者。

二、灾害医学概述

灾害医学是一门研究灾害与人类健康关系的学科，涉及多个领域，如流行病学、急诊医学等。研究内容包括灾害对健康的影响、疾病分布规律、诊治技术、紧急医学应对，以及提供医疗救援和公共卫生服务。

三、国内外灾害医疗救援体系的比较

1. 美国：建立了以 FEMA 为协调中心的三级管理体系，拥有专业化的医疗救援队伍和强有力的保障支持系统。

2. 德国：具有多部门参与、全民参与的立体灾害救援网络，装备精良，信息资源共享。

3. 俄罗斯：建立了军民一体化的全国灾害卫生救援网络，专业化、高科技的医疗救援队伍。

4. 日本：具有完善的灾害应对法律和预警预报机制，成熟的灾害医学救援体系。

四、中国灾害医疗救援体系的建立和发展

我国灾害医疗救援体系从无到有，逐步发展。2001 年成立国家地震灾害紧急救援队，2003 年 SARS 疫情后，应急管理和应急医疗救援受到重视。2007 年，《中华人民共和国突发事件应对法》出台。2008 年汶川地震后，进一步完善了应急医疗救援体系。2018 年，国务院应急管理部成立，标志着我国应急救援体系向专业化发展。

五、中国灾害医疗救援体系面临的问题

全国性灾害医疗救援体系尚未健全，缺乏"大救援"理念，法律、法规标准体系不健全，灾害医疗救援队伍建设发展不平衡，缺乏大众培训教育体系等。

六、中国灾害医疗救援体系的展望

提出"一体两翼"发展思路，加快实现关键环节、重点领域的突破，构建科学、高效、可持续的卫生应急体系。重点工作包括建立健全灾害医疗救援管理机制，加强队伍建设，完善法律，提高民众自救互救技能，拓展国际交流合作等。

思考题

1. 如何在不同灾害阶段（预防、应对、修复）中实施全面的健康服务策略并提出具体的实施措施。

2. 分析美国、德国、俄罗斯和日本灾害医疗救援体系的特点，讨论我国可以如何借鉴这些体系的优势来完善自身的灾害医疗救援体系。

3. 中国灾害医疗救援体系当前的成就和面临的挑战并提出未来改进的方向。

本章习题

第三章
各类灾害对健康的影响

📖 学习目标

识记 说出各类灾害的发生原因、致伤原因、特点及伤情表现。

理解 举例说明各类灾害影响健康的主要表现。

运用 运用本章知识，参与各类灾害的现场救援和救护，及时处理伤情，减少人员伤亡。

❓ 学习难点

1. 灾害分类与特点理解：需要掌握不同类型灾害（如地震、火灾、洪涝、生物恐怖行为等）的成因、特点及对健康的影响，这些知识点繁多且复杂，理解起来较为困难。

2. 灾害伤情的识别与分类：灾害导致的伤情多样，从外伤到内伤，从直接伤害到次生伤害，需要准确识别和分类，这对于没有专业背景的学习者来说是一个挑战。

3. 救援优先级与资源分配：在灾害发生时，如何根据伤员的伤情和资源的有限性来确定救援的优先级和合理分配资源，这涉及伦理、效率和实际操作的复杂决策。

4. 灾害预防与减灾策略：制定有效的预防和减灾策略需要综合考虑自然、社会、经济等多方面因素，这对于缺乏相关经验的学习者来说是一个难点。

5. 生物恐怖行为的识别与应对：生物恐怖行为涉及的病原体种类繁多，传播途径多样，识别和应对措施复杂，需要跨学科的知识背景。

6. 核与辐射事故的理解：核与辐射事故的物理原理、健康影响和应急响应措施较为复杂，需要一定的科学基础才能理解。

7. 伦理与法律问题：在灾害救援中，涉及的伦理和法律问题，如资源分配、患者隐私、医疗决策等，需要结合实际情况进行综合考量。

✎ 案例导读

2008年5月12日14时28分，四川省阿坝藏族羌族自治州汶川县突发地震，根据中国地震局的数据，此次地震的面波震级达8.0 Ms、矩震级达8.3 Mw，破坏地区面积超过100 000 km²，造成大量的人员伤亡和财产损失。

地震破坏了房屋、道路，给救援增加了难度，中央军事委员会联合参谋部命令有关部队迅速展开抗震救灾工作。成都军区迅速派出三架直升机紧急赶赴汶川现场救援，四川省军区派出300名官兵前往救灾一线。当日，成都军区向灾区各个方向派出的救援人员已达6100人。

请思考：

1. 面对如此严重的地震灾害，主要的受伤类型有哪些？

2. 地震伤害的致伤特点和主要表现是什么？

从古至今，在人类历史上，大大小小的灾害从未间断过。突如其来的灾害，无论是自然灾害，还是人为灾害和社会灾害，都会给人类健康造成巨大的威胁和损害。护士作为灾害医学救援的中坚力量，应掌握各类灾害对健康的影响和现场救护知识，最大限度地减少灾害引起的人员伤亡。

第一节　自然灾害

一、地震灾害

地震是破坏性极强的地质灾害，全世界每年大约发生500万次地震，造成破坏的地震有近千次。从1906年的美国旧金山大地震到2011年3月11日日本大地震的100余年间，震惊世界的7.0～9.0级的大地震就有10次，给人类造成了无比惨重的灾害。1976年7月28日，我国河北省唐山市发生7.8级大地震，使这座拥有百万人口的工业城市几乎瞬间变成一片废墟。地震灾害除具有自然灾害的一般特点外，还有一系列更为突出或与众不同的特征，即它更易造成广泛而强烈的社会影响，因此被称为群害之首。

（一）地震所致外伤的分类

1. 根据外伤发生的时限分类　一般以外伤发生天数为主要依据，可将地震灾害救援分为早期、中期、晚期。按相应救援效应分应急期、亚急性期和恢复期3个阶段。

早期（应急期）：灾害发生至灾后 6 天；中期（亚急性期）：灾后第 7 天至 1 个月（或 3 个月）；晚期（恢复期）：灾后 1～3 个月之后。早期（应急期）的时间划分标志非常明确，是外伤类疾病发生的高峰期，也是灾害救援的关键阶段。

2.根据外伤发生的部位分类　依据外伤发生部位，将外伤进行专科分类救治护理，是增加救治率、降低病死率的关键。地震所致外伤中骨折占第一位，软组织损伤占第二位，挤压综合征占第三位。颅脑损伤是地震伤亡中病死率最高的，早期病死率达 30%。颌面部损伤会引起阻塞性窒息，五官损伤会造成严重的功能障碍。

（二）地震造成的主要受伤类型及致伤特点

地震对人体造成最常见的伤害是骨折和截肢。骨折可分为单发或多发粉碎性骨折，多合并软组织甚至周围神经、血管的不同程度损伤。大地震数以万计的伤员中，多数为复合伤，如多处骨折或粉碎性骨折、下肢静脉血栓、腰部大面积挫伤、皮肤青紫肿胀等，严重创伤常累及多个系统、器官。

1.地震所致受伤主要类型

（1）机械性损伤：为人体受倒塌建筑物和室内家具等直接压、埋的机械力学损伤。在山区，可受到崩落的山石、土块、树木等砸击致伤。人体的各部位均可受到直接打击致伤，据文献统计，四肢远端骨折及软组织伤最常见，占 60%～70%；其次是脊柱损伤、胸廓、腹部损伤。地震骨折多具有开放性、多发性、粉碎性及移位明显等特点。大地震中部分伤员受伤部位因承受长时间挤压，导致供血中断、肢体坏死。如颈部脊柱受损伤，死亡率极高，侥幸存活者也易造成高位痉挛性截瘫。腰脊髓或脊髓圆锥部损伤，可造成完全性或不完全性截瘫。

（2）颅脑损伤：大批地震伤员中，颅脑损伤主要是轻型和中型颅脑损伤，受伤人群主要为青壮年，以头皮裂伤最多见；其次为颅骨骨折、硬膜外血肿。头皮裂伤没有明显的部位分布特征；颅骨凹陷骨折多发生于额部和枕部；硬膜外血肿主要见于额颞部。大部分颅脑损伤伤员合并有其他部位损伤，以合并四肢骨折及骨盆骨折最多见。

（3）挤压伤和挤压综合征：挤压伤是肌肉组织丰满的部位（如大腿、上臂或臀部等）较长时间受重力压迫或挤榨后造成的一种复杂而严重的创伤。当人体肌肉丰富的部位受到重物长时间挤压时，会发生肌肉缺血、肌细胞损伤，继而引起肌红蛋白血症、肌红蛋白尿、高钾血症以及急性肾功能不全，严重时会在挤压伤的基础上发生休克。一般人在被重物挤压 2 h 后，肢体就会麻痹。如果同一个位置被压迫 36 h 后，肌肉坏死的可能性为 25%；同一个位置被压迫 96 h 后，肌肉坏死率高达 46%。局部肿胀，肌组织发生坏死并释放大量代谢产物（如肌红蛋白、钾离子、肌酸、肌酐）。肌肉缺血、缺氧、酸中毒等促使钾离子从细胞内向外逸出，从而使血钾浓度迅速升高。

（4）完全性饥饿：被困于废墟中的人员缺少食物，仅依靠自身储存的营养物质维持生命。长时间的消耗，体内储存物质枯竭，称为完全性饥饿状态，以致机体代谢紊乱、抵抗力下降、血压降低、虚脱而濒临死亡。

（5）休克：严重创伤、大出血、饥饿、脱水等均可引起休克，如救治不及时，有死亡的危险。

（6）地震伤感染：地震现场环境恶劣、抢救条件差，伤口极易造成感染。

2. 地震致伤特点

（1）灾情突发性，难以预测和防范：爆发性是自然灾害的共同特点，但是不同的灾害，爆发过程的长短却相差甚大。大部分自然灾害的孕育过程要短于地震，但其发生到成灾的时间却远较地震长，少则几小时，多则几天，甚至更长，能给人们一定的准备和抗灾、减轻灾害的时间。例如，暴雨要经过一日或数日才能形成山洪，山洪暴发致成灾需一定的时间，有一个由发生到蔓延的过程等。然而，地震灾害不同，其爆发至成灾的过程极为短暂，往往几秒内发生。到目前为止，还没有一种技术可以让人们准确地预报地震的发生。例如，1976 年唐山地震的前 1 个月，有关部门虽预报了可能发生地震，但人们在防震 1 个多月而未发生地震而降低警惕时，7 月 28 日深夜突然发生地震，造成大量人员的伤亡。

（2）伤亡人员多：由于现代社会中人口居住密集，建筑物高大等特点，导致地震时伤亡人数众多。1976 年唐山大地震造成 24.3 万人死亡，16.4 万人重伤，短时间内在一个地区发生如此大量的人员伤亡，对紧急医疗救护是一个非常严峻的挑战。

（3）伤情重而复杂：地震伤往往为多发伤和复合伤并存，表现为多个部位损伤或多种因素的损伤。①骨折伤多：地震灾害中骨折的伤病员达 50% 以上。骨折伤中以四肢骨折占多数，下肢伤多于上肢伤，闭合性骨折占 92% 以上。②闭合伤多：诊断比较困难，易造成漏诊和延误治疗。③挤压综合征和多发性损伤多：救护不能及时进行，四肢软组织长时间受压，挤压综合征明显增多，病死率也增高。以 2008 年汶川地震中的伤员为例，患者主要是颅脑伤、软组织伤、骨折和内脏损伤及多发伤。并发症中最常见的是休克和挤压综合征。

（4）救护环节中断且救护困难：在重大地震伤害中，伤病员救治的困难不仅仅是事发突然、伤员众多、伤情复杂，更为严重的困难是重大的地震灾害时，因道路、桥梁的破坏，建筑物倒塌，造成救治所需的人员、物资不能及时送至救治现场；通信联络的中断会导致各方面救治工作不能有效地协调进行；大型建筑物倒塌，钢筋、水泥非人力所能有效搬移，常需要重型机械挖掘；水、电、燃气的中断会严重妨碍医学抢救工作的开展；余震的发生会时时威胁伤病员和救治人员的安全等。

（5）地震继发伤害严重而复杂：地震继发伤害严重威胁人员安全。①余震伤害：地震发生后的不同时间常发生一些大小不等的余震，它可使已受到破坏的建筑物倒塌，或引发地裂缝、山崩、泥石流、海啸等，增加伤亡人员，并威胁救援人员的安全，妨碍救治工作进行。②火灾伤害：电气设备的破坏可造成大火而引起后续性伤害。③地震后传染病的流行：地震对人畜造成的伤亡、环境的破坏是造成震后传染病流行的主要原因，在地震的紧急救护中，防止传染病的发生和流行，是灾害救援人员要重视的问题。

二、火灾

火灾是在时间和空间上失去控制的燃烧所造成人员伤亡及物质、财产损失的灾害性事件。在各种灾害中，火灾是发生频率最高、最为普遍的威胁公众安全和社会发展的主要因素之一。据联合国"世界火灾统计中心"提供的资料，发生火灾的损失，美国平均不到 7 年翻一倍，日本平均 16 年翻一倍，中国平均 12 年翻一倍。据统计，我国 20 世纪 70 年代火灾年平均损失不到 2.5 亿元人民币，20 世纪 80 年代火灾年平均损失不到 3.2 亿元人民币，进入 20 世纪 90 年代，火灾造成的直接财产损失上升到年均十几亿元人民币。可见，火灾对人类的生命和财产造成的损失是巨大的。

（一）火灾的成因

由于人为因素或客观自然环境造成可燃物、温度、氧化剂 3 个必要条件具备，达到能够引起燃烧形式的化学反应，在时间、空间上失去控制并对财产和生命造成危害，即形成火灾。引起火灾的常见原因有以下几类：

1. 日常生活用火不慎　在日常生活中，因为用水、用电、用燃气等不慎造成火灾，如吸烟、取暖、做饭、燃放烟花等。

2. 电路电器取火　电器电路故障、电线年久失修、不当使用电热毯或电熨斗等均可导致火灾的发生。

3. 雷电引起的火灾　雷雨天气时，雷击高压放电会引起火花，也可引起火灾。

4. 生产事故引起的火灾　仓库失火、油库火灾、施工不当、违反安全作业规程等引发火灾。

5. 森林火灾　可由人力因素所致，也可因雷击、气候干燥引发。在林区吸烟、野炊等均可致火源失去控制引发火灾。

6. 人为故意纵火　是由个人主观因素导致的纵火行为。

（二）火灾伤害的发生原因

火灾伤害常是人们在火灾中被烟雾、毒气窒息或火焰高温辐射烧灼的结果，特别是一些公众聚集场所，火灾蔓延迅速，人员疏散缓慢，滞留火场时间长，极易造成群死群伤。火灾伤害的主要原因有以下几点。

1. 高温、浓烟、毒气使人快速窒息和昏迷　各种易燃、可燃材料在火灾时燃烧迅猛，产生大量有毒物质，特别是一氧化碳（CO）、氰化氢（HCN）、二氧化硫（SO_2）等，侵害人体的上呼吸道，导致人员窒息、中毒死亡。燃烧区烟雾温度极高，容易加速热对流，加快火势蔓延，扩大火灾恶果。据研究，人在燃烧区烟雾中滞留 3 min 就会失去自控能力，5 min 就会导致死亡。我国四川省自贡市 1999 年"8·20"及时钟表眼镜有限公司特大火灾死亡 13 人，经尸检证明，其死亡全部是被烟气窒息所致。研究资料表明，一个健康的人，3 min 不呼吸就会窒息死亡，如果再吸入一定量的毒气，死亡时间仅需 1 min。

2. 安全疏散不畅，无路逃生　无数群死群伤火灾的案例表明，安全疏散不畅是造成火灾人员伤亡的根本原因。当前一些建筑，特别是影剧院、歌舞厅、大型商场、市场、商住楼、宾馆、饭店等公众聚集场所，在安全疏散方面存在的隐患着实令人担忧，存在着大量的疏散楼梯、安全出口、指示标志、应急照明、避难层等不符合规范要求的严重问题。有的安全门上锁，有的疏散楼梯间和通道成了杂物、货物堆放地；有的事故应急照明和疏散指示标志不起作用；有的出于防盗考虑，对房间门窗设置严密的防护系统。例如，1977 年新疆生产建设兵团第四师六十一团场礼堂发生火灾，死亡 694 人，7 个门中有 6 个门上锁；2000 年河南焦作市"3·29"特大火灾事故也是因为录像厅大厅门被锁而导致重大伤亡。

3. 消防安全意识与知识缺乏，逃生自救能力差　由于人们的消防安全意识差，缺乏基本的防火、灭火知识和技能，特别是缺乏疏散逃生的专业常识，火场上不能有效、科学地组织人员疏散和开展逃生自救，已经成为火灾人员伤亡的重要原因。特别是一些公共场所工作人员，不会报警，不会处置初期火灾，不会组织人员疏散，甚至自身都难以逃命。

4. 发现晚，报警迟，贻误逃生施救时机　火灾导致的人员伤亡，特别是群死群伤事故的发生，往往都是由于火灾初期未能及时发现和处置，以致控制不了火势，无处逃生，通信线路被烧断，无法及时报警，得不到有效的救助。

（三）火灾造成的主要伤害类型

火灾造成人员的伤害类型，可分为火灾的直接伤害和次生伤害。

1. 直接伤害

（1）火焰烧伤：在火灾过程中，火焰表面温度可达 80℃以上。人体所能承受的温度仅为 65℃，超过这个温度值，人体就会被烧伤。深度烧伤会损伤内脏，导致严重的并发症甚至危及生命。

（2）热烟灼伤：火灾通常伴有烟雾流动，烟雾中的微粒携带着高温热值，通过热对流传播给流经的物体，它不仅能引燃其他物质，还能伤害人体。当人吸入高温的烟气时，会灼伤呼吸道器官，造成组织肿胀、呼吸道阻塞、窒息死亡。

2. 次生伤害

（1）浓烟窒息：在火灾过程中，伴随燃烧产生大量的烟气，烟气的浓度由单位烟气中所含固体微粒和液滴的多少决定。烟气的温度依据火源的距离而变化。距离火源越近，温度越高，烟气浓度越大。人体吸入高浓度烟气后，大量的烟尘微粒有附着作用，使气管和支气管严重阻塞，损伤肺泡壁，导致呼吸衰竭，造成严重缺氧而窒息死亡。

（2）中毒：建筑材料多为合成材料，在发生火灾时，所有火灾中的烟雾均含有有毒气体。如二氧化碳、一氧化碳、氧化氮、二氧化硫等。建筑和装修材料中的高分子化合物在火灾高温燃烧条件下可以热解出剧毒悬浮微粒烟气，如氰化氢、二氧化氮等，上述有毒物质的麻醉作用能致人迅速昏迷，并强烈刺激人的呼吸中枢，影响肺部功能，引起中毒死亡。

（3）砸伤、埋压：在发生火灾时，火源直接燃烧区域及紧邻的高温核心区温度可达 1000℃ 左右，建筑材料会在这种高温条件下坍塌，导致人员被砸伤、摔伤、埋压，表现为体外伤或内脏创伤，严重者发生失血性休克。

（4）刺伤、割伤：在火灾致建筑物坍塌时，建筑材料中的许多物质经各种理化性质的爆裂会形成各种利刃物，可能刺伤皮肤、肌肉，甚至直接刺伤血管和内脏，造成脏器损伤或失血过多而导致死亡。

三、洪涝灾害

洪涝灾害是一种常见的自然灾害。泛指的洪涝灾害包括洪水灾害和涝灾。洪水灾害是指水流超出河道的天然或人工限制，泛灌淹没田地和城乡，从而危及人民生命和财产安全的现象。涝灾是指长期大雨或暴雨产生的积水和径流，淹没低洼地所造成的灾害。由于地域辽阔，自然、地理、气候条件复杂，我国是世界上洪水较多、灾害最严重的国家之一。

洪涝灾害对健康的
影响 - 微课

（一）洪涝灾害的成因

洪涝灾害的形成受气候等自然因素与人类活动因素的影响，自然因素是形成洪涝灾害的主要原因，但一些人类活动，如过度采伐森林或开垦土地，导致大面积植被破坏，水土流失加剧，入河泥沙增多，淤积在下游河床，造成来水时洪水泛滥。

（二）洪涝灾害的特点

1. 伤员伤情重而复杂，对救护技术要求高　山洪暴发可以在水量开始汇集后不久就袭击附近地区，造成大批人员伤亡。

2. 灾区救援环境复杂，救援难度大　洪涝灾害带来的山坡坍塌、山体滑坡等地质灾害，会造成道路损毁、房屋倒塌，导致救援难度加大。

（三）洪涝灾害造成的主要伤害类型

洪涝灾害的祸患有明显的阶段性：洪水暴发瞬间的原生灾害，水灾之后由水灾引起的次生灾害。

1. 原生灾害　对人体的直接伤害主要有淹溺、浸泡、建筑物倒塌砸伤等。

（1）淹溺：受洪水淹溺，可能被泥沙掩埋，或呛入异物（如泥沙、水草、藻类等）导致窒息，吸入大量水导致肺水肿、血液稀释、电解质代谢紊乱，甚至可能因心肺功能衰竭、缺氧、脑水肿等导致死亡。

（2）外伤：大批建筑物被冲毁，易造成人员砸伤，尤以颅脑外伤、脊柱外伤、骨折、出血、挤压伤多见。

（3）皮肤损伤：长期泡于水中，如果浸泡的水温低于人体正常温度，可导致体温过低。下肢长期浸泡在污泥浊水中，皮肤完整性被破坏，容易受多种病原微生物的侵袭，造成感染。皮肤可能会发胀松软，发白起皱，出现红斑、丘疹、水疱，重者皮肤剥离、糜烂，甚至形成溃疡，伴有程度不等的痒、痛感，出现浸渍性皮炎。

2. 次生灾害　对人体的影响主要是电击伤、中毒、灾后传染病等。

（1）电击伤：水是电的导体，水中的电缆、倒塌电杆上的电线等会导致电击，致人受伤。

（2）中毒：被洪水浸泡而外溢，冲入水源或污染食物的农药、毒物和放射性物质，可致人中毒，严重时会危及生命。

（3）灾后传染病：灾害后人畜尸体腐烂，污染水源，受灾后条件简陋、蚊蝇滋生，容易导致传染病的暴发，其灾害有时超过灾难本身。

（四）洪涝灾害对人类健康的危害

1. 呼吸道传染病　由于连降大雨，气温下降，灾民被洪水围困，加上缺衣少食，抵抗力下降，易患呼吸道疾病、流行性感冒等。

2. 消化道传染病　洪涝灾害极易引起水源污染、饮水来不及消毒，容易引起各类消化道传染病，如细菌性痢疾、伤寒、副伤寒、霍乱等。

3. 虫媒传染病　洪涝灾害后长期积水，使蚊虫大量繁殖，传播疾病，如疟疾、流行性乙型脑炎、登革热等。

4.人兽共患疾病和自然疫源性疾病　如钩端螺旋体病、流行性出血热、血吸虫病等。

第二节　社会灾害

一、交通事故

交通安全是全球关注的社会安全话题之一。相关的数据资料显示，每年都有大量的人在交通事故中丧生。世界上每年因道路交通事故造成大约 50 万人死亡，1000 万人受伤，造成的经济损失相当于国民经济生产总值的 1% ~ 2%。交通事故不仅造成巨大的经济损失，也给个人和家庭带来痛苦。针对道路事故的危害，各国都采取了积极的应对措施，最大限度地减少危害的发生。

（一）影响交通安全的不良现象

1.客观因素　由道路、气象等原因导致，可引起事故发生。

2.车况不佳　车辆技术状况不良，尤其是制动系统、转向系统、前桥和后桥有故障，没有及时检查、维修，可引起事故发生。

3.疏忽大意　由于当事人心理或者生理方面的原因，没有正确地观察和判断外界事物而造成精力分散、反应迟钝，表现为观望不周、措施不及或者不当。或过高估计自己的技术，过分自信，对前方、左右车辆、行人形态、道路情况等未判断清楚就盲目通行，导致事故发生。

4.操作失误　驾驶车辆的人员技术不熟练，经验不足，缺乏安全行车常识，未掌握复杂道路行车的特点，或者遇有突发情况惊慌失措，发生操作错误，导致事故发生。

5.违反法律　当事人由于不按交通法规和其他交通安全规定行车或者走路，致使交通事故发生。如酒后驾车、非驾驶人员驾车、超速行驶、争道抢行、违章装载、超员、疲劳驾驶、行人不走人行横道等原因造成交通违法的交通事故。

调查结果显示，面对堵车的时候，有 24% 的女性和 28% 的男性会表现得具有攻击性。堵塞的时间越长，人们越容易产生焦虑、沮丧和失望的情绪。同时，由于驾驶人员长时间地保持精神集中状态，这种持续的紧张会导致交感神经兴奋，血压上升，从而容易导致心肌缺血、缺氧。

（二）交通事故造成的损伤

车辆自撞或互撞易造成各种伤害，如各类骨折、软组织挫裂伤、脑外伤、各种内脏器官损伤。多为复合伤，应全面检查，防止漏诊。

1. 颅脑损伤　按照人身伤亡和财产损失的数额，交通事故分为轻微事故、一般事故、重大事故和特大事故。根据意识状态、瞳孔变化和眼球活动、生命体征、受伤的方式和体检进行综合评估，颅脑损伤按昏迷时间、阳性体征及生命体征来进行伤情轻重分类。

2. 口腔颌面部损伤　根据伤情可分为轻、中、重度。重度颌面部损伤范围较大，软组织伤口大于 10 cm，伴有颌骨骨折或颌面部其他器官损伤，如眼球损伤、面神经损伤、颌面部较大血管损伤，或伴有颅脑等其他重要脏器损伤，出血量在 300 mL 以上，颌面部伤口有活动性出血，伴有动脉出血，有休克的表现，意识不清醒或意识丧失，如果抢救不及时，伤员有生命危险。

3. 胸部创伤　胸部创伤常为全身多处损伤的一部分，常合并颅脑、腹部及四肢的多发伤。创伤后常引起损伤性窒息，患者在短时间内出现胸部剧痛、面色苍白、出冷汗、四肢厥冷，甚至休克，如出现呼吸困难、咳嗽、咳血痰、胸廓皮下气肿，说明肺部有损伤，引起气胸或血胸。在初期评估中，首先应判断有无多发伤及复合伤存在，什么部位的损伤最严重、最易直接导致危及患者的生命。依据脑—胸—腹—脊柱—四肢的检查和救治顺序，快速进行问诊、体格检查和处置。

4. 腹部脏器损伤　如患者感到腹部持续性疼痛，阵发性加剧，不敢深呼吸，腹壁紧张如板状，压痛明显，甚至出现休克症状，要考虑有空腔脏器（如胃、肠）破裂，引起腹膜炎，或实质性脏器（如肝、脾、肾）破裂出血。

二、矿难

矿难是指采矿过程中发生的事故，通常造成伤亡的危险性极大。世界上每年至少有千余人死于矿难。常见的矿难有瓦斯爆炸、煤尘爆炸、瓦斯突出、透水事故、矿井失火、顶板塌方等，瓦斯及煤尘爆炸是矿山最严重、破坏性最强的一类事故。分析发生矿难的客观原因，不难发现，生产和环境方面的因素是导致矿难多发、频发的“罪魁祸首”之一。矿井自然条件复杂，加上井深巷远，地面凸凹不平，井上及井下交通运输频繁，以及井下通风、照明、煤尘、湿度、炮声等，都会影响矿工的精神状态以及视力和听力。另外，事故的原因与人的不安全行为有很大的关联性。

（一）矿难发生所致创伤的特点

目前，现代化的采煤技术和设备的投入使用，在一定程度上提高了生产效率的同时，也使不安全因素增加。20 世纪 90 年代，煤矿创伤呈现“发生率高、死亡率高、致残率高、合并症多、多发伤多”的特点，而现阶段煤矿创伤的特点则是“群体伤多、高能量伤多、复合伤多、危急瞬间多、死亡率高”。具体表现如下：

1. 常以多发伤和复合伤形式出现 约占 72%，伤势严重，多伴有失血性休克。开放性损伤较多，伤口多污染严重，约占 33%。合并急性呼吸窘迫综合征、急性肾衰竭、多器官功能衰竭等约占 7.48%。

2. 创伤主要由直接暴力、间接暴力造成 据对 30 668 例矿难受伤患者调查显示，矿难导致的创伤中砸伤占 55%、挤压伤占 21.7%、机械伤占 12.8%、摔伤占 4.3%、其他伤占 5.5%。

（二）矿难致伤原因和创伤类型

1. 直接暴力

（1）砸伤：井下工作面的煤块、渣块等由高处落下，可导致多部位的损伤，如四肢骨折、颅脑损伤、胸腹及内脏损伤等。

（2）挤压伤：矿车挤压伤的暴力猛，作用面广，或多次辗转、冲击，导致胸腹部损伤、多处骨折和挤压伤。

（3）摔伤：多由高处坠落受伤，坠落点越高，造成的损伤部位越多，伤势越严重。

（4）机器伤：矿车轮的压轧、绞车钢丝绳切割伤，都是强大暴力和比较锐利的损伤，还可发生四肢多发开放伤等。

（5）爆炸伤：开山放炮，井下处理哑炮或违章操作突然爆炸，造成身体多处开放性损伤，煤渣块可冲击进入人体，引起内脏损伤及出血，以及头、面、颈部广泛损伤等。

2. 间接暴力 当重物砸伤背部，躯干过度屈曲，造成脊椎压缩性骨折，腹压骤然升高导致膈肌破裂等。

3. 瓦斯、煤尘爆炸 瓦斯及煤尘爆炸是矿山最严重、破坏性最强的一类事故。

第三节　恐怖行为

一、生物恐怖行为

近年来，国际恐怖主义越演越烈，尤其是美国"9·11"事件及其随后出现的炭疽热事件，以及"巴厘岛爆炸案""莫斯科剧院人质事件"和"车臣政府大楼恐怖爆炸案"更是引起了国际社会的广泛关注。恐怖主义的特点是早有预谋、突然袭击、不是公开作战，所以威胁极大，防不胜防。从恐怖主义活动的特点看，21 世纪国际恐怖主义最可能采用的恐怖活动形式是核化生恐怖袭击。

近年已知的生物恐怖袭击事件有：1984 年 9 月，宗教极端分子在美国俄勒冈州的达尔斯镇用伤寒沙门菌污染餐馆的沙拉，导致该镇 751 人患急性肠炎，其中 45 人需入院治疗；1995 年 3 月 20 日，日本邪教奥姆真理教信徒在东京地铁上释放了沙林毒气，在短短数小时内，导致 13 人死亡，数千人受伤。鉴于此，生物恐怖袭击已经成为当今世界面临的主要威胁之一。

（一）生物恐怖袭击事件的特点

1. 潜伏性　生物剂无色、无臭，难以察觉，从感染到发病有一定的潜伏期，有些病例在潜伏期内很难被发现，但可以传染他人。

2. 传染性　生物恐怖袭击如果使用活的病原微生物，病原体通过皮肤、消化道或呼吸道途径侵入人和动物机体而引发疾病，并排出体外，污染环境，使病原体扩散。

3. 隐蔽性　生物恐怖袭击不需要过多的特殊装备与手段，具有相当大的隐蔽性。枪支、弹药等常规武器可以通过侦测发现，但是生物恐怖材料可以放在食物、饮料、手提包中，甚至可以放在信封中邮寄，用常规武器侦测手段无法发现。

4. 不确定性　与其他恐怖活动具有较大的不确定性一样，生物恐怖袭击也具有不确定性的特点：①针对的袭击人群不确定。②时间、地点不集中。

5. 突发性　生物恐怖袭击发生的时间、地点和目标人群难以预料。这种突发性决定了生物恐怖袭击非常难以在第一时间进行预防和控制。

6. 协同性　生物恐怖袭击可以与其他恐怖手段协同。恐怖分子利用常规手段的同时，可能同时使用生物手段。

7. 社会恐慌性　生物恐怖袭击的上述特点决定了生物恐怖事件较难预防，增强应对能力以及发生后事态的控制和处理是最重要的防控措施。尽管在事件发生之后采取快速、有效的应急措施和对策可以有效地减轻其危害，但生物恐怖袭击容易造成广泛的恐慌。

8. 现实性　随着现代生物技术的普及和发展，生物恐怖袭击逐渐成为发动恐怖袭击的重要手段。目前，全世界有多个菌（毒）种库，有众多的研究机构和自然来源可以提供微生物或生物毒素。生物剂生产设施趋向小型化，操作简单且价格低廉。恐怖分子只需相对简易的条件也能生产出纯度不一定高，但具备一定传染性或致病性的生物剂。因此，生物恐怖的现实性不容忽视，而且随着生物技术的进展，其威胁会越来越大。

（二）生物恐怖袭击的途径

1. 吸入途径　在生物恐怖袭击中，大多数生物剂的接触途径是吸入。恐怖分子制造的生物制剂（烟雾剂）会产生大小和直径合适的微粒，如人们吸入这些微粒，即可致病。由于烟雾剂无色、无味，且其粒子大小不易被察觉，所以其成为主要的接触途径。

2001 年美国炭疽热事件导致死亡的炭疽杆菌接触途径即是吸入。

2. 经口途径　生物制剂的经口途径被认为是次要的，但仍然值得注意。发生气雾型生物制剂的恐怖袭击后，导致直接污染和继发污染的途径是人们摄食有污染的食物和水。确保食物和水的供给系统不被污染是政府公共卫生、预防和医学部门的一项重要工作。该项工作应在生物恐怖袭击之后尽快进行。

3. 经皮肤途径　完整的皮肤能有效地预防大多数生物制剂的入侵。而黏膜擦伤或其他损伤的皮肤将成为细菌和病毒的感染通道，所以在生物恐怖袭击时，对这些损伤部位应予以保护。

（三）常见生物恐怖袭击事件的类别和对健康的影响

国际公认的生物战剂包括炭疽杆菌、鼠疫耶尔森菌、肉毒杆菌毒素、黄热病毒、土拉热弗朗西丝菌、Q 热立克次体和布鲁菌 7 种。本章将重点介绍炭疽、鼠疫、土拉菌病、神经型食物中毒（肉毒中毒）。

1. 炭疽　是由炭疽杆菌（*Bacillus anthracis*）引起的一种人畜共患急性传染病，主要危害畜牧业，人群中以散发病例和小型暴发为主，其潜伏期通常为 1 ～ 6 天。本菌繁殖体对日光、消毒剂都很敏感，其芽孢的抵抗力很强，煮沸 10 min 后仍可部分存活，干热 150 ℃可存活 30 ～ 60 min，湿热 120 ℃ 40 min 可被杀死。在 5% 的石炭酸中可存活 20 min，炭疽杆菌的芽孢可在动物、尸体及其污染的环境和泥土中存活多年。炭疽芽孢可以通过接触、吸入和食入等多种途径引起感染，也能长期污染水源、土壤、饲料等。

（1）皮肤炭疽：最多见，约占炭疽病例的 95%，分为炭疽痈和恶性水肿。

炭疽痈：多见于面、颈、肩、手和足等皮肤裸露部位，初起为丘疹或斑疹，逐渐形成水疱、溃疡，最终形成黑色似煤炭的干痂，以痂下有肉组织、周围有非凹陷性水肿、坚实、疼痛不显著、溃疡不化脓为其特性。发病 1 ～ 2 天后患者出现发热、头痛、局部淋巴结肿大等症状。

恶性水肿：累及部位多为组织疏松的眼睑、颈、大腿等部位，无黑痂形成，出现大块水肿，扩散迅速，可致大片坏死。局部可有麻木感及轻度胀痛，全身中毒症状明显，如治疗不及时，可引起败血症、肺炎及脑膜炎等并发症。在未使用抗生素的情况下，皮肤炭疽病死率为 20% ～ 30%。

（2）肺炭疽：多为原发吸入感染，偶有继发于皮肤炭疽，常形成肺炎。通常起病较急，出现低热、干咳、周身疼痛、乏力等流感样症状。经 2 ～ 4 天后症状加重，出现高热、咳嗽加重、痰呈血性，同时伴有胸痛、呼吸困难、发绀和大汗。肺部啰音及喘鸣。胸部 X 线检查显示肺纵隔增宽、支气管肺炎和胸腔积液。患者常并发败血症、休克、脑膜炎。患者在出现呼吸困难后 1 ~ 2 天死亡，病死率为 80% ~ 100%。

（3）肠炭疽：临床上较少见。患者出现剧烈腹痛、腹胀、腹泻、呕吐等症状，粪便为水样。重者继之高热，血性粪便，可出现腹膜刺激征及腹水。如果并发败血症，患者因中毒性休克在发病后 3 ~ 4 天死亡，死亡率为 25% ~ 70%。

（4）其他类型：口咽部感染炭疽，出现严重的咽喉疼痛，颈部明显水肿，局部淋巴结肿大可压迫食管引起吞咽困难，压迫气道可出现呼吸困难。

肺炭疽、肠炭疽及严重的皮肤炭疽常引起败血症。除局部症状加重外，患者全身中毒症状加重，并因细菌全身扩散，引起血源性炭疽肺炎、炭疽脑膜炎等严重并发症，患者病情迅速恶化而死亡。死亡率几乎为 100%。

2. 鼠疫（plague）　是由鼠疫耶尔森菌引起的自然疫源性疾病，也称为黑死病。人类主要通过鼠蚤为媒介，经皮肤传入引起腺鼠疫，经呼吸道传入发生肺鼠疫。鼠疫是人兽共患病，传染性强，病死率高，是危害人类最严重的烈性传染病之一，属于国际检疫传染病，在我国传染病防治法中列为甲类传染病之首。鼠疫的潜伏期很短，多数为 2 ~ 3 天，个别病例可达 9 天。开始的症状与体征是无特征性的发热、畏寒、不适、头及四肢疼痛、恶心、喉痛，最早被疫蚤叮咬的地方其相关的淋巴结出现淋巴腺炎，受累的淋巴结发热、肿胀、发红、变软、化脓。

1）全身中毒症状：起病急，高热、寒战，体温迅速达到 39 ~ 40 ℃，剧烈头痛、恶心、呕吐，伴有烦躁不安、意识模糊、心律不齐、血压下降、呼吸急促，皮肤和黏膜先有出血斑，继而大片出血及伴有黑粪、血尿。与之同时或在症状出现稍前有淋巴结肿大（以腹股沟部最多），典型病例淋巴结有明显触痛、硬，伴周围组织肿胀。表面皮肤平滑、色红，但不发热。患者多有烦躁、谵妄、意识不清、共济失调。医师进行体格检查时易触到增大的肝和脾。淋巴结可以充满脓液，在第 2 周内溃破流脓。如不治疗，60% 以上的患者死亡，死亡多发生在发病的第 3 ~ 5 天。

2）各型鼠疫的特殊症状如下。

（1）腺鼠疫：最常见，除上述全身症状外，以急性淋巴结炎为特征，多发生在腹股沟淋巴结，其次为腋下、颈部。淋巴结增大、坚硬，与周围组织粘连不活动、剧痛，患者多呈被迫体位，如治疗不及时，淋巴结迅速化脓、破溃。

（2）肺鼠疫：原发性和继发性肺鼠疫均是最重的病型，不仅死亡率极高，而且可造成人与人之间的空气飞沫传播，是引起人群暴发流行的最危险因素。它除具有全身中毒症状外，以呼吸道感染症状为主，咳痰、咯血、呼吸困难、四肢及全身发绀，继而迅速呼吸衰竭而死亡，有时检查肺部体征与临床表现不符。

（3）鼠疫败血症：在原发性肺鼠疫的基础上，病原菌侵入血流，又形成败血症，称为继发性暴发性鼠疫，少数感染极严重者，病原菌迅速直接入血并在其中繁殖，称为原发性暴发性鼠疫，患者很快呈现重度全身中毒症状，并伴有恐惧感。如治疗不及时，患者会迅速死亡。

（4）其他类型的鼠疫：在全身中毒症状的同时伴有相应系统的症状，如肠型、皮肤型、脑膜炎型、扁桃体型、眼型等。

3. 土拉菌病（tularemia） 又称为兔热病、野兔热，是由土拉热弗朗西丝菌引起的一种流行在多种野生动物中的典型的自然疫源性疾病，也是人兽共患病，可通过直接接触、消化道、呼吸道、虫媒感染，人患土拉菌病的潜伏期一般为 3 ～ 7 天。土拉热弗朗西丝菌可以通过多种途径使人感染，对低温的抵抗力强，呼吸道对本菌很敏感，经 3 ～ 5 天患者均发生明显的临床症状，还可通过污染水源、食物等使人感染。

潜伏期为 1 ～ 10 天，平均 3 ～ 5 天，大多忽然起病，早期的症状多为头痛、寒战、恶心、呕吐、高热、体温达 39 ～ 40 ℃，热程可持续 1 ～ 2 周，甚至迁延数月，伴剧烈心痛、乏力、肌肉疼痛和盗汗。有的患者还可能出现严重衰竭、极度无力、反复寒战和大汗淋漓等症状。肝、脾增大，压之有痛感。在感染后的 24 ～ 48 h，手指、手臂、眼或上腭等可出现炎性丘疹，丘疹很快变为脓疱和溃疡，溃疡底呈凹陷状，干净，含有稀薄无色的渗出物。肢体的溃疡通常是单个的，而口腔和眼部的溃疡常是多发性的。一般眼部比较容易受影响。区域淋巴结可增大，化脓和大量流脓。第 5 天常发生伤寒样状态，患者可出现非典型病原体肺炎的体征和肺炎症状。土拉菌肺炎可伴有谵妄。虽常有实变体征出现，但呼吸音降低和偶尔听到的啰音可能是土拉菌肺炎的唯一体征。无痰干咳，可伴有胸骨后灼烧感，疾病的任何阶段可出现非特异性玫瑰样皮疹，可发生脾大和脾周围炎。

4. 神经型食物中毒 是由神经毒素（肉毒梭菌外毒素）引起的肌肉瘫痪疾病。而肉毒梭菌外毒素是由厌氧梭菌属产生的一种蛋白质毒素，也是神经毒素，是已知的最毒的化合物，也是最强的神经麻痹毒素之一。如 A 型肉毒毒素经口的致死剂量比化学神经毒剂沙林强 140 倍，经呼吸道的致死剂量比化学神经毒剂沙林强 500 倍。其毒性为眼镜蛇毒素的 1 万倍、士的宁或氰化物的几百万倍。肉毒梭菌的外毒素是已知毒素中最强的一种，如患神经型食物中毒，不经治疗，可引起死亡。

目前，美国等一些国家把肉毒毒素和天花病毒、炭疽杆菌、鼠疫耶尔森菌一起，列为最可能在战争中和恐怖袭击中使用的生物剂。肉毒毒素作为战术武器使用，对有限目标进行攻击，能获得极大的作战效果，如攻击 5 ～ 10 km 范围的人群，可以造成机场、导弹发射井、核潜艇等目标的瘫痪，也可通过污染水、湖、江、河及食品的方式发挥作用；且一般实验室就能培养出高浓度的杀伤力很大的毒素，污染食物、水源和人们经常接触的环境物品，如公共座椅、电梯等，可以达到一定的杀伤效果和骚扰作用。用毒素粉末污染信件，可以实施远距离、大面积的攻击效果；将中毒死亡的动物四处丢弃，被其他动物吃掉又造成二次传播等，也有可能被用作袭击手段。肉毒梭菌外毒素至少已被5个国家专门用来制作武器。日本奥姆真理教曾试图使用肉毒梭菌外毒素气雾剂武器，但没有成功。

（1）胃肠刺激症状：起病突然，病初可有头痛、头昏、眩晕、乏力、恶心、呕吐，口腔及咽部潮红，伴有咽痛等。

（2）神经损害症状：嗜神经肉毒毒素导致眼内、外肌瘫痪，出现眼部症状，如视物模糊、复视、眼睑下垂、瞳孔散大、瞳孔对光反射消失；如咽肌瘫痪，可致呼吸困难；由于颈肌无力，头向前倾或倾向一侧；腱反射可呈对称性减弱。

（3）自主神经损害：表现为先兴奋后抑制，初为泪腺、汗腺及唾液腺等先分泌增多而后减少。血压先正常而后升高。脉搏先慢后快。轻者5～9天内逐渐恢复，但全身乏力及眼肌瘫痪持续较久。

总之，迄今为止，生物武器的研制和发展一直受到世界军事大国所关注，虽然国际社会已经制定《禁止生物武器公约》，但有些国家秘密研究和生产生物武器的活动并没有停止。由此可见，人类将仍然面临生物武器的威胁。系统地学习和了解有关生物武器方面的知识与救护、预防措施，一旦发生战争或者生物恐怖事件，在自救与现场救护等方面均具有十分重要的意义。

二、爆炸事故

自从有了火与火药，就有了自然爆炸和人为爆炸现象。制造爆炸事件是恐怖分子进行恐怖活动最常见的方法，在和平环境和日常工作与生活中也有可能因意外发生爆炸事故。

爆炸事故无论以何种形式发生，整体而言可以分为两大类，即普通爆炸事故与核爆炸。核爆炸的发生相对较少，也可能在未来的战争中出现。一旦发生世界范围或者多地区、多个国家参与的核战争，也许整个地球和整个人类将在瞬间毁灭。因此，要学习、了解核爆炸的威胁与危害，不断强化核爆炸现场应急救护的培训。本章节仅介绍普通爆炸事故发生时对健康的影响。

（一）爆炸伤的分级

爆炸物爆炸时引起的人身伤亡，是火伤的一种。爆炸物爆炸时释放出巨大的能量，产生超声速的冲击波，引起机体损伤，还可形成爆炸伤及爆炸物击伤、烧伤等。

爆炸与轰炸引起的损伤可分为以下4类，即初级爆炸性损伤、二级爆炸性损伤、三级爆炸性损伤和混合爆炸性损伤。虽然在爆炸性损伤中，二级爆炸性损伤是最常见的死亡原因，但伤亡人员常遭受的是混合爆炸性损伤。

1.初级爆炸性损伤　爆炸产生冲击波，从爆炸中心以超声速向外传送，在传送过程中消耗速度和能量。初级爆炸性损伤主要是冲击波直接作用于身体而导致的。冲击波的大小取决于爆炸的强度和环境，爆炸强度越大，产生的冲击波越大，损伤越严重。初级爆炸性损伤常见于含气器官，如耳、呼吸道和消化道。大多数肺爆炸性损伤会导致立即死亡（严重肺挫伤），而后期死亡多是由进行性肺功能不良造成的。

2.二级爆炸性损伤　是爆炸性损伤中最常见的死亡原因。它是由爆炸产生的碎片，包括发射物、金属、玻璃等横飞引起的损伤。患者伤势的严重程度取决于飞行碎片的形状、速度以及伤员衣服保护能力。贯通伤最常见于暴露部位，如头、颈、四肢等。其他较常见损伤包括创伤性断肢、骨折、软组织损伤。

3.三级爆炸性损伤　是由于冲击波作用，使身体与固体物发生撞击而产生的损伤，多见于头、脊柱、四肢损伤。

4.混合爆炸性损伤　爆炸产生的高温可造成热灼伤和吸入性损伤。建筑物坍塌会引起挤压综合征，并引起腹腔间隔室综合征等并发症。此外，建筑物坍塌会拖延解救时间，延误伤员的转运，致使伤员难以及时获得确定性治疗。

（二）爆炸伤的伤情特点

爆炸伤是一种最难急救的伤类，其基本特点归纳如下：爆炸伤事故突发性强，组织救治指挥困难；爆炸伤的破坏作用和地面杀伤力异常巨大，人员伤亡大；致伤因素多，伤情复杂，伤势重，并发症多，病死率较高；内伤和外伤同时存在，易漏诊、误诊；复合伤病情发展迅速，救治困难。

（三）爆炸伤的主要伤害类型

1.冲击波致伤　爆炸时产生冲击波，将体内含气脏器极度压缩，受压气体骤然积聚能量，形成体内爆炸源，当外部压力下降时，肺内组织出现广泛出血或水肿，耳部鼓膜破裂，肠爆炸伤，眼球爆炸，重者眼球破裂。冲击波的推力使伤员被抛掷，坠落，脊柱、头损伤，四肢骨折，肝、脾等实质性脏器破裂。

2.爆烧伤　爆炸所产生的热力热浪直接使体表及深部组织损伤，所产生的高温烟雾或混杂其他有害物的蒸气流，吸入后引起呼吸道烧伤。烧伤后，毛细血管通透性增加，创面大量出血，致体液丢失、组织和器官灌注不足、回心血量减少、血压严重下降、肺水肿、低氧血症、代谢性酸中毒、创伤性休克等。

3.爆炸火器伤　爆炸可引起体表及肌肉切割伤、骨撞击伤，同时爆炸投射物所带的冲击能量和火药热量向机体四周释放，导致冲击压力波传导和脏器损伤。

不管何种性质的爆炸，造成的损伤可以是相同的，也可以是多种多样的，但以多发伤为主。常见有头、胸、四肢、躯干冲击伤；耳、手、足震伤；局部烧伤、摔伤；毒性物质和辐射损伤等。

第四节　化学中毒、核与辐射

一、化学中毒事件

近年来，随着全球化学工业的迅猛发展和化学品的剧增，化学中毒事件的规模和频率也在逐年上升，例如墨西哥天然气爆炸等突发化学中毒事件，造成群体中毒或大量伤亡。突发化学中毒事件可预见性差、波及面广、死亡率高，给人类的生命安全和生存环境带来巨大威胁，化学中毒事件已逐渐成为新世纪人类社会面临的突出问题。

（一）常见化学毒物的种类及特点

化学中毒事件是指人们在生产、使用、储存、运输有毒化学物品过程中，发生意外泄漏，使大量有害化学物质进入环境，造成人体在短时间内接触大剂量有毒化学物质引起爆炸、燃烧、有机中毒病变、化学损伤、残疾或死亡等事故。化学中毒事件不仅严重影响人体健康，还严重污染环境。

目前，化学危险品的种类已经有上千种之多，可经呼吸道、消化道、皮肤和黏膜等途径进入机体，根据毒素的不同，可引起不同程度、不同症状的中毒反应。按毒物性质，可将化学危险品分为刺激性气体、窒息性气体、有机溶剂、高分子化合物、农药5类。

1. 刺激性气体　常见的刺激性气体有氨气、氯气、二氧化硫、光气、氮氧化物等。刺激性气体多呈黄褐色、棕红色或深蓝色，常有霉变的干草味或烂苹果味，多以气体或烟雾的形式弥散。

2. 窒息性气体　常见的窒息性气体有一氧化碳、氯化物、硫化物等。窒息性气体不仅在生产环境中常见，也是家庭生活中常见毒物之一，在常温、常压下呈液体和固体，经过蒸发或升华产生蒸气，如各种有机溶剂蒸气等。

3. 有机溶剂　是指那些难溶于水的油脂、树脂、染料、蜡等有机化合物的液体。此类毒物在常温、常压下一般为液体，挥发性强，遇热成气态，具有各自独特的气味，大多易燃、易爆。在事故中，除气态经呼吸道吸入和液体经皮肤吸收外，还易并发外伤和烧伤。常见的有甲苯、汽油、煤油、甲醇、乙醚、二硫化碳、氯乙烷等。

4. 高分子化合物　也称为聚合物或共聚物，在正常条件下比较稳定，对人体基本无毒,但在加工或使用过程中可释放出某些游离单体或添加剂,对人体造成一定的危害。常见的有聚四氟乙烯热裂解气、丙烯腈等。

5. 农药　指用于消灭和控制危害农作物的害虫、病原菌、鼠类、杂草或其他动植物和调节植物生长的药物。按其用途可分为杀虫剂、杀鼠剂、除草剂、植物生长调节剂等。农药用途广泛,其中以杀虫剂品种最多,用量最多,我国常用的为有机磷、有机氯等。据不完全统计,在我国每年因投毒、误服以及环境污染和农药残留等问题造成的农药中毒死亡事件占全部中毒死亡事件的 60% 以上。

（二）化学中毒事件的特点

可随时突然发生,不受气候、地理环境、时间、季节影响,难以预测。临床症状复杂,可导致严重的大面积环境污染、财产损失和人员伤亡,往往会产生严重后果。

（三）化学中毒对健康的影响

有害气体中毒对健康的影响可分为窒息性气体中毒和刺激性气体中毒。

1. 窒息性气体中毒表现

（1）缺氧:轻度缺氧主要表现为注意力不集中、定向力障碍、头痛、头晕、乏力;严重缺氧时可有耳鸣、呕吐、嗜睡、烦躁、惊厥或抽搐、昏迷等症状,甚至导致呼吸麻痹和心脏停搏而死亡。

（2）中毒性脑病:早期表现为剧烈头痛、呕吐、血压升高、脉搏缓慢、呼吸深慢,继而出现血压急剧下降、脉搏细速、呼吸转为浅慢且不规则、昏迷,可出现阵发性或持续性肢体强直或频繁的癫痫样抽搐发作,甚至发生呼吸停止。

（3）其他:吸入极高浓度的窒息性气体,可直接刺激颈动脉窦和主动脉体化学感受器,致反射性呼吸抑制,在未感到不适与难以忍受时,患者即可突然昏倒,呈"闪电样"死亡;部分窒息性气体（如硫化氢气体等）兼有刺激性,低浓度接触时,可有黏膜刺激症状;部分窒息性气体中毒时,皮肤和黏膜的颜色会有异常变化,如一氧化碳、氰化氢中毒时面色呈樱桃红色;苯的硝基或氨基化合物蒸气中毒时面色呈青紫色;硫化氢中毒时面色多呈蓝灰色。

2. 刺激性气体中毒表现　刺激性气体平时主要是由于冶炼、造纸、印染、橡胶、塑料等工业生产中泄漏而危及人群,也存在于被污染的日常生活环境或工厂中（如下水道、垃圾焚烧厂、地窖等）。常见的刺激性气体有光气、氯气、二氧化硫、氮气等。刺激性气体中毒常为群体中毒,危害性极大,重者导致患者快速死亡。

1）化学性呼吸道炎的表现:打喷嚏、流涕、咽痛、咽干、声嘶、咳嗽、咳痰等,伴流泪、畏光、眼痛;严重时出现气短、胸闷、胸痛等症状,可出现头痛、头晕、乏力、心悸、恶心等全身症状;高浓度吸入可因喉头水肿而致明显缺氧、发绀,有时甚至引起喉头痉挛，导致窒息死亡。

2）化学性肺炎的表现：明显的胸闷、胸痛、呼吸急促、剧烈咳嗽、咳痰，甚至咯血；体温多中度升高，伴较明显的全身症状。

3）化学性肺水肿的表现：在呼吸道刺激反应的基础上，或经一阶段缓解后，突然出现呼吸急促、严重胸闷、憋气、剧烈咳嗽、咳大量泡沫痰，呼吸常达 30 ~ 40 次 / 分，并伴有明显发绀、烦躁不安、大汗淋漓，不能平卧。

4）神经系统症状

（1）神经衰弱综合征：为慢性中毒的早期表现。患者出现头痛、头晕、乏力、情绪不稳、记忆力减退、睡眠不佳、自主神经功能紊乱等。

（2）中毒性脑病：多由能引起组织缺氧的毒物和直接对神经系统有选择性毒性的毒物引起。前者如一氧化碳、硫化氢、氰化物、氮气、甲烷等；后者如铅、四乙基铅、汞、锰、二硫化碳等。急性中毒性脑病是急性中毒中最严重的病变之一，常见症状有头痛、头晕、嗜睡、视物模糊、步态蹒跚、烦躁等，严重者可发生脑疝而死亡。慢性中毒性脑病可有痴呆型精神分裂症型、震颤麻痹型、共济失调型等。

二、核与辐射事故

随着核技术的不断发展，人类已经能够和平利用核能，核能不再仅局限于军事应用，也是民用能源的主要来源之一。核能是一种安全、清洁及可持续供应的能源。相对于其他能源，核能更有利于节约自然资源和保护环境。在缓解传统能源供应日益紧张、气候变化形势日益严峻等方面发挥重要的作用。但核辐射事故一旦发生，辐射影响的范围往往很广泛，受影响人数多，对人类的健康危害大，对周边生态环境的影响也是毁灭性的、长期的，而由此引起的社会心理影响更加不容忽视。苏联切尔诺贝利核电站大爆炸、美国三哩岛核电站事故、日本福岛第一核电站事故均是比较严重的核事故，对社会造成了严重的危害。

（一）核事故相关定义和危害类型

1. 核事故相关定义　核事故是指核电厂或其他核设施中很少发生的严重偏离运行工况的状态。在这种状态下，放射性物质的释放可能或已经失去应有的控制，达到不可接受的水平。辐射事故是指放射源丢失、被盗、失控，或者放射性同位素和射线装置失控导致人员受到异常照射。由核与辐射事故引起人体的损伤，简称为核与辐射事故伤。

2. 危害类型

（1）核事故所致环境损害：普通的环境污染损害的形成较为直观，损害的范围也较容易控制，核事故环境损害具有损害形成的复杂性和损害范围的全方位性特点。核事故造成的环境损害主要是核辐射，而核辐射量的多少并不能为肉眼所见，只能依靠科学仪器进行检测，而且一旦发生核辐射，只要在辐射范围内，任何生物都无法幸免。

（2）核事故所致人身损害：核事故释放的大量放射性物质会对大气、土壤、水源、植物及其他生物造成污染损害，如果环境中的放射性物质未被及时清除，会灼伤人体，对人体表面造成损害，含有放射性物质的空气或食物被人们吸食进入体内，会对人体的内部组织和器官造成伤害，直至患者死亡。有学者认为，造成被辐射人员伤亡以及遗传物质变异的原因主要是核事故泄漏的放射性物质所产生的辐射等。

（3）核事故的间接损害：辐射不但直接造成人身损害和财产损失，还会通过其他途径，例如扩散和吸收以及物理、化学或生物反应，侵害自然界的生态利益，破坏生态系统结构或功能，表现为区域性的环境质量下降、生态功能退化等现象。例如，切尔诺贝利核事故发生后，超过35万名周边居民因居住地被核辐射污染而远离自己的家乡，因受到高剂量的辐射污染，约200人被送到医院急诊，这次事故还导致急性辐射综合征的患者多达134人，死亡28人。多年以后，因救援事故在一线抢险的60多万名军人和平民中，有超过5000人由于无法查清的原因死亡，至于有多少人的死亡与切尔诺贝利核事故救援有关，谁也没有办法讲清楚。

（二）核与辐射事故的分级

针对核设施而言，根据其发生突发事件对于场内、场外和纵深防御能力的影响，国际上将核事件分为8个级别，用于与公众和媒体的沟通。

0级（偏离）：就安全方面考虑无危害。

1级（异常）：指偏离规定功能范围。

2级（事件）：指场内明显污染或一个工作人员受过量照射，具有潜在安全隐患的事件。

3级（严重事件）：指有极少量的场外释放，公众受小部分规定限值照射，场内严重污染或一个工作人员有急性健康效应。其效应接近事故且丧失纵深防御措施。

4级（主要在设施内的事故）：指有少量场外释放，公众受规定限值级照射；反应堆芯放射屏障重大损坏或一个工作人员受致死性照射。

5级（有场外危险的事故）：指场外有限释放，很可能要求实施计划的干预；反应堆芯放射屏障严重损坏。

6级（严重事故）：指场外明显释放，很可能要求实施计划的干预。

7级（特大事故）：指场外大量释放，有广泛的健康和环境影响。

（三）核与辐射事故的主要伤害

1.核事故时核辐射对人体的致伤方式

（1）急性外照射伤：γ射线造成全身或局部照射伤，人员受到大剂量的γ射线照射后，可引起急性放射病。

（2）体表照射损伤：体表被放射性物质污染时会引起皮肤、黏膜的损伤。损伤程度分为三度：Ⅰ度仅伤及表皮，表现为脱毛、红肿等，受照射量为 5 Gy；Ⅱ度伤及真皮层，表现为水疱及湿性皮炎，剂量在 10 Gy；Ⅲ度伤及皮肤全层，表现为坏死、溃疡，剂量大于 15 Gy。

（3）内照射损伤：食入由放射性物质污染的食物、饮用水以及吸入被污染的空气，可引起内照射损伤。

（4）复合照射损伤：在污染区活动的人员，如不采取防护措施，可能受到上述3 种方式的复合照射，形成复合照射损伤。

2.常见核与辐射事故引起的损伤

（1）核武器爆炸造成的损伤：核爆炸时，爆炸产生的威力和能量55%以上变为冲击波，爆炸后形成蘑菇样大火云，直接引起周围数百公里物体的燃烧，并产生巨大辐射，电离辐射可引起急、慢性全身放射性损伤。以上因素联合作用可造成人体的烧伤、冲击伤和放射性损伤。

（2）大型核设施事故造成的损伤：大型核设施事故不仅导致厂区作业人员及救援人员受到直接影响（外伤、烧伤）和发生急性放射病，还会使厂区外公众健康受到核污染的威胁。死亡原因除放射性损伤外，还有烧伤、胃肠损伤、感染、急性肾衰竭、肝功能衰竭、间质性肺炎和急性呼吸窘迫综合征。

（3）放射源丢失所致的损伤：放射源丢失引起的人体辐射伤可来自3 种方式的照射，即全身或局部外照射、体表照射、体内照射。当辐射剂量超过一定数值时，会引起一系列疾病的发生，如甲状腺癌、白血病、白内障等。参加切尔诺贝利事故应急救援和事故后场区恢复的工作人员中，有134 人被确诊为不同程度的急性放射病，白血病的发生率远高于一般人群，其他肿瘤的发生率也高于对照人群。

小结

1.由于灾害发生突然，难以预测和防范，对人的生命与健康构成直接或间接的威胁与伤害，因此发展灾害护理学，强调人民至上、生命至上，提升公共安全体系，对受灾人群提供紧急救援、疾病防护和卫生保障非常有必要。

2.护士在灾害救援中的重要作用已得到全社会的认可，护士是灾害应急救援系统的重要组成部分，掌握不同类型灾害对健康的影响，以最快的速度对受灾人员实施及时、准确的救治，可以有效地保障人民群众健康和生命安全。

（谢淑娟）

本章内容精要

本章全面探讨了各类灾害对人类健康的影响，包括地震、火灾、洪涝灾害、交通事故、矿难、恐怖行为（特别是生物恐怖行为）、爆炸事故以及化学中毒和核与辐射事故。

一、地震

地震是一种破坏性极强的地质灾害，每年全球约发生 500 万次地震，其中造成破坏的近万次。地震不仅造成人员伤亡和财产损失，还因其突发性、伤亡人数多、伤情重且复杂、救护困难等特点，给救援工作带来极大挑战。地震所致外伤分类包括根据时限和部位的分类，主要受伤类型有机械性损伤、颅脑损伤、挤压伤和挤压综合征、完全性饥饿、休克和地震伤感染等。地震致伤特点包括灾情突发性、伤亡人数多、伤情重而复杂、救护环节中断且救护困难、地震继发伤害严重而复杂。

二、火灾

火灾是时间和空间上失去控制的燃烧造成的灾害性事件，其成因包括日常生活用火不慎、电路电器故障、雷击、生产事故和人为故意纵火等。火灾伤害的主要原因包括高温、浓烟、毒气导致的窒息和昏迷、安全疏散不畅、消防安全意识与知识缺乏、发现晚和报警迟等。火灾造成的主要伤害类型包括直接伤害（火焰烧伤、热烟灼伤）和次生伤害（浓烟窒息、中毒、砸伤和刺伤）。

三、洪涝灾害

洪涝灾害包括洪水灾害和涝灾，其成因涉及自然因素和人类活动因素。洪涝灾害的特点包括伤员伤情重而复杂、救援环境复杂、救援难度大。洪涝灾害造成的主要伤害类型包括原生灾害（淹溺、外伤、皮肤损伤）和次生灾害（电击伤、中毒、灾后传染病）。

四、交通事故与矿难

交通事故是全球关注的社会安全话题，每年造成大量人员伤亡和经济损失。影响交通安全的不良现象包括客观因素、车况不佳、疏忽大意、操作失误和违反规定等。交通事故造成的损伤包括颅脑损伤、口腔颌面部损伤、胸部创伤和腹部脏器损伤。矿难是指采矿过程中发生的事故，常见的矿难有瓦斯爆炸、煤尘爆炸、瓦斯突出、透水事故、矿井失火和顶板塌方等。矿难发生所致创伤的特点包括多发伤和复合伤、创伤主要由直接暴力和间接暴力造成。

五、恐怖行为

生物恐怖行为是近年来国际恐怖主义活动中的一种形式，其特点包括潜伏性、传染性、隐藏性、不确定性、突发性、协同性和社会敏感性。生物恐怖袭击的途径包括吸入途径、经口途径和经皮肤途径。常见生物恐怖袭击事件的类别和对健康的影响包括炭疽、鼠疫、土拉菌病和神经型食物中毒（肉毒中毒）。

六、爆炸事故

爆炸事故可以分为普通爆炸事故与核爆炸。爆炸伤的分级包括初级爆炸性损伤、二级爆炸性损伤、三级爆炸性损伤和混合爆炸性损伤。爆炸伤的伤情特点包括突发性强、破坏作用和地面杀伤力巨大、致伤因素多、伤情复杂、内伤和外伤同时存在、复合伤病情发展迅速等。爆炸伤的主要伤害类型包括冲击波致伤、爆烧伤和爆炸火器伤。

七、化学中毒、核与辐射

化学中毒事件是指在生产、使用、储存、运输危险化学品过程中发生的意外泄漏，造成人体在短时间内接触大剂量有毒化学物质，引起爆炸、燃烧、有机中毒病变、化学烧伤、残疾或死亡等事故。化学中毒事件的特点包括可随时突然发生，临床症状复杂，可导致严重的大面积环境污染、财产损失和人员伤亡。核与辐射事故是指核电厂或其他核设施中很少发生的严重偏离运行工况的状态，在这种状态下，放射性物质的释放可能或已经失去应有的控制，达到不可接受的水平。核与辐射事故的主要伤害包括急性外照射伤、体表照射损伤、内照射损伤和复合照射损伤。

思考题

1. 地震发生后，如何根据伤情的紧急程度和严重性对伤员进行分类和优先级排序？请结合本章内容，讨论在资源有限的情况下，如何制订救援计划以最大化救援效果。

2. 面对可能的生物恐怖袭击，如炭疽和鼠疫，在个人、社区和国家层面应采取哪些措施来预防和应对这类威胁，以及如何减少其对公共卫生的影响。

3. 在灾害护理中，护士和其他医疗工作者常常面临资源有限和伤员众多的困境。在这种情况下，如何平衡医疗资源分配，确保公平性和效率，同时考虑到伦理和人权问题。

本章习题

第四章

灾害护理的发展

学习目标

识记 1.复述灾害护理及灾害护理学的定义。

2.简述灾害护理的工作内容。

理解 1.阐释灾害时的护理力量。

2.阐释灾害护理与伦理的关系。

运用 在灾害医学救援时,运用本章知识,在不同救援阶段发挥相应的护理作用。

学习难点

1.灾害护理预案的制订与实施:难点在于如何根据不同类型的灾害制定具体的应急预案,并在实际灾害发生时迅速实施这些预案。学生需要理解预案制订的原则,并能够根据具体情况灵活调整。

2.灾害护理中的心理健康支持:这不仅包括识别心理创伤的迹象,还包括提供有效的心理干预措施。

3.灾害护理教育与国际标准的差距:需要理解我国灾害护理教育与国际标准之间的差距,并探讨如何缩小这一差距,包括课程设置、教学方法和实践培训等方面。

案例导读

2010年1月12日21时53分9秒(海地当地时间1月12日16时53分9秒)左右海地发生地震。地震规模为里氏7.0级,震中位于海地首都太子港以西大约16 km处,震源距离地表6.2英里(1英里 =1.61 km)左右。其中2010年1月20日发生于太子港里氏6.1地震为最大余震,太子港的大多数建筑在地震中遭到损毁,包括海地总统府、国会大厦、太子港大教堂、医院和监狱等。地震造成27万人死亡,48万人失去家园,370万人受灾。死伤人数在最初几天急速增加的一个原因是医疗设施和救护人员的缺乏。医疗设施在地震中受到严重损害，外籍与海地当地医疗人员、警察、军人也在死伤名单中。在地震发生不久后，包括海地驻美国大使拉蒙德·约瑟夫在内的海地政府官员随即向国际发布紧急援助请求。外国政府和非政府组织也紧急投入救灾工作，但仍有众多伤者在最初几天因交通阻断、无法送达医疗设施而死亡。

请思考：面对地震等重大突发公共事件，在医疗救援体系中护理工作应如何应对？

21世纪以来，世界范围内的灾害问题日益严重与突出，造成了大批的人员伤亡和财产损失。近10年，继日本和美国之后，我国已成为世界上第三个灾害损失最为严重的国家，经济损失超过2万亿人民币，但我国灾害护理学的起步和发展远远落后于其他国家。灾害发生后，如何使伤病员得到及时救助和治疗，减少伤死率和伤残率的发生，是医学救援工作的核心问题。作为灾害医学救援队伍中的主力军，护士熟练地掌握灾害医学救援的知识和技术，对于减少灾害所致人员伤亡、提高受灾人群的健康水平具有重要的意义。

第一节 灾害护理概述

一、灾害护理的定义

任何一种灾害都会对灾区居民造成直接或间接的健康威胁，或者造成失落感和灾害相关的压力，同时投入灾害现场的救助人员、志愿者也会因暴露在有害的环境而引起人身伤害或感到压力。这些人员的健康护理需要有别于临床护理对象的需求，因此灾害救援护理在整个灾害救援工作中占据着重要地位。由于它的特殊性，灾害护理（disaster nursing）越来越受到各学科的关注。

灾害护理又称为灾难护理，作为新兴学科，关于灾害护理的定义各个学者提出了不同的观点，目前还没有对此统一的定义或翻译标准。世界灾害护理学会对灾害护理的定义是系统、灵活地应用护理学独特的知识和技能，同时与其他专业领域合作，为减轻灾害对人类的生命或健康所构成的危害而开展的活动。

灾害护理学研究在各种自然灾害和人为事故所造成的灾害性损伤条件下，实施紧急护理救援、疾病防护和卫生保障，研究为受灾伤病员提供预防、救治、康复等护理服务问题，是灾害学、救援医学、临床医学相关的护理学科的分支学科。它需要多学科介入，也需要相关学科在灾害护理方面的融合与应用。

二、灾害护理的工作内容

1. 研究各类灾害致伤的规律 各类灾害造成的伤害不同，因此要深入研究各类灾害造成伤害的规律，从而为制定有针对性的现场应急预案和预防继发性伤害的方案打好基础，并做好急救技术培训、演练和基本物资准备。

2. 各类灾害事故应急预案的制订 应急预案要全面、可操作性强，急救人员及急救器材要落实，常备不懈。参与并组织院前及院内急救的演练，密切配合，不断提高应急反应能力和护理学救护水平。

3. 研究灾害事故现场抢救指挥工作 研究主管灾害护理救援的护理行政人员应该接受哪些必要的专业培训，如何根据所管辖区的卫生资源、各类不同灾害的致伤特点和规律、不同性质的灾害及救护规模，合理地调度卫生资源及有效指挥现场急救；并学习如何与交通、公安、武警、消防、军队等有关部门建立特殊关系，建立灾害急救高速网络。

灾害护理的工作内容和要点 – 微课

4. 急救医学护理学的网络建设 包括院前急救和院内急救系统建设，如现代通信设施、交通工具、急救器材、急救专业护理人员等，目的在于提高急救护理反应能力。

5. 实施灾害现场救护 灾害应对是争分夺秒的，不同的阶段、不同的对象需要提供的护理服务是有差异的。灾害护理要在最适合的时间和地点对为数最多的伤病员实施最有效的救护。灾害发生后数分钟至数小时或 1～2 天内，本地的医护人员及开始进入灾区的少数急救人员对伤病员实施初级生命支持，如止血、清理呼吸道、胸部按压等。此后，大批外来医学救援人员进入灾区，开始有组织地对伤病员进行高级生命支持。此时由专业人员对重伤病员进行胸腔引流、通气、供氧、止痛、除颤等抢救措施。受灾的重伤病员病情稳定后，及时将其送至固定医疗机构。在出现大批伤病员的情况下，要将主要力量放在大多数伤病员的救治上，而不要将个别极重度伤病员作为救护重点。

三、灾害不同时期的护理要点

灾害发生的周期可分为 4 个时期：①始动期，即灾害发生后所进行的紧急救护和救命的时期；②灾害中期；③灾害远期，即进入恢复再建阶段；④准备期，为进行灾害的应对和训练的时期。以下根据灾害不同的周期阐述护理人员在灾害护理中的作用。

1. 始动期

（1）现场营救和就地抢救：在接到伤病员后，迅速对其进行卧位的安置，除去有污垢的衣服，医疗救护人员以救为主，其他人员以抢为主，各负其责，相互配合，以免延误抢救时机。在医师进行体格检查的同时，护士应迅速为伤病员清理呼吸道，保持呼吸道通畅，吸氧、止血、包扎、固定，建立留置针静脉通道，监测生命体征，执行医嘱，做好需手术者的术前准备，做好轻中度受伤患者的病情观察、诊疗、护理工作。

（2）预防疫情和创伤处理：灾民砸伤、划伤、扎伤等外伤随处可见，伤口直接暴露接触病原菌，因为病原菌复杂，条件有限，无法进行微生物检测。护理人员对每处伤口都要进行彻底清创消毒，严密观察伤口情况，对可疑坏疽的患者，给予隔离治疗。加强对灾区恶劣环境的整治，集中处理医疗垃圾，协助卫生防疫部门的工作。

2. 灾害中期　要注重伤病员的康复和灾后生活重建。国际护士会前主席、日本护理学会前会长南裕子教授等认为，受灾者在避难疏散场所和临时住宅生活的时间越长，其健康问题越严重。因此，在灾害中期，为防止受灾人群陷入孤立无援的状态，开展持续的护理活动非常重要。

3. 灾害远期　要加强心理干预，建立共同的心理目标。日本灾害救援中，加强灾害远期心理应对干预措施包括对受灾者的关怀、帮助受灾者恢复健康生活的援助活动、地区及社会重建的援助活动等。日本护理志愿者在灾后会向受灾者提供健康咨询服务，同时他们还提出安慰心灵伤痛必须要做的"3T"，即交谈（talk）、眼泪（tears）、时间（time）。

4. 准备期　灾害发生前的应对是灾害准备期的重要内容，即通过进行防灾活动，将可能受灾人群的健康问题减少到最小范围。

第二节　灾害时的护理力量

实施有效的灾害护理需要多学科的相互协调与合作，要求较高的灾害护理组织管理能力，明确灾害各个阶段护理组织管理的内容和护士的角色要求。

一、灾害护理组织管理特点和内容

（一）组织管理特点

灾害护理组织管理是指通过对经过训练的、具有一定组织能力的人员进行调度、控制和协调，保证高效率、有条不紊的灾害救护工作的护理管理活动。

灾害救援具有灾害发生的突然性、救治时间的紧迫性、救治任务的艰巨性、救治工作的协同性等特点。因此，有无有效的组织管理将直接影响大量伤病员的急救效果。

在灾害现场，良好的灾害护理组织管理，可做到由训练有素的组织管理者在现场对投入的人力、物力进行合理调配，通过预检分诊确定抢救重点，分配抢救人员，做好抢救与运送的衔接，维护现场抢救秩序，以提高现场抢救的成功率。同样，在医疗机构，专门的组织管理者负责管理，进行防灾备灾预案的制订、人员和装备配备、组织教育和训练以及灾害现场的有效指挥救护工作，可保证救护机构有条不紊地实施救护，提高治愈率，降低死亡率和伤残率。

灾害伤病员救护组织管理，按伤病员救护地点，可分为现场救护组织管理、机构救护组织管理和伤病员运送组织管理；按救护实施过程，可分为救护准备阶段的组织管理和灾害现场的组织管理。

（二）组织管理内容

1. 防灾备灾阶段的组织管理 由于救援工作往往需要来自不同单位的各级各类人员参与，各救灾机构之间的紧密联系和协同非常重要，各机构是否协调决定着救灾的成败。因此，防灾备灾阶段的护理组织管理工作是建立和完善一个全国性的灾害救护管理机构，建立分工明确的院前急救网络，负责灾害救援的组织协调及其相关培训；制订组织协调预案，定期组织演练，通过演练发现问题，修改和完善预案；组织实施普及灾害应对教育和训练。

2. 灾害现场的护理组织管理

（1）伤病员的预检分诊管理：组织现场伤病员的预检分诊管理将直接影响救护效果。安排有一定经验的护理人员在现场负责伤病员预检分诊工作，通过快速询问伤情和观察体征等简单的方法，区分伤病员病情的轻重缓急，确定分流方向和救治顺序。如对于濒死的伤病员，要进行现场抢救；对于有窒息、大出血、气胸等需要紧急救治的伤病员，采取必要的救治措施后迅速运送；对于轻伤病员，可以暂缓运送。

（2）救援护士的合理安排：根据灾害现场实际需要及时提供和调整合适的救护人员，保证现场救护的顺利进行。

（3）组织伤病员运送：运送伤病员的工作是灾害现场救护工作的重要组成部分。伤病员经过现场的基本救治后，除一些需要暂时留置观察的重伤病员外，大部分伤病员都要运送到相关医院去继续治疗。运送伤病员工作需要由专门进行过培训的护士负责组织管理，掌握运送的指征，做好运送的准备；对伤病员进行编组，确定优先顺序；对运送工具进行编号，组织做好运送途中的救治工作。

3. 医院中的救护组织管理 医院如接收大批灾害伤病员，不能按常规的管理方法，必须启动预案调度运行模式。护理组织根据医院整体应对灾害方案和指挥，组织管理护理单元和护理人员，提高管理效能，防止工作脱节，及时发现问题和解决问题。

4. 灾后的组织管理

（1）组织做好总结工作：认真总结灾害护理救援的准备和实施过程，总结抢救组织实施方面的经验和教训，修正或重新制订适合本地区和本单位实际的灾害应对预案。

（2）组织实施心理救助：在提供手术或药物治疗服务的同时，注意受灾人员或救灾人员的心理应激反应，提供必要的心理救助，缓解和消除灾害带来的心理应激障碍，使他们能够重新调整自己，适应周围的环境。

二、灾害救援中护士角色和能力

随着救援医学救援体系的形成和发展，护理在灾害救援中的重要性越显突出，社会对灾害护理服务的需求越来越高。

（一）灾害救援中护士角色

1. 防灾备灾阶段护士角色

（1）提供备灾应灾护理培训：组织开展灾害应对护理教育和培训，提高护士应对重大灾害的救护能力。可通过举办各种医学救援护理培训班和进行灾害护理继续教育，使护士尽快掌握各种应对灾害相关的护理知识和技术。

（2）积极参与备灾应灾计划和政策的制定：护士是初级卫生保健服务的直接提供者，又是突发事件中的第一应对者，参与各种灾害相关计划和决策的制订，有助于提高灾害救援参与效果。

（3）制作灾害应对宣传资料：在社区开展灾害应对教育和演练，应在社区宣传灾害应对以预防为主的认识，传播防患未然的思想。每年除定期组织医疗急救队伍或抗灾应急队伍，实施针对重大灾害事件的地震预案、火灾预案等应急演练外，还应组织社区居民实施紧急撤离与疏散演练，提高居民防范意识。熟悉紧急撤离与疏散的方案与路线，强化创伤急救和应急心理辅导等内容。

2. 灾害发生阶段护士角色

（1）在现场进行健康状况及需求评估：在灾害救护中，护士往往是第一个到达灾害现场者之一，需要在灾害现场对自身、救援队伍及受害者进行系统的安全与健康评估，判断暴露的化学性、生物性、放射性、核爆炸性物质。同时，护士还要判断在突发事件中可能发生的重要传染性疾病的一般症状和体征以及营养失调等。

（2）参与伤病员的预检分诊及运送工作：通过预检分诊，确定轻、重、缓、急及救治程序，从而使有生命危险的伤病员得到及时紧急救治，较危重的伤病员得到优先救治，使一般伤病员得到妥善处理。伤病员经过现场以及灾区医疗站的急救、治疗之后，大部分需要运送到后续医疗机构，实施专科治疗。在转移过程中，护士主要承担转运途中伤病员的病情观察、保障伤病员的安全、测量伤病员的生命体征，为重伤病员、生命体征异常的伤病员留置套管针，建立静脉通道等工作。同时，护士还要负责组织将灾区受灾居民转移到安全地区，并做好转移途中的环境卫生工作，降低危险，确保人员的健康和安全。

（3）对伤病员进行护理救治：医疗救护队的主要任务是寻找、救护伤病员，对伤病员实施现场急救。灾害发生时，伤病员往往成批出现，数量很难预测，伤情复杂多变。在救治条件差、时间紧、任务重的情况下，护士应以抢救生命为主，积极主动开展心肺复苏、止血、包扎、固定等基本的救护工作。同时，护士应提供各种创伤急救护理，包括软组织损伤、烧伤的清创处理、保持呼吸道通畅等必要的急救护理服务。

（4）为弱势人群及其家庭提供照顾：弱势人群在突发事件和灾害中更需要得到护士的特殊照顾。在救援护理过程中，护士应为脆弱人群及其家庭提供照顾，为孕产妇及新生儿、儿童及其家庭、老年慢性病患者及其家庭、患精神疾病和生理残障者及其家庭提供适合的灾害护理。

（5）公共卫生干预及安全保障：随着救灾工作的不断深入，卫生防疫工作变得尤为重要。护士直接参与灾区食品、饮用水监督，院内感染控制和灾民聚集地环境卫生的监督工作，在地震重灾区设立临时疫苗接种点，有力、有序、有效地开展卫生防疫工作，以确保大灾之后无大疫。

（6）提供社会心理与精神卫生支持：幸存者往往无法承受和接受突如其来的灾害，会出现许多心理问题，常见的如焦虑、抑郁、恐惧，对未来与前途失去信心、对生活无兴趣，性格与行为发生改变等。在救援初期，救援工作的重心是抢救生命，任务繁重、时间紧迫，幸存者的心理问题容易被忽略。另外，因短时间直接面对大量的死亡与伤残者，救援人员自身承受不同的压力，救援人员同样需要心理疏导。

（7）协调沟通与管理：护士在第一时间到达现场后，需有效使用应急通信设备，向有关部门报告灾情，并记录关于突发事件之中及之后所进行的评估、干预和结果等，以利于灾后有关政策的制定。受灾居民由于卫生知识缺乏和有些涉及宗教信仰问题或医疗资源缺乏等，可能与救援人员发生一些沟通上的问题。救援护士需要培训当地护士和志愿者沟通的技巧，同时协调各个部门、机构之间的关系，保证良好的沟通。

3. 灾后重建阶段护士角色

（1）为灾后危重患者提供长期护理：灾后重建阶段，护士以帮助当地医院恢复功能、建立正常医疗秩序、救治灾后危重患者工作为主，参与住院伤病员的治疗护理，为其提供长期护理。

（2）为受害者及救援人员提供心理支持：重视灾后心理援助，在尽可能覆盖受影响地区的所有居民的同时，重点关注特别需要心理援助的一些特殊人群，如儿童、老年人、残障人士等高危人群以及救援人员。灾后重建生活信心是一个长期的系统工程，远比房屋、道路等硬件设施的重建工作艰巨得多。

（二）灾害救援中护士应具备的能力

护士在提供灾害护理服务时，首先要排除威胁服务对象健康的环境因素，严格遵守相关法规要求，在提供救援护理服务的同时，注意救护现场中的自身安全，同时注意与各个救援团体间的相互协调。因此，从事灾害护理的人员应具备综合护理服务能力。

1. 制订综合的、相互协调的护理计划的能力　在灾害环境中，护理对象的健康与洁净水、饮食、适宜的住处、环境卫生、通信和运输等因素相关。因此，在制订护理计划时，要充分考虑与上述相关部门的合作。

2. 具备管理者的素质　平时能够组织居民进行灾害安全教育和培训，具备一定的组织管理能力，确认所属社区的危害因素，调动居民的积极性。

3. 具备娴熟的灾害现场救护知识和技术　灾害救援护士应反应敏捷、判断准确、处置安全迅速，如预检分诊、闭胸心脏按压、气管插管、骨折的临时固定、止血、清创、缝合以及饮用水消毒等。

4. 能够熟练地使用和维护各种救护仪器　如熟练地使用监护仪器，掌握操作技术，掌握常用急救药品的作用机制、应用剂量和观察要点。

5. 提供灾害心理护理的基本能力　护士应具有高度的责任心、良好的身体素质和心理素质，能够做好灾区居民和救援人员的心理支持护理。

6. 做好重建期的灾害护理工作　能够熟练地进行灾害后传染病的预防等重建期的灾害护理工作。

第三节　灾害护理与伦理

在灾害瞬间导致大批伤员出现时，常规临床护理实践已难以适应，在紧急救护中，救护行为势必出现非常规化的特点。由于灾害护理救援活动是护理人员在一个临时的、非常艰苦的、缺少设备和药品，甚至是冒着生命危险的环境中对大批伤病员进行的紧急救护活动，这就决定了要获得最佳的救护效果，必然要科学地处理各种矛盾，其中包括救护行为本身和救护过程中所结成的种种关系在非常态下引发的护理伦理问题。因此，如何认识、辨别、明确灾害护理学救护行为，以及在救灾过程中所结成的种种关系，解决由此而引发的伦理问题，对于引导灾害护理学救护中护理人员树立正确的伦理观念、规范护理人员的救治行为、提高灾害护理学救治效率具有重要的意义。

一、灾害护理中的人际关系

（一）护患关系

救护者与被救护者的关系是灾害护理学中人际关系的核心，与临床活动中的护患关系相比，灾害护理学中的护患关系有其自身的特点。

1.护患比例严重失调　由于灾害发生突然，在瞬间便可能造成大量伤员同时出现，且伤员以多发伤为主，伤情复杂，危重伤员多，致使医学资源严重不足，护患比例严重失调。

2.护患关系多变，缺乏稳定性　在灾害护理救援中，检伤分类、疏散治疗是唯一能缓解灾区医疗压力、提高抢救效率的方法。因此，大量的伤病员通过医护人员分类，实施初步救治后，便被分送至各级医院。在伤病员被抢救直至恢复健康的过程中，患者面对的不仅仅是医务工作者，还有各级救灾部门的机构和人员。因此，灾区救护活动中护患关系多变，缺乏稳定性。

3.护理人员自主性增强，伤病员自主性相对淡化　由于护患双方在专业知识的占有、医学资源的支配、社会经济地位等方面不对等，曾导致护患双方长期处于不平等的地位，造成护患关系的主 - 从模式，患者的自主权十分有限。随着医学的发展和社会经济和文化的进步，上述倾向正在逐步纠正。但是，在灾害护理救援中，情况又发生了逆转：特定的环境使伤病员的境遇发生重大变化，其自主选择的空间极度缩小。反之，护理人员的自主权和特殊干涉权得到强化。上述情况会引发两个方面的后果：①促使护理人员强化道德责任感，充分行使职权，最大限度地对灾民实施救护。②容易忽略伤病员的自主愿望和自主选择，给长远疗效和生命质量埋下隐患。因此，参与救灾的护理人员对此应有清醒的认识，对伤病员的自主权需更加尊重，并千方百计予以保护。

（二）护际关系

1.护际关系泛化　在灾害救援中，护际关系的范围更加宽泛。就部门而言，突破了医学卫生系统而涵盖了承担救灾任务的各级相关部门；就地域而言，突破了本区域而延伸到其他地区，甚至关联到国际社会。因此，灾害护理救援中的护际关系泛化。具体来讲，灾害护理救援中的护际关系可以包括国际的救援组织及自愿救援者，国家、地区政府各救援部门的救援人员，群众救援组织的人员乃至自发救援人员，以及来自各医学机构的医护人员之间的相互关系。

2. 护际关系的临时性　护际关系是在灾害突然发生后为了抢救灾区的伤病员而临时由来自各个部门和地区的救护人员组成的。一旦灾害抢救工作结束，护际关系也随之解除。

3. 目的的统一性　护际关系是以护患关系为基础而建立起来并展开其活动的。虽然护际关系已大大地突破了医学卫生服务行业体系，但是护际之间追求的目标是一致的，都是为了抢救受灾伤病员的生命并促使其恢复健康。

4. 运作的协同性　在灾害中，伤病员预后的好坏主要取决于从受伤到开始救护的时间、初救的质量以及现场和运送途中对危重伤病员的急救和复苏情况。其救治效果尤其需要各部门与相关机构的密切配合，统一指挥、协同作战；需要真诚合作和广泛协调的精神；需要各方救援人员具有良好的协作意识才能共同完成救灾任务。

（三）患际关系

1. 患际关系的竞争性　灾害突然降临，造成大批伤病员同时出现，他们对有限的医疗资源构成一种竞争关系。特别是在灾区医疗机构完全陷于瘫痪的情况之下，医疗资源明显不足，护患比例严重失调；受灾伤病员家园被毁，财产损失殆尽，甚至还要忍受失去亲人的痛苦。生存的本能使受灾伤病员都希望能最先得到救治，体现出患际关系竞争性的一面。

2. 患际关系的合作性　处于特定的、艰险的、痛苦的环境之中的患际关系既有潜在的相互争夺资源的一面，又有闪烁着人间真情的一面，即患际之间的相互关怀、支持、互助的美德，体现为患际关系的合作性。患际关系的合作性是抗灾自救的重要力量。

二、灾害护理中的伦理矛盾

（一）人人享有平等的救护权与救护中伤病员分类、确定优先救助对象的矛盾

权利是法学和伦理学的重要范畴。伦理学上的权利是指一定的道德体系所认可并由道德评价、舆论等特殊手段保障行使的权利。人人享有平等的救护权和生存权，当人们的生命受到威胁时，有要求得到治疗、获取继续生存的权利。然而，在灾害护理中，伤病员分类是最基本的救治措施，检伤的目的如下：①要优先处理危及生命的或正在发展成危及生命的疾病或损伤，将那些有生命危险但迅速治疗还可抢救的伤病员区分出来，将那些如不及时处理肯定会死亡的伤病员鉴别出来，立即进行复苏救治。②在危及生命的损伤已被鉴别出来之后，鉴别伤病员可能存在的其他较不重要的损伤，根据检查中获得的资料，对伤病员进行适当的分类并选择适宜的护送方式。伤病员分类指的是伤病员的伤情分类和救治的先后顺序的确定。因为在有大量伤病员的灾害中，决定哪些伤病员最先获得处理是最大限度地降低死亡率的一个关键，但这一做法却难

免与人人享有平等的救护权相矛盾。

（二）灾害护理中人道主义原则与放弃无效救护的矛盾

人道主义原则是医学道德的基本原则之一。它要求医务人员必须重视患者的生命价值，尊重患者的人格尊严，自觉地维护患者的权利，坚持在救护面前人人平等。然而，一旦发生大规模的灾害，履行上述规范变得极为困难，充满矛盾。若以灾区有限的医疗资源全力抢救实在无法挽救的重伤病员，就会使那些本来经过医学救援可以挽救生命的伤病员失去救治机会。在这种情况下，组织者的头脑清晰、指挥得当，评价者的客观公正、切合实际就显得尤为重要。

（三）知情同意原则与紧急救护的矛盾

知情同意是指在医学实践中，医护人员为患者提供决定所需要的足够信息，患者在权衡利弊后，做出肯定或否定的决定。知情同意是患者权利的重要组成部分，体现了对患者在治疗中自主权利的尊重，保护了患者决定在其身上做什么的合法权益。灾害护理的特殊性、条件的艰苦性、环境的危险性、灾区伤残人员的悲惨状况、工作的超负荷均是对护理工作者的严峻考验。灾害救治人员不仅要调整自己的心理状态，尽其所能全力抢救伤病员，而且要对平常的伦理观做出必要的调整。面对众多的伤病员，在时间就是生命的紧急状态下，正确的选择只能是本着生命第一的信念，以简洁、高效、科学、严谨的态度去实施抢救工作，尽可能多地抢救生命，减少伤残。

（四）挽救生命与改善生命质量的矛盾

在灾害护理实践中，面临的伤情可能极其复杂。在大量伤病员面临死亡威胁的情况下，医护人员最迫切的责任和义务就是尽最大努力把伤病员从死亡的边缘抢救回来。然而，由于灾区救护条件的限制及其他各种因素的制约，往往不可避免地造成挽救生命与改善生命质量之间的矛盾。

第四节　灾害护理面临的挑战

灾害护理对护理人员的护理理论和技能提出了特殊的要求。与平时的护理工作不同，以往实施的传统的急救结构、护理技能、理论框架难以适应灾害发生时的境况，这主要是由灾害护理的特征决定的。

一、工作量大且复杂

由于灾害的突发性和强烈的破坏性，常常会有大批伤病员同时出现，病情紧急、复杂，有单一伤，也有多发伤，以多发伤为主。因此，灾害护理工作较一般护理工作更为艰巨、复杂。护理人员在预检分诊、初筛及病情观察过程中没有过多时间思考，须条理清楚，反应敏捷且判断正确。在灾害发生后的混乱、惊恐、焦虑的氛围中，护理人员要保证高效率工作，是对体力、心智和情绪的考验。同时，由于救援行动需要多个团队的及时协作，任务复杂，沟通困难，指挥混乱、工作程序不合理等情况时有发生。在组织中，护理人员很难确切掌握现场信息及预测下一步的工作内容与流程，而这种情形又可能影响整个团队的运作效率。

二、工作环境艰苦

在大多数情况下，护理技能训练场景是在具备高科技医疗器材及良好物资供给的医院进行的，护理人员缺乏在灾害环境中资源匮乏条件下的工作经验。当灾害摧毁电力、交通及医疗机构时，护理人员的能力施展受到限制，无法发挥原有的水平。灾害发生时的高压力工作状态，如检伤分类或陈尸处理，护理人员直接接触死伤或者垂死者，部分尸体还没有掩埋处理，这样的场景对救援人员会产生剧烈的心理冲击。同时，灾害伴随着各种炎暑、寒霜、风雨、雷电气候，海上或山区的险象，各种病伤、疫情、意外的风险，以及狭窄、吵闹的工作环境，食宿恶劣、无水盥洗的居住状况，物资装备及人力不足等均是造成压力的原因。某些情况下甚至需要救护人员具有野外生存和自救技能，如攀登、游泳、悬浮等，才能有效地实施高山、水上等救援工作并在必要时进行自救。在救灾现场，目睹伤亡恐怖的场面，有可能使护理人员经历"替代性创伤"以及和灾民相似的"创伤后压力反应"。如美国经历"9·11"事件灾害现场的护理工作人员普遍出现压力征象及综合征，如震惊、害怕、悲伤、做噩梦，脑海中一直出现照顾过的伤病员形象，突然想哭或高血压等。

三、伦理困境的冲击

灾害医学有其特殊的伦理要求，如在伤病员数量大、人力及物力有限时，重伤病员不再无条件地比轻伤病员优先处理，而是以尽可能抢救多数伤病员为原则，灾害救护中只对那些经过处理才能存活的伤病员给予优先处理，而对不经过处理也可存活的伤病员和即使处理也会死亡的伤病员则不予优先处理，这些原则对提高灾害医学的救治效益至关重要且卓有成效，体现了科学务实的精神。但这一做法却与人人享有平等的医疗权相悖，护理人员在检伤分类过程中将那些无法救治的人员排除在外，是否剥夺了他们的医疗权？优先救助对象的确定即排定了获得医疗权的先后顺序，这是否背离了权利平等？另外，知情同意与紧急救治的冲突在灾害现场时有发生，一些伤病员没有家属可以询问，在进行一些操作时无法履行先告知后施行的原则。救护人员因长时间目睹伤害及死亡，并在混乱冲突中进行着攸关生死的决策，因此比一般人更容易出现较多的精神障碍。一项质性研究发现，灾害现场的护理人员处在无法救回受灾者的罪恶感及与"先救谁"的伦理和道德责任的冲突之中。这些研究提示，灾害救护的护理人员不仅要调整自己的心理状态，倾其所能全力抢救伤病员，还需要对平时的伦理观做出必要的调整。

四、人员选拔与培养的困难

灾害护理是一种可教育、可训练、可增强的能力，通过教育、管理与业界的共同协调与努力，可以培训出一批灾害护理的精兵强将，服务于国家和民众。国内有学者建议开展我国灾害专科护士培养，提议灾害专科护士培养应以"多能"为前提和基础，"一人多能"和"多能一专"是主要培养目标，唯有如此才能保证为伤病员提供高效、持续的护理服务。"一人多能"指的是灾害专科护士应该具备灾害护理的各种相关基本知识。"多能一专"是指灾害专科护士在具备多能的前提和基础上，根据其自身专业特点，熟练地掌握与大型灾害密切相关的专科特长。在"5·12"汶川地震中，"全专业适任"护士在现场急救、手术配合、伤病员转运、院内后续治疗、重症监护及突发事件的应对中均显示出了特有的优势。这样的人才有利于跨专业护理多系统伤情的患者，具有更强的救治和护理能力，是抗震救灾护理队伍中的"多面手"。但是，如何培养"全专业适任"护理人员、如何界定其核心能力与专业素养？目前，灾害护理知识、技能及教育计划尚无统一标准可依循，这些问题是今后深入进行灾害护理研究的方向。

在我国，灾害护理学是新兴的学科，缺乏合格的师资，更没有完整及深入的教学，要真正培养出"一人多能"和"多能一专"的灾害专科护士远非近期可以达到的目标。

第五节 灾害护理教育发展

一、国外灾害护理教育的发展

美国在经受了 2001 年"9·11"事件后，认识到了发展灾害护理学的重要意义，并付诸行动。美国对医师、护士关于灾害急救高级生命支持（advanced disaster life support，ADLS）等所使用的教材和培训都处在同一等级上。有关部门还指出，在未来的 10 年内，灾害急救基础生命支持（basic disaster life support，BDLS）、高级灾害生命支持课程提供有关在各种灾害事故现场如何做好准备及实施抢救程序的培训，不仅是创伤，还包括一些特殊的情况，如化学、生物、放射等，这将是美国每一名医师、护士都必学的同一级别的课程，当然还包括紧急医疗服务体系的专业人员和医院急诊科人员。事实上，近年来，欧美医学救援行业发展非常快，美国与欧洲一些国家比较，各种灾害更加频发，对护理学及护士的地位和作用更为重视。

日本也是一个自然灾害十分严重的国家，对灾害的防御、演习及医学救援工作一直较为重视。在灾害发生后，护士与其他专业急救人员一起在现场参与抢救，充分发挥其专业知识与技能。近年来，日本护理人员对灾害护理的关注度持续增高，伴随灾害多发的状况，护理人员充分认识到灾害中护理工作的必要性。例如：日本护理协会及各地方护理协会都建立了灾害护理研究会，从 2008 年开始，已经与日本国际协力机构（Japan International Cooperation Agency，JICA）合作实施每年为期 1 个月的灾害护理协作研修项目。韩国自 1990 年中期由红十字看护大学新增"急救与灾害护理"课程以后，其他学校在本科教育中也纷纷增加相应内容。2005 年，韩国所有看护大学的课程中开展灾害护理和急救护理教育的占 36.7%。

二、我国灾害护理教育现状

相对于发达国家而言，我国的灾害护理学起步较晚，目前处于探索阶段，没有形成完整的学科体系，未能跟上国际形势的发展变化。目前，国内护理界尚未成立灾害护理相关职能部门，院校也未正式开设灾害护理学基础教育和继续教育课程。根据日本和美国等国家灾害护理的经验，灾害救援不仅包括灾害发生时的紧急救援，还包括灾害发生前的准备阶段及恢复重建阶段的长期应对，如灾害护理教育和灾后健康咨询、心理疏导，我国在这两个阶段的护理工作还需完善。有学者对 20 所开设本科护理专业的高等护理院校进行了灾害护理学课程设置的调研，结果显示，只有个别部队院校的护理学院开设了灾害护理学相关课程。由此可见，我国在高等护理的基础教育中尚未将灾害护理纳入课程设置。《突发公共卫生事件应急条例》颁布实施后，推动了我国灾害医学以及灾害护理学的发展。2004 年，《中华护理教育》以第 9 届中日护理学术交流会为契机，提出我国应重视灾害护理教育，由此灾害护理学得到了进一步发展。汶川地震发生后，护理人员在灾害救援中发挥了巨大的作用，灾害护理相关论文急剧、快速增加。由世界卫生组织和我国卫生部联合主办的"2008 年亚太地区卫生突发事件及灾害护理协作网会议"；2009 年中华护理学会主办的"全国灾害护理学术交流暨专题讲座"会议，成为我国灾害护理学发展的里程碑，但与国外相比还有一定的差距。

三、我国灾害护理发展展望

灾害护理学特别是中国灾害护理学要想跟上国际灾害救援医学发展的步伐，适应世界灾害救援的需要，任重而道远。目前，我们亟待完成以下几方面的工作。

（一）成立灾害护理职能部门

在整个护理学界，虽然灾害护理学尚未形成完整的体系，但美国、日本等国家已经拥有了本国的灾害护理救援系统和组织。由于国家体制的不同，在灾情发生后，其国内不同地区的护士可以作为志愿者参与救援活动，这就大大地缓解了灾区救援护理力量不足的压力。我国目前尚无灾害护理的专业职能部门统一组织护士参与灾害救护，护士个人更不可能作为志愿者参与救援活动。急需像中华护理学会及各地分会这样的机构担当此任，以利于灾后统一组织、调配护理人员参加救护，也便于与相关组织和社团进行协作。

灾后灾民心理和精神的重建更需要护理人员的力量。尤其是灾害的中、长期，会出现许多救援活动无法触及的"死角"，对处于孤立状态的受灾者及受灾人群，给予长期、持续的医学支援是非常必要的。实际上，这部分工作可以由当地的护理职能部门组织护士深入社区开展心理咨询、心理支持活动来完成。在这方面，日本护理界的工作已经初见成效，我国在这方面几乎还是空白。

（二）建设灾害护理专业队伍

目前我国灾害救援中派遣的护理人员大多由临时抽调的医院各科室人员组成，队员大多未接受过正规的救援培训和训练，虽然在救援活动中也发挥了重要的作用，但不可能在短期内发挥最大合力。鉴于此，我国国际救援队和各个医院内的院前急救队都应该组建专业队伍并配备足够的护理人员，加强培训、严格准入，建设"多能一专"、全面发展的灾害护理专业队伍。

1. 强化培训急救技能和相关专业知识　统一进行相关知识的强化培训，包括高级生命支持和技能培训，提高对多发伤、各类传染病、中毒、生化、生物、核辐射等突发公共卫生事件的防护与抢救能力。

2. 严格执行行业和岗位的准入制度　建立先系统培训再考核，取得合格证书后方能从事急救和救援工作的准入制度，同时推行年度考核注册制度，建立急救灾害护理从业人员不断更新知识、提高技能的机制。

（三）普及灾害医学继续教育

我国幅员辽阔，人口众多，是地球上灾害多发地区之一。有些灾害灾情严重，来势迅猛，猝不及防，对社会经济及人民生命和财产安全造成严重破坏与损害。因此，如何提高对灾害事故的应急反应能力，提高医疗救援效率，是对卫生行政部门及从事急救医务人员的极大挑战。

1. 普及医学救援知识　对在职医护人员，可以定期举办各种形式的医学救援知识培训班，或充分利用现代化科技教学手段，积极开展远程灾害医学教育，使各地医护人员在当地便可以学习到有关灾害医学的基础知识。通过接受灾害医学教育，使医护人员自身的整体知识得到"重组"，使其尽快掌握各种减灾、防灾的医疗卫生知识，当发生灾情时，可以更好地为当地灾民排忧解难，救死扶伤。

2. 模拟灾害救护训练　主要是模拟常规的灾害事件，使广大护理人员掌握灾害发生时的应对措施及相关知识。对在职护士，可每年进行 2 ~ 3 次模拟灾害救护训练，提高护理部门的应急能力。通过紧急预案使各部门协调工作，医护人员熟悉各种工作程序，明确自己的工作内容，提高快速反应能力，以便能从容应对突发事件的发生和施行救护。

3. 开展灾害医学的系统教育　尽管"国际十年减灾"活动已告一段落，但全球各地的综合减灾及研究工作却正向着更新、更高、更实际的方向发展。灾害医学呼唤具备救援医学知识的高素质全科医护人员，因此，在世界范围内开展强化灾害医学、灾害护理学的系统教育势在必行。开展灾害医学和灾害护理学的基础教育，是完善全科医学教育不可缺少的重要组成部分。目前，重视灾害医学的继续教育，将灾害护理教育作为对护理人员的专业教育在国际范围内还远未达到系统化，而我国尚未起步。开展灾害医学的系统教育，不但要增设基础教育，也要重视灾害护理的毕业后教育和继续教育。在灾害护理的基础教育中，应以灾害医学护理学为基础。在毕业后教育和继续教育中，应从实践和研究的高度出发，阶段性地培养优秀的灾害护理实用型人才。

小结

1. 灾害护理是系统、灵活地应用护理学独特的知识和技能，同时与其他专业领域合作，为减轻灾害对人类的生命或健康所构成的危害而开展的活动。

2. 灾害护理学是研究在各种自然灾害和人为事故所造成的灾害性损伤条件下，实施紧急护理救援、疾病防护和卫生保障的一门学科，研究为受灾伤病员提供预防、救治、康复等护理服务问题，是灾害学、救援医学、临床医学相关的护理学科的分支学科。

3. 灾害护理的任务包括研究各类灾害致伤的规律、各类灾害事故应急预案的制订、研究灾害事故现场抢救指挥、急救医学护理学的网络建设、实施灾害现场救护。

4. 在灾害医学救援时，要充分发挥护理力量，树立正确的伦理观念，在不同的救援阶段采取相应的护理措施。

（高祝英）

📝 本章内容精要

本章主要探讨了灾害护理的定义、工作内容、组织管理、伦理关系以及面临的挑战和教育发展。

一、灾害护理的定义

灾害护理是医学领域中一门新兴的独立学科，它涉及系统、灵活地应用护理学独特的知识和技能，并与其他专业领域合作，以减轻灾害对人类生命或健康构成的危害。灾害护理学研究的是在自然灾害和人为事故造成的灾害性损伤条件下，实施紧急护理救援、疾病防护和卫生保障的学科，为受灾伤病员提供预防、救治、康复等护理服务问题，是灾害学、救援医学、临床医学相关的护理学科的分支学科。

二、灾害护理的工作内容

灾害护理的工作内容主要包括以下几个方面。

（1）研究灾害致伤规律：深入研究各类灾害造成伤害的规律，为制订有针对性的现场应急预案和预防继发性伤害的方案打好基础，并做好急救技术培训、演练和基本物资准备。

（2）制定应急预案：制定全面、可操作性强的应急预案，确保急救人员及急救器材落实，常备不懈。

（3）研究灾害事故现场抢救指挥工作：研究主管灾害护理救援的护理行政人员应接受哪些必要的专业培训，如何合理地调度卫生资源及有效指挥现场急救。

（4）急救医学护理学的网络建设：包括院前急救和院内急救系统建设，提高急救护理反应能力。

（5）实施灾害现场救护：灾害应对是争分夺秒的，不同的阶段、不同的对象需要提供的护理服务是有差异的。

三、灾害护理的组织管理

灾害护理组织管理强调多学科协调合作，明确各阶段护理组织管理内容和护士角色要求。管理特点包括突然性、紧迫性、艰巨性和协同性。管理内容包括防灾备灾、灾害现场护理、医院救护组织管理和灾后组织管理。

四、灾害护理中的伦理关系

灾害护理中的人际关系包括护患关系、护际关系和患际关系，这些关系在灾害护理中具有特殊性。伦理矛盾涉及平等救护权与分类救治的矛盾、人道主义原则与放弃无效救护的矛盾、知情同意原则与紧急救护的矛盾、挽救生命与改善生命质量的矛盾。

五、灾害护理面临的挑战

（1）工作量大且复杂：灾害的突发性和强烈的破坏性导致大批伤病员同时出现，病情紧急、复杂。

（2）工作环境艰险：护理人员缺乏在灾害环境中资源匮乏条件下的工作经验。

（3）伦理困境的冲击：灾害医学有其特殊的伦理要求，如在伤病员数量大、人力及物力有限时，重伤病员不再无条件地比轻伤病员优先处理。

（4）人员选拔与培养的难度：灾害护理是一种可教育、可训练、可增强的能力，但如何培养"全专业适任"护理人员，如何界定其核心能力与专业素养，目前尚无统一的标准可依循。

六、灾害护理教育发展

国外灾害护理教育发展迅速，而我国灾害护理学起步较晚，尚未形成完整的学科体系。我国灾害护理教育现状包括缺乏灾害护理相关职能部门和课程设置。发展展望包括成立灾害护理职能部门、建设专业队伍、普及灾害医学继续教育。

1. 国外灾害护理教育的发展　美国在经历了 2001 年"9·11"事件之后，认识到了发展灾害护理学的重要性，并付诸行动。美国对医师、护士关于灾害急救高级生命支持（ADLS）等所使用的教材和培训处在同一等级上。日本是一个自然灾害十分频繁且严重的国家，对灾害的防御、演习及医学救援工作一直较为重视。韩国自 1990 年中期由红十字看护大学新增"急救与灾害护理"课程以后，其他学校在本科教育中也纷纷增加相应内容。

2. 我国灾害护理教育现状　相对于发达国家而言，我国的灾害护理学起步较晚，目前处于探索阶段，没有形成完整的学科体系，未跟上国际形势的发展变化。目前，国内护理界尚未成立灾害护理相关职能部门，院校也未正式开设灾害护理学基础教育和继续教育课程。

3. 我国灾害护理发展展望　灾害护理学特别是中国灾害护理学要想跟上国际灾害救援医学发展的步伐，适应世界灾害救援的需要，任重而道远。我们亟待完成以下几方面的工作：

（1）成立灾害护理的职能部门：在整个护理学界，虽然灾害护理学尚未形成完整的体系，但美国、日本等国家已经拥有了本国的灾害护理救援系统和组织。

（2）建设灾害护理的专业队伍：我国灾害救援中派出的护理人员大多由临时抽调的医院各科室人员组成，队员大多未接受过正规的救援培训和训练。

（3）普及灾害医学继续教育：我国幅员辽阔，人口众多，是地球上灾害多发国家之一。因此，如何提高对灾害事故的应急反应能力，提高医疗救援效率，是对卫生行政部门及从事急救医务人员的极大挑战。

思 考 题

1.如何理解灾害护理的定义？请阐述灾害护理在减轻灾害对人类生命健康危害中的重要性。

2.在灾害护理中，如何平衡"人人享有平等救护权"与"伤病员分类、确定优先救助对象"之间的矛盾？请结合实际案例进行分析。

3.灾害护理中的护患关系、护际关系和患际关系有哪些特点？这些关系如何影响灾害护理的质量和效率？

4.在灾害发生时，如何有效地进行护理力量的调度和资源分配。

本章习题

第五章

灾后护理工作

学习目标

识记 1. 复述灾后现场评估的原则、程序、内容。

2. 简述常见灾后心理应激障碍和心理危机干预方法。

理解 1. 描述灾后防病防疫措施。

2. 了解不同人群心理干预要点。

运用 在灾害医学救援中，运用本章知识，在灾后救援阶段发挥相应的护理作用。

学习难点

1. 灾后现场快速评估的实际操作：灾后现场快速评估的原则（针对性、时效性、阶段性）并在实际情境中应用这些原则，特别是在时间紧迫和信息不完全的情况下如何做出快速而有效的评估。

2. 多阶段评估内容的掌握：灾后不同阶段（第 1 天至第 3 天、第 4 天至第 7 天、维持阶段、逐步恢复阶段）的评估重点和具体操作，这要求学习者能够根据不同阶段的特点调整评估策略。

3. 灾后卫生防病措施的综合应用：理解并应用灾后卫生防疫措施，如消毒、杀虫、灭鼠、疾病监测等，这些措施之间的相互关联和协同效应是学习难点。

4. 心理应激障碍的识别与分类：识别灾后常见的心理障碍，如急性应激反应和创伤后应激障碍（PTSD），并理解它们的不同类型和临床分期，这对于非心理学专业的学习者来说是一个挑战。

5. 心理危机干预技术的应用：掌握并应用心理危机干预的沟通技术、心理支持技术和干预技术，这些技术需要在实际情境中灵活运用，对于缺乏实践经验的学习者来说较为困难。

6. 不同人群心理干预策略的定制：针对幸存者、遇难者家属、救援人员和一般公众等不同群体制订个性化的心理干预策略，这要求学习者能够理解每个群体的特殊需求和心理状态。

案例导读

2010 年 4 月 14 日 7 时 49 分，青海省玉树藏族自治州玉树市发生里氏 7.1 级地震，其震源深度为 14 km。截至 2010 年 5 月 30 日 18 时，玉树地震造成 2698 人遇难，地震发生后，中共中央、国务院成立抗震救灾总指挥部，于当晚 8 时左右进入地震震中结古镇，并立即进行灾民慰问活动，了解灾情，组织抗震救灾工作。

请思考：

1. 面对如此严重的地震灾害，医疗救援体系的工作内容有什么变化？

2. 在灾后重建的恢复阶段，受灾群众可能会有什么心理问题？

灾害恢复是对公共服务项目的重建，为灾区人群提供长期的关爱和治疗，为社会、政治、环境和经济提供恢复措施，对突发事件进行评估。在受灾人群的长期康复、受灾地区医疗体系的重建中，护士扮演着领导角色，有效促进和维持群众健康，提高受灾者个人的应对能力，促进社区恢复到灾前的状态。

第一节　灾后主要工作

一、灾后现场快速评估

灾后现场快速评估是护理人员对灾情信息进行系统、全面搜集的过程，其目的是为救援重建工作提供建设方向。同时，护理人员在进行灾后评估时，要多与灾区群众进行沟通，了解他们对未来重建工作的意见，并将这些意见纳入重建规划之中。灾后现场快速评估一般是指在灾害发生后，在最短时间内对灾区开展的快速卫生学评估。世界卫生组织推荐在灾害发生的不同时间段（24 h 内、3 天内和 1 周内等）对灾区群众的居住情况、饮用水、食品、环境、医疗卫生服务、传染病防控等公共卫生相关信息进行快速评估。对灾后公共卫生状况与需求的快速评估是为了快速了解灾区的受灾信息、基本的公共卫生状况、灾区居民的健康需求，识别最主要的公共卫生威胁和隐患，使采取的救援行动与受灾地区的真正需求尽量相一致。

（一）灾害现场快速评估原则

1. 针对性原则　评估收集的信息应围绕灾害造成的人员伤亡、尸体处置、灾民安置、灾民的食品和饮用水供应、生活垃圾处理、当地既往流行疾病、潜在疾病流行风险因素以及医疗卫生应对能力等。

2.**时效性原则** 灾后卫生防疫通常比较紧急，而且由于灾害发生的突然性，所以评估要求越快越好，因此对收集信息的时效性要求比信息的完整性、准确性要求要高。

3.**阶段性原则** 评估是分阶段进行的，经过一定阶段后，通常需要进行再评估。在受灾后，应迅速采用快速评估的方法。首先，确定灾后的优先工作策略和医疗卫生系统的救治防病能力，为卫生决策提供依据；其次，详细开展工作绩效和能力再评估，确定救灾防病工作中尚需进一步改善的工作内容以及需要补充和调配的人力和物力资源；最后，对医疗卫生系统的恢复重建能力进行评估，支持恢复重建，以确保灾区后续医疗卫生服务的提供。

（二）灾后现场快速评估程序

灾区现场快速评估是一个收集新资料、对照以前资料，形成新的政策、措施的连续的过程。具体程序主要包括以下 4 点。

1.**灾后快速评估的计划方案** ①卫生评估队伍的组成、分工，制订调查评估的方案。②卫生流行病学背景资料。③国家及地区相关背景资料。

2.**灾后现场调查** 调查内容包括自然地理、政治、民俗、环境、卫生及卫生资源情况。应对灾区及受灾情况、伤亡人数、救治情况、发病情况等进行专题调查，对特殊问题进行个别调查。

3.**综合分析** 根据收回的各种资料及现场调查情况，进行综合性系统分析，准确描述以下内容：①灾区政治、经济、人口和民俗情况等。②灾害发生程度：受灾面积、伤亡人数、发病情况等。③卫生资源情况：主要包括卫生医疗和疾病控制单位、人员、药品供应、灾区医疗救援和卫生防病情况等。④急需采取的卫生措施：在评估灾区灾情和卫生学状况基础上，救援人员应找出灾区急需解决的问题，制定相应的解决办法。

4.**撰写评估报告** 完成评估报告后立即上交领导机关和相关部门。随着灾区救援进程的不断深入，可能会有新的灾情出现，此时再对灾情进行评估。因此，灾后评估也是阶段性的、连续性的评议估计的过程，即初步调查—灾害卫生评估—决定立即进行的措施—出现新的情况—再评估—再做出决定的循环过程。

（三）灾后现场快速评估的内容

根据灾害灾情的发展情况，考虑到灾后医疗卫生工作的需要，快速评估可以分为以下 4 个阶段的内容：

1.**第一阶段（一般在灾后第 1 天~第 3 天）** 此时，受灾地区的主要任务是自救，而此时灾后卫生方面的工作主要是紧急的医疗救援，同时这个阶段也是能救出伤员，减少伤亡的最好时机。此时卫生评估内容主要有：在最短时间内（最好在 24 h 内）

对伤亡情况做出评估，包括伤亡的类别、人群、常见的伤害部位，评估灾害的类型、受灾程度、受灾面积和伤员情况，并且评估当时还能够开展工作的卫生服务机构和工作人员数量，以及灾区目前可以使用的卫生设备和急救器材种类和数量。

2. 第二阶段（灾后第 4 天～第 7 天） 由于灾区中交通便利地区的多数重伤员已经得到初步治疗，因此本地区就现有的条件能够完成的紧急抢救工作已经初步完成。此阶段主要评估内容有：当前周边地区紧急救护所面临的问题，目前灾民基本的医疗保健还缺什么，对灾后生活物品（帐篷、食物、饮用水的供给情况）需求的评估以及目前灾区是否需要国家或国际援助的评估。

3. 第三阶段（维持阶段） 此阶段主要考虑的是恢复初级医疗保健，以保障生命维持的最低限度，同时还要建立足够的临时居住场所。这个阶段主要评估的内容有：环境卫生、食品安全、公共卫生服务的可行性与连续性；评估重点人群的康复情况，如老弱病残人员和孤儿的特殊保护及收容情况。在此阶段的初期，由于以个体为重点的医疗救护工作系统已经基本完善，此阶段评估的重点是整个灾后人群的健康状况，所以需要尽可能地建立一些小型的卫生装备储备点，统一规划和管理各种卫生救灾物资，方便当地灾民的就医和紧急救援使用。

4. 第四阶段（逐步恢复阶段，一般在灾后 3～4 个月） 此阶段的任务是对灾后家园的重建及对维持正常生活秩序有关的卫生指标进行评价。评估内容主要有：评价疾病监测系统的构建与运行状况，收集和了解有关灾区卫生方面的信息，评估未来的一段时间内灾区某些疾病的发展趋势。

二、灾后卫生防病工作

灾后灾区公共卫生设施遭到严重破坏，饮水卫生和环境卫生的改变、拥挤的人群安置点、易感人群的进入、更多地接触传染病媒介以及卫生服务获取困难等，存在传染病暴发和流行的危险，如肠道传染病、虫媒传染病、人兽共患病、自然疫源性疾病以及食源性疾病等。因此，灾后公共卫生防疫工作十分重要，需要根据不同时期面临的主要公共卫生问题采取相应的卫生防疫措施。

灾后卫生防疫措施针对以下环节展开工作：

1. 消毒、杀虫和灭鼠措施 严格的消杀灭措施是控制疫情的重要手段。例如，地震灾害发生后废墟多、环境差，利于蚊蝇滋生，必须按照消毒原则和杀虫药使用剂量对外环境进行多次消杀。消杀灭的重点是对暴露的人、畜尸体进行严格消毒后掩埋或火化；居民安置点、厕所每日早晚进行两次消毒和杀虫；垃圾堆积场所、食物储存和加工地点每日早晚两次进行灭蚊蝇和灭鼠。有资料显示，消杀灭措施是卫生防疫工作中执行频率最高的，因此需从实际出发开展消毒及杀虫工作，避免消杀过度，保护当地生态环境。

2. 疾病监测　是灾后及时发现疫情及趋势变化的重要途径，因此灾区各医院（发热门诊和肠道门诊）、居民安置点、村镇必须配备 1 ~ 2 名专职疫情报告人员，采取主动和被动监测方式开展每日疫情（传染病症状或病例、食品安全和饮用水卫生情况）直报工作。

3. 食品卫生安全　建立救灾食品储存、发放制度；提出救灾食品的制作卫生要求，如包装严密、易于储存；杜绝食用假冒伪劣、过期、腐败变质食品；尽量不食用生冷食品；及时诊断和处理各种食物中毒事件。

4. 饮水安全　地质灾害对集中供水及分散式供水系统的破坏往往都很严重，是否能及时向灾区居民提供合格的饮用水和生活用水决定了肠道传染病的发生概率。水源重建、临时供水、水源管理和饮用水处理技术是灾后饮水安全的控制重点。加强对水质的监测，指导居民采取简易、快速措施消毒可用水源，建议饮用瓶装水。

5. 防病治病　①灾后居住环境遭到破坏、食品短缺、居住地环境恶劣，极易导致胃肠道、呼吸道传染病的发生和流行。②人口迁移、流动，儿童的强化免疫和查漏补种工作不能开展，形成大量免疫空白，造成某些计划免疫性传染病的发生和流行。③灾害造成自然疫源地被破坏，中间宿主大量迁移，造成疾病在人群中传播。④由于蚊虫滋生，增加了蚊媒传染病的发生。⑤近几十年来，我国居民中慢性非传染性疾病的患病率显著升高，患者每日需依靠药物控制。因此，在灾后应急期，应积极地预防传染病的暴发和流行，为慢性非传染性疾病患者准备充足的药品可以有效地降低灾害引起的死亡。

6. 健康教育工作　广泛的卫生宣传是防病工作的基础，如宣传饮水卫生、食品卫生、个人卫生、媒介生物防治、常见传染病预防和救治等，需深入社区、家庭和个人，以及边远地区，做到村 - 组 - 户"三级"联动，入户讲解，提高居民防病意识。

三、灾后康复护理

灾害发生后，对灾区居民实施紧急卫生保障，抢救生命，医伤治病，最大限度地减少受伤人员的死亡和伤残，是灾害救治中的首要问题。而医疗卫生部门在灾害救治过程中的任务则包括救援、防疫、康复、重建 4 个方面。因此，康复医学在灾害救治中具有重要的意义，是不可替代的一环。灾后康复护理是系统、灵活地应用有关灾害护理独特的知识和技能，同时与其他专业领域开展合作，减轻灾害对人类的生命、健康所构成的危害，对残疾者、老年病、慢性病且伴有功能障碍者进行适合康复医学要求的专门护理和各种专门的功能训练，可预防残疾的发生与发展及继发性残疾，减轻残疾造成的影响，从而达到最大限度地康复并使之重返社会。灾害发生后，灾害护理和康复护理随即开始。护士无论在现场急救、转运，还是在远期康复方面，都是受灾人群的强大支持者和照顾、咨询者。

灾害救助中实施早期康复干预可有效避免或减轻残疾的发生。早期康复是指伤者在受伤后 1～2 周内，已经过手术或其他紧急处理，病情稳定，即可进行康复治疗，有助于预防并发症和继发性残疾（如关节及肌肉挛缩、压疮等），并可避免累及的组织和器官退行性变和功能进一步减退。而且从早期就开始进行各种康复性的锻炼和治疗，可以较快地和较好地收到功能康复的效果。

恢复期及后期的康复治疗可最大限度地恢复和改善功能。恢复期（后期）康复是损伤或术后后期，针对功能或形态上的缺陷以及残疾等，进行矫正性、增强功能治疗和训练，使伤者重建或恢复一定的功能水平。利用伤员安置地区的社区康复工作体系和社区康复资源，由物理治疗师、作业治疗师、语言治疗师、心理治疗师、康复工程师、康复护士等组成康复协作团队，为恢复期患者实施科学、系统的康复评定和康复治疗，进行假肢安装适配、心理辅导及就业指导，最大限度地恢复和改善功能，为下一步回归社会进行准备。

第二节　心理危机与干预

灾害性突发事件不仅会带来巨大的经济损失和严重的人员伤亡，并且会给人们造成强烈的心理伤害，并产生一系列的应激反应，甚至会产生应急相关障碍和不同程度的心理危机。灾害心理危机会导致个人情感、认知和行为方面功能的失调，主要表现为灾害心理应激障碍（又称为灾害心理危机综合征），包括急性应激反应和创伤后应激障碍等。因此，识别灾后个体的心理危机并进行心理干预，具有重要的意义。

一、灾害常见心理障碍

灾害性心理危机反应急骤，通常在遭受强烈刺激后立即产生，每个个体的表现不尽相同，但是却有很多共性的表现。

1. 惊慌　灾害降临时，大多数人的第一反应是惊慌，不知道如何面对和解决所发生的一切。有研究指出，地震灾害突然降临时，22.7% 的人会选择立即躲到桌子下或者是床下，47% 的人会逃到房屋外，2.3% 的人会跳下楼，28% 的人会听天由命，选择待着不动。

灾害常见心理障碍－微课

2. 茫然　在灾害面前，个体常出现不知所措的状态，表现为一定程度的定向障碍和注意狭窄，否认灾害发生的一切改变，变得麻木、淡漠，意识清晰度下降，不理会外界的刺激，呼之不应，一般可持续数分钟至数小时。

3. 哭叫　很多人在灾害发生的那一刻不由自主地哭叫，这是悲痛欲绝和沮丧无望的一种表现。

4. 恐惧　灾害事件发生时，因为周围环境的不可预料和不确定性，人们往往有一种身处绝境的感觉，产生极大的恐惧。

5. 悲伤　灾害升级，发生无法抗拒的改变，个体通常会表现出极度的悲伤，如气馁、哭泣、神情恍惚、意志消沉和负罪感。

6. 焦虑　亲友遇难，美好的生活一去不返，自身生命又受到威胁，往往会产生焦虑心理。

7. 抑郁　灾后人们往往心境低落、思维迟缓、意志活动减退，从闷闷不乐到悲痛欲绝，轻者自卑抑郁，重者悲观厌世，甚至有自杀企图和行为。

8. 强迫　灾害会造成部分人产生强迫思维和强迫行为，如表现为虽然极力抵抗但却无法控制灾害发生时的画面、声音、气味等反复在脑海中出现，或预感灾害将要重现。

9. 心理及生理反应　疲倦、失眠、身体疼痛、身体紧张、虚弱无力、心悸、胸闷、血压升高、恶心、呕吐及食欲改变等。

10. 其他表现　大脑活动力低下，生活效能低下，缺乏自信；对周围事物无法清晰感知、过度担心，无法做出决定；陷于灾害记忆不能自拔，总是纠缠已经发生的灾害；社交退缩，逃避与疏离，无法信任，不愿与人交流；觉得被拒绝、被抛弃，敏感、多疑、易怒，难以自制等。

二、灾害心理应激障碍

（一）急性应激反应

急性应激反应（acute stress reaction）又称为急性应激障碍（acute stress disorder，ASD），是由异常和严重的精神刺激即刻引起的相关应激障碍。强烈持久的精神刺激因素是导致本症的直接原因。急性应激反应的表现有：①精神运动性兴奋表现，如对外界刺激无相关反应，表情呆滞，不动不语等。②意识障碍表现，如出现定向障碍，对周围事物不能清晰感知，出现自言自语、内容凌乱、表情夸张等症状，且事后不能回忆。③常伴有自主神经功能紊乱症状，如出汗、面红、手抖、心悸、心动过速、呼吸急促等。急性应激反应一般在受刺激后数分钟至数小时内发病，病程短暂，一般持续数小时至 1 周，通常在 1 个月内缓解。

（二）创伤后应激障碍

创伤后应激障碍（posttraumatic stress disorder，PTSD）是一种由异乎寻常的威胁性或灾害性创伤事件引起的延迟出现并长期持续的应激相关障碍。这类事件包括战争、严重事故、自然灾害、重大交通事故、被强奸、受酷刑等。多数患者可恢复，少数可表现为多年不愈的慢性病程或转为持久的人格改变。

创伤后应激障碍延迟发生，潜伏期从几周至几个月，很少超过 6 个月。创伤后应激障碍不仅仅在事故和灾害的直接受害者中发生，也可发生在从事救护工作的救援人员、志愿者，甚至指导救援工作的专家中。

三、创伤后应激障碍的评估与防治

（一）创伤后应激障碍的分期

1. 分型　《美国精神障碍诊断与统计手册》（第 3 版）将 PTSD 分为 3 型：①急性型 PTSD，即临床症状持续 3 个月以内。②慢性型 PTSD，即临床症状至少持续 3 个月或更长。③迟发型 PTSD，即创伤性事件发生至少 6 个月后，才出现临床症状。

2. 临床分期　PTSD 根据病程进展分为 4 期：冲击期、退缩期、恢复期、障碍期。

1）冲击期：个体在创伤事件冲击期的症状有：①生命安全受到威胁感和濒死感。②无助感和无用感。③家人、财产丧失感。④与家人、熟悉的环境分离感。⑤过度责任感（感觉自己应该多做点什么）。⑥无法逃离的恐惧感。⑦恶意人身攻击感。

2）退缩期：在灾害后即刻，人们可能会认为自己当时的行为是不恰当的，或愚蠢的，或没有达到自己和别人的期望值。这样可能会导致他们处于一种"茫然""麻木"的休克状态，继而出现明显的情绪不稳和混乱，使自己不能应对应激反应。目击者常常对冲击事件和初级救护产生退缩，表现为麻木或否定。

3）恢复期：此阶段开始于营救完成到个体面对重新开始的生活之间的过渡阶段，个体的生理、心理、社会需求在这个阶段开始出现。当需求长期得不到满足时，个体将产生沮丧、挫败感等负性情绪，甚至出现心理问题。这个时期的心理问题取决于创伤事件造成的毁坏、损伤以及死亡的程度。大部分人在此阶段表现出良好的心理、情绪调节能力，通过自我调节，心理功能逐渐改善，并得以复原。有些个体甚至产生愉悦感、自我价值更高感，这些感觉促使他们改变看待未来的态度，更加相信自己的潜能。

4）障碍期：在此阶段，部分应激障碍者出现心理、躯体或人际关系方面的障碍，并被确诊为 PTSD。其严重程度取决于个体脆弱程度、应对压力的能力和灾害暴露的程度等。障碍期可能出现以下症状。

（1）分离症状：感觉自己与现实相分离，精神与机体分离，不能识别自我身份等。

（2）闯入性创伤再体验：闪现可怕的记忆画面或做噩梦等。

（3）极度回避：努力避免有关此创伤的思想、感受或谈话，努力避免会促使回忆起此创伤有关的活动、地点或人物。

（4）警觉性增高：偶发性惊慌，即听到一些声响就吓得心惊肉跳、噩梦不断，难以控制的暴力冲动，注意力难以集中。

（5）神经性焦虑：暗自担心、极度恐惧、强迫、神经质，担心自己失控或变疯等。

（6）极度抑郁：丧失对生活的兴趣，觉得自己一文不值，自责、早醒、依赖性强等。

（7）物质滥用或依赖性。

（8）精神症状：妄想、幻觉。

（二）创伤后心理应激障碍的评估

心理应激障碍的评估常用标准化的评估量表来进行评估。目前国际上多用的量表有以下几种。

1. 临床用创伤后应激障碍诊断量表　临床用创伤后应激障碍诊断量表（clinician-administered PTSD scale，CAPS）是用于评估 PTSD 症状严重性和诊断状态的一种结构式晤谈工具。自从 1998 年美国 PTSD 国立研究中心开发此工具以来，CAPS 已经成为创伤领域应用最广泛的标准化诊断测量工具，包括 30 个项目，用以分析和诊断 PTSD 的全部 17 种症状以及与其相关、经常可以观察到的特征。CAPS 同时也包括社会与职业功能的评分，以及对病情的反应态度的评估。CAPS 最初应用于战斗老兵，现在已经在不同的创伤群体中成功应用，如强奸事件的受害者、癌症患者等。

2. 自评量表　创伤后应激障碍自评量表（post-traumatic stress disorder self-rating scale，PTSD-SS）由包括 PTSD17 项标准症状在内的 24 个项目组成。项目可划分为对创伤事件的主观评定、反复重现体验、回避症状、警觉性增高和社会功能受损 5 个部分。

3. 事件影响量表（impact of event scale，IES）　共15项，其修订版（IES-R）为22项，包含 PTSD 的三大核心症状（创伤性再体验症状、回避和麻木症状、警觉性增高症状）。

4. 创伤后应激的宾思量表（penn inventory for posttraumatic stress）　共26个项目，用于意外事件的受害者和退伍军人。

5. 与战争有关的 PTSD 密西西比量表（Mississippi scale for combat-relates PTSD）共 35 个项目，主要用于测量与战争有关的 PTSD。

6. 明尼苏达第二版肯恩 PTSD 量表（Keane PTSD scale of the MMPI-2）　由 42

个从明尼苏达人格测验第二版（MMPI-2）中抽取的项目组成，主要用于测定 PTSD 护理对象的异常人格特征。

四、灾害心理危机干预

灾害心理危机干预（crisis intervention）是全面推动受灾人群心理学服务，帮助遇难、受害者家属和相关人员宣泄心中的悲伤，使他们度过心理危机，恢复生理、心理和社会功能平衡，开始新的生活。危机干预是短程和紧急心理治疗，本质上属于支持性心理治疗，是为解决或改善当事人的困境而发展起来的，以解决问题为主。

灾害心理危机干预 – 微课

（一）灾害心理危机干预原则

1. 与整体救灾工作相结合　在心理危机干预活动进行初期，采取措施确保干预活动能够完整地开展，避免再次创伤。

2. 对有不同需要的受灾人群实施分类干预　针对护理对象当前的问题提供个体化帮助。

3. 严格保护护理对象的个人隐私　不随便向第三者透露护理对象的个人信息。

（二）常用技术

危机心理干预主要应用沟通技术、心理支持技术和干预技术。

1. 沟通技术　在与护理对象的沟通中，危机干预护士应该注意以下几点：

（1）消除内部的干扰，以免影响双方诚恳沟通。

（2）避免双重和矛盾的信息交流，如护士口头上对当事者表示关切和理解，但在态度和举止上却并不给予专心的注意和体贴。

（3）避免给予过多的保证，因为一个人的能力是有限的。

（4）避免应用专业性或技术性语言，多使用通俗易懂的语言进行交谈。

（5）具备必要的自信，利用可能的机会改善当事者的自我内省和感知。

2. 心理支持技术　给予心理支持，并不是支持护理对象的认知错误或行为，心理支持旨在尽可能地解决目前的心理危机，使当事者的情绪得以稳定，可以应用暗示、保证、疏泄等方法。

3. 干预技术　干预技术又称为解决问题的技术，其基本策略如下。

（1）主动倾听并热情关注，给予心理上的支持。

（2）提供疏泄机会，鼓励当事者将自己的内心情感表达出来。

（3）解释危机的发展过程，使当事者理解目前的境遇、他人的情感，树立自信。

（4）给予希望和保持乐观的态度和心境。

（5）培养兴趣，鼓励当事者积极参与有关的社交活动。

（6）发挥社会支持系统的作用，鼓励当事者多与家人、亲友、同事接触和联系，减少当事者的孤独和心理隔离。

（三）危机干预基本步骤

灾害心理危机干预的基本步骤同护理程序，包括评估、计划、实施和评价阶段。

1. **评估**　实施干预前，必须全面评估引起心理危机的有关诱因以及寻求心理帮助的动机，包括其所拥有的资源，并确定需要解决问题的优先顺序。如果发现其有自杀或自伤倾向时，可考虑请精神科会诊，必要时住院治疗。

2. **计划**　根据评估结果，制订干预计划，目标是帮助其恢复到危机前的心理平衡水平。制订计划时，应充分考虑护理对象所拥有的社会支持系统对心理危机干预的影响，明确干预目标。

3. **实施**　实施心理危机干预是处理危机的最主要阶段。可从以下4个方面帮助护理对象：①交谈、宣泄被压抑的情感。②正确地理解和认识危机的发展过程。③学习问题解决的技巧和心理防御应对的方式。④建立新的社会交往关系和环境。

4. **评价**　一般经过4～6周的危机干预，多数的危机当事者会度过危机，情绪危机得到缓解，这时应该及时中断干预性治疗，以减少依赖性。在结束阶段，注意强化学习的应对技巧，鼓励当事者在今后面临或遭遇类似应激或挫折时，学会举一反三地应用解决问题的方式和原理来自己处理问题和危机，提高自我的心理适应和承受能力。

五、不同人群心理干预要点

1. **对幸存者的心理行为干预**　①应当为他们营造一个有安全感的环境。②要保持与其密切接触，建立沟通关系，派遣经过专业训练的志愿者倾听他们的故事，鼓励他们宣泄心中的痛苦，给予他们积极的暗示；帮助他们客观地、现实地分析和判断事件的性质和后果，纠正错误和不合理的认知；引导他们采用积极的应对策略和技巧；同时，应着手帮助他们解决一些实际问题，比如提供食品、治疗伤病患者、修葺房屋等，直到他们逐步树立起重新面对生活的勇气和信心。

2. **对罹难者家属的心理行为干预**　①应给予居丧者生活、生理上精心的照顾，体现个性化、细节化。②在居丧期，居丧者一般表现为悲伤、愤怒或自责，此时应通过倾听，引导居丧者将灾害引起的抑郁、焦虑等负性情绪宣泄出来，帮助他们认识、面对、接受失去朋友、亲人的事实；保持遇难者家属之间信息通畅，使他们相互取得心理支持，这样有利于负性情绪的宣泄。③鼓励他们进食，避免因身体不适而加重悲伤。

3. 对救援人员的心理行为干预　研究表明，对救援人员的干预一般分为 3 个阶段：在任务前阶段，制订应对的组织计划，并通过演习明确任务，减轻预期焦虑，建立团队自信心；在执行任务阶段，合理安排工作岗位（尽可能安排同伴）与工作时间（最长不超过 12 h，含休息和活动时间），保证工作人员之间以及与家人之间的交流，同时利用各种缓解压力的技术帮助救援人员适时减轻心理压力，还可适时安排减压、分享报告、危机干预等心理干预方法；在任务结束后阶段，安排休息与放松，使救援人员尽快从紧张的工作状态中复原，如有需帮助者，则安排适当的心理干预，以预防创伤后应激障碍的发生。

4. 对一般公众的心理行为干预　最重要的就是提供准确、权威的信息，及时、准确、权威信息的发布，有利于公众了解实情，明确压力源，阻断谣言带给人们不必要的恐慌，稳定公众的情绪。同时，要加强有关灾害相关知识教育，普及精神卫生教育，教会他们正确地应对灾害的方法。研究表明，心理咨询热线电话在突发事件中是公众及时获得心理支持的有效途径，也是收集公众心理信息的一个有力工具。

小结

1. 本章节主要讲述灾后各种环境卫生防护原则、灾后不同人群心理干预的方法，结合灾后的具体情况，从生理、心理、社会支持三个方面给予支持。

2. 灾后常见心理疾病的诊断与干预对护理人员提出更高的要求，灾后向患者提供心理干预服务的同时，还应注重自身心理的变化。

（关慧娟）

本章内容精要

一、灾后主要工作

1. 灾后现场快速评估　是护理人员对灾情信息进行系统、全面搜集的过程，其目的是为救援重建工作提供建设方向。评估原则包括针对性、时效性和阶段性。程序包括制订计划方案、现场调查、综合分析和撰写评估报告。内容分为 4 个阶段，从灾后第 1 天到灾后 3 ~ 4 个月，每个阶段的评估重点不同。

2. 灾后卫生防病工作　灾后公共卫生设施遭到严重破坏，存在传染病暴发和流行的危险。因此，灾后公共卫生防疫工作十分重要，需要根据不同时期面临的主要公共卫生问题采取相应的卫生防疫措施。这些措施包括消毒、杀虫和灭鼠措施、疾病监测、食品卫生安全、饮水安全、防病治病和健康教育工作。

二、灾后康复护理

灾后康复护理是系统、灵活地应用有关灾害护理独特的知识和技能，同时与其他专业领域开展合作，减轻灾害对人类的生命、健康所构成的危害。康复护理包括早期康复干预和恢复期（后期）的康复治疗，旨在最大限度地恢复和改善功能，为伤者重建或恢复一定的功能水平。

三、心理危机与干预

1. 灾害常见心理障碍　灾害性突发事件不仅会带来巨大的经济损失和严重的人员伤亡，并且会给人们造成强烈的心理伤害并产生一系列的应激反应，甚至会产生应激相关障碍和不同程度的心理危机。灾害心理危机会导致个人情感、认知和行为方面功能的失调，主要表现为灾害心理应激障碍（又称为灾害心理危机综合征），包括急性应激反应和创伤后应激障碍等。

2. 灾害心理应激障碍

（1）急性应激反应：由异常和严重的精神刺激即刻引起的相关应激障碍，表现为精神运动性兴奋、意识障碍和自主神经功能紊乱症状。

（2）创伤后应激障碍（PTSD）：由异乎寻常的威胁性或灾害性创伤事件引起的延迟出现并长期持续的应激相关障碍。

3. 创伤后应激障碍的评估与防治

（1）分型：根据症状持续时间和出现时间分为急性型、慢性型和迟发型PTSD。

（2）临床分期：PTSD 根据病程进展分为冲击期、退缩期、恢复期和障碍期。

4. 创伤后心理应激障碍的评估　常用的评估量表包括临床用创伤后应激障碍诊断量表（CAPS）、创伤后应激障碍自评量表（PTSD-SS）、事件影响量表（IES）、创伤后应激的宾思量表和与战争有关的 PTSD 密西西比量表等。

5. 灾害心理危机干预　是全面推动受灾人群心理学服务，帮助遇难、受害者家属和相关人员宣泄心中的悲伤，使他们度过心理危机，恢复生理、心理和社会功能平衡，开始新的生活。干预原则包括与整体救灾工作相结合、对有不同需要的受灾人群实施分类干预和严格保护护理对象的个人隐私。常用技术包括沟通技术、心理支持技术和干预技术。

四、不同人群心理干预要点

（1）幸存者：营造有安全感的环境，保持密切接触，建立沟通关系，派遣经过专业训练的志愿者倾听他们的故事，鼓励他们宣泄心中的痛苦。

（2）遇难者家属：给予生活、生理上精心的照顾，通过倾听，引导居丧者将灾害引起的抑郁、焦虑等负性情绪宣泄出来。

（3）救援人员：对救援人员的干预一般分为任务前、执行任务和任务结束后3个阶段，包括制订应对的组织计划、减轻预期焦虑、建立团队自信心等。

（4）一般公众：提供准确、权威的信息，及时、准确、权威信息的发布，有利于公众了解实情，明确压力源，阻断谣言带给人们不必要的恐慌。

思考题

1. 阐述灾后为什么需要立即采取消毒、杀虫和灭鼠措施？这些措施如何帮助控制疫情，以及在实施过程中应注意哪些问题？

2. 区分急性应激反应（ASD）和创伤后应激障碍（PTSD）的关键特征是什么？请结合本章节内容，解释这两种心理应激障碍的诊断标准和干预策略。

3. 描述在灾后心理危机干预中，如何运用沟通技术、心理支持技术和干预技术来帮助受灾群众？

4. 针对灾后救援人员可能出现的心理应激反应，设计一个心理干预计划。请根据本章节内容，说明该计划中应包含哪些关键要素，以及如何根据救援人员的具体需求进行调整。

本章习题

第六章

急救医疗体系与急救医疗中心

学习目标

识记　1.复述急救医疗服务体系的概念。

　　　2.简述我国急救医疗服务体系的现状及模式。

理解　1.描述急救医疗服务体系的形成、发展。

　　　2.阐释急救医疗服务体系中各体系的特点。

运用　运用本章知识，阐述我国急救医疗中心的内容、性质和任务。

学习难点

1.理解EMSS的复杂性和多维性：需要理解这些要素如何在紧急情况下协同工作，以提供快速有效的医疗服务。这不仅要求学习者掌握急救医疗服务的基本概念，还要理解这些要素如何在实际中相互作用，形成一个有效的服务体系。

2.EMSS的历史和发展：急救医疗服务体系的历史和发展是一个跨学科的课题，涉及历史、社会学、医学等多个领域。需要掌握EMSS的起源和发展过程，特别是美国、欧洲和日本的发展历史，以及这些历史背景如何影响当前的体系结构和运作。

3.不同国家的EMSS比较：对美国、欧洲和日本的急救医疗服务体系进行比较分析是一个挑战，因为这涉及不同国家的文化、经济、法律和医疗体系的差异。需要理解不同体系之间的差异，并分析这些差异如何影响急救服务的质量和效率。

4.我国急救医疗服务体系的现状和模式：我国急救医疗服务体系的4种模式，以及每种模式的优缺点和适用场景。需要具备深入分析的能力，能够从实际运作的角度评估不同模式的适用性和效果。

5.急救医疗中心的功能和任务：急救医疗中心在急救医疗服务体系中的角色和功能是另一个学习难点。需要理解急救医疗中心如何与其他医疗机构和政府部门协作，以及它们如何执行日常急救、应急救援、教育培训等任务。

6.急救医疗中心的设置和运作：急救医疗中心的设置和运作涉及具体的技术要求

和操作流程。需要理解 120 指挥调度系统的作用和技术要求，以及人员、车辆和设备配置标准。需要具备技术理解能力，能够理解现代技术如何支持急救医疗服务的高效运作。

案例导读

2008 年 5 月 12 日（星期一）14 时 28 分 4 秒，在四川省阿坝藏族羌族自治州汶川县境内发生了里氏 8.0 级地震，地震波及大半个中国及亚洲多个国家和地区，北至辽宁，东至上海，南至中国香港及澳门地区，泰国、越南，西至巴基斯坦均有震感。"5·12"汶川地震共造成 69 227 人死亡，374 643 人受伤，17 923 人失踪，是中华人民共和国成立以来破坏力最大的地震，也是继唐山大地震后伤亡最严重的一次地震。

2008 年 5 月 12 日当天，中国人民解放军总参谋部立即命令有关部队迅速展开抗震救灾工作。深夜第三军医大学紧急抽调联合应急医疗队赶赴四川灾区。医疗队于 5 月 13 日凌晨到达四川德阳灾区一线后，迅即开展救灾工作。

请思考：

1. 面对如此重大的突发灾害事件，急救医疗体系应如何应对？

2. 在本次医疗救援过程中，可能遇到的困难和问题是什么？

进入 21 世纪，各种自然灾害事件频发，严重威胁人类的生命和财产安全，在加强监测、预警的同时，各国纷纷将建设国家级的紧急医疗救援体系作为国家紧急管理体系的重要或首要组成部分。随着科技和医疗技术的进步，我国卫生部门高度关注紧急医学救援体系，救援系统逐步完善，形成了灾区个人互助急救、国家统筹紧急医学救援及跨国互助紧急救援体系，使得现代紧急医学救援体系变得越来越高效。

急救医疗服务体系（emergency medical service system，EMSS）是指紧急情况下在合适的地域内提供专职人员、器械、设备以保证协同有效的健康服务体系。它源自美国，可以追溯到 20 世纪的两次世界大战以及后来的朝鲜战争和越南战争。因为战争需要对大量的伤员进行紧急战地救援和转运，由此美国及其盟国不断积累了大量现场处置伤员和安全转运的经验，但是并没有形成规范化的体系。战后在发达国家的一些大城市和地区，根据市民的需要，逐渐成立了院前急救机构并提供救护车服务。但是，那个时期现场急救人员（警察、消防员、医护人员）在分工和职责方面模糊不清，协调性差，医院急诊科的急救医护人员训练不足、急救技术粗糙、不规范，急救设备落后，急诊科与院内有关科室缺乏积极有效的协调与合作，只能应付一些局部和散发患者的呼救，无法及时、有效地处理大规模灾害性突发事件。20 世纪中期以来，随着城市规模的迅速扩大和社区人口数量的急剧增加，老年人口比例逐渐提高，社会环境的改变与物质生活水平的改善导致人类疾病谱发生变化，心脑血管疾病发生率明显上升。与此同时，各种意外事故，尤其是车祸和各种灾害性事件，如海啸、地震，环境、水源、食品、空气等的污染，爆炸，生物、化学武器恐怖袭击等恶性事件发生的危险性明显增加。因此，如何提高院前急救的效率，有效地降低院前急诊患者的病死率便成为亟须解决的问题。这不但促使各国政府部门增加了对EMSS的主动指导与协调作用，以及更多的财政支持，也促使各国政府认识到建立和发展应急医疗体系的必要性和迫切性。

急救医疗服务体系在美国、欧洲国家、日本等发达国家发展的比较早，也比较完善。目前，我国急诊医学的研究工作仍在初始时期，但应从发展和积极的观点来看问题，急诊医学的研究工作已经在积极地进行。本章将对美国、日本及欧洲的体系和我国的急救医学服务体系的形成和发展做大致介绍。

第一节　国外急救医疗服务体系

一、美国急救医疗服务体系

（一）美国的急救医疗法律、法规

美国从20世纪50年代就开始有急救专业人员进行较为科学、规范的现场救治。美国1966年9月宣布《公路安全条例》（公法89-564）（*the Highway Safety Act*）生效，该条例第11款涉及急救医疗服务问题，明确授权美国交通运输部资助改善救护车和急救通信服务的计划，提出要建立应急医疗体系，培训专业急救人员，规定救护车载设备；拟定院前急救服务人员标准和服务计划，要求各州发展本地区的急救医疗系统，以提高一旦发生灾害时的应急能力和现场急救水平。因此，该文件被认为是EMSS发展史上的里程碑。1973年，美国九十三届国会通过EMSS法案，即《急救医疗服务条例》（公法93-154）（*the Emergency Medical Service Act*），该法的目的是在全国范围内发展全面的急救医疗服务系统，提高医疗质量，提供基本的生命维持和高级生命维持救护，以降低发病率和病死率。该法规定在制订地区急救医疗服务计划时，州政府必须在人力、物力、财力上予以支持，并提出了详细的要求。EMSS法案的建立大大地促进了全美创伤急救组织工作的发展，使原来分散的急救中心和卫生勤务系统有机地结合了起来，发展成为全国规模的急诊医疗服务综合体系，形成了全国性的急救医疗网。另外，美国的紧急医疗救护人员分为三级：高级救护员（emergency medical technician-paramedic，EMT-P）、中级救护员（emergency medical technician-intermediate，EMT-I）、初级救护员（emergency medical technician-basic，EMT-B），不同级别救护员使用救护技术的权限也不同。这一措施不仅能迅速提高救治能力，而且节省了大量培训经费，急救医师只在必要时才随车出诊。美国政府还制定了联邦标准，作为救护车建设的规范，基础生命支持（basic life support，BLS）救护车上的设备可供 EMT-B 救护人员使用；高级生命支持（advanced life support，ALS）救护车上有为 EMT-P 或其他可以使用药物治疗和高级医疗手段的救护人员提供的装备。这个急诊医疗服务体系培养了一大批新型的急诊医务人员，包括急救医师、急救技术人员和急诊科护士。救护车人员的培训通常需要完成急诊医师（EMT）课程。同时，该服务体系还设置了非专业人员的救护课程，对第一目击者进行基本的急救知识培训。"9·11"事件后，美国疾病预防控制中心提出并由法律和公共卫生中心起草了《突发事件州卫生权力法案范本》，该范本保证了州政府及卫生部门监测和控制可能爆发的突发事件的适当和明确的权利。

（二）美国的急救医疗服务体系构架

目前美国的急救医疗服务体系日臻完善和科学，急救医疗服务系统主要构架包含以下元素：实行划区负责和区间合作协调的原则，将全国划分成 304 个急救医疗服务区，各区均有自己的指挥调度中心、急救医院和急救中心，各区之间又密切协作、相互支援，构成完善的急救网络；每个地区成立急救医疗服务委员会负责协调、接受急救服务公司的拨款和基金的建立，对本地区的急救工作计划提出改进建议；建立科学先进的通信系统，全国统一采用"911"作为通用的急救电话号码，它极大地方便了公众获取急诊医疗服务；急诊医师为主导，对主要急诊病种（如严重创伤、烧伤、脊髓损伤、心脏病、中毒、急腹症、围产期急症、精神病急症等）制订急诊工作评价标准；院前急救服务中心、志愿服务组织、私立急救机构和消防单位各扮演了相应的角色；救护车数量和装备功能齐全、装备精良，效率较高，在城市对呼叫的应答时间平均为10 min 以内，在乡村地区为 15~30 min；急救人员明确区分急救医师、急救技术人员、急诊护士，医疗救护员与医院急诊科室人员之间建立和谐、信任关系；建立完整的病案记录及档案管理，有对整个体系包括质量保证、风险管理和成果研究等方面的持续性的评估机制；医疗救护员训练项目，包括继续教育项目和师资人员的培训；建立完善的应对灾害性突发事件的预案。

（三）美国急救服务系统的特点

1.公民急救意识强 美国公民急救意识极强，基本急救技术普及率达 89%，院前急救设备［如自动体外除颤器（automated external defibrillator，AED）］在公共场合均已配备，而家庭便携式 AED 几乎每家必备，小型急救箱（first aid kit）普及率达 97%。除专门培训心肺复苏技术的机构外，各大中小学校、各社区服务机构均有专业教授，给予院前急救培训。

2. 急救医疗服务系统的快速启动及高级院前救护　急救医疗服务体系指挥调度中心的调度人员接到现场求救电话后，迅速判断求救者需要何种救助，随后立即派遣适当的专业急救人员，介入和处置非常迅速。第一反应者往往距离现场最近而且携带有适当的救护设备，可以在第一时间实施紧急救护。第一反应者提供的救护在公民提供的救护和更高级别的专业救护之间起到了极为关键的桥梁过渡作用。高级医疗救护员抵达现场标志着较高级别的院前急救的开始，强调先在现场对伤病员进行紧急处理，然后尽快将伤病员安全送往附近医院再进行有效治疗，即急救重在院内处理，"把患者送到医院"（英国和美国的急救模式相同，被称为"英美模式"）。美国急救系统是以救护员（EMT）为基础的。救护车驻扎于急救站中，这些急救站分布于各城市的医院和警察分局中。每个急救站配有一辆救护车。救护车分为：普通型（BLS型），救护车上的设备可供 EMT-B 救护人员使用；抢救型（ALS 型），救护车上有为 EMT-P 或其他可以使用药物治疗和高级医疗手段的救护人员提供的装备，按照车型的不同配备不同的急救人员和急救设备。美国院前急救系统还包括一个利用直升机的医疗组成部分，被称为"生命 - 飞行"任务。直升机急救医疗组实行 24 h 值班制，队伍由 2 名飞行员、1 名急诊医师及 1 名高级医疗救护员（EMT-P）组成，共有 4 个座位和 1 个担架。院前急救不仅是对个体患者的救护，对突发性灾害引起的病员抢救更为重要，急救的概念包括消防、公安、医疗等各个方面，院前急救电话统一为"911"，便于直接、快速对各类事故进行全方位抢救工作的指挥调度。各急救站绝对服从应急接收调度中心指令，进行各类伤病的急救和运送任务，完成任务后向应急接收调度中心汇报，再进入待令状态。急救内容要求严格执行本地区规定的院前急救规范，规范一般每隔 2 年更新一次。总之，在美国，无论医疗救护员的级别高低，其角色就是评估病情，提供恰当的院前急救，直到患者到达医院为止。

3. 专业的院内救护（hospital care）　患者被送到医院急诊科（中心）后，急诊科工作人员快速接管患者，开始进一步的诊断和治疗。在所有急诊科专业人员中，训练有素的急诊护士是最早接触患者的群体，他们以最快的速度评估病情，判断威胁患者生命的因素。全美绝大多数医院的急诊科或急救中心均配备有专业的急诊医师，为患者或伤员提供进一步地稳定病情的服务。必要时，一些医院的急诊医师队伍中还有专科领域的专家，如心脏科医师、矫形外科医师、神经科医师和创伤外科医师等。除急诊护士和急诊医师外，美国的院内急诊救治队伍中还有联合健康人员（allied health

personnel），如呼吸治疗师、放射线技师、实验室技术人员等。

二、欧洲急救医疗服务体系

欧洲的急救服务体系发展历史比较长，其发展史与美国相似。欧洲的急救服务运行机制和体制已经很成熟和完善，并积累了丰富的理论与实践经验，走在了国际急救前沿。

（一）欧洲急救服务体系的概况

欧洲所有紧急医学救援机构的组织管理和运行机制均服从欧盟议会制定的《急救法》，法律严格界定了欧盟社会急救医疗服务发展的任务和目标、组织管理方式和院前、急诊、院内一体化急救医疗服务的原则和要求。欧盟各成员国按照议会的宏观管理规定，制定各国的急救条例，国内各州的议会根据自身的实际特点，明确急救呼叫反应时间，确定急救半径，建立适合本州或本市急救的高效运行机制和体制。在急救普及方面，欧盟各国自中小学生开始就有急救的课程，由红十字会或专门负责急救的单位进行宣传与培训。在交通方面，各种机动车辆自觉执行由联邦政府制定的特殊车辆优先行驶的法律规定。在急救流程方面，院前、院内急救形成由信息和诊疗等方面统一控制、合理衔接的有效机制。在急救各项资金保障方面，全欧盟执行统一的条例或法规规定，个人缴纳保险，国家政府承担急救的各项费用。

（二）欧洲急救服务体系的特点

1. 欧洲急救发展的背景　法国、德国、意大利的急救发展速度较快，其急救管理依照欧盟议会制定的《急救法》和相关条例，各国的州议会根据本州的实际情况（人口密度、地域特点、经济问题等）制定具体的急救运行方式，整体运行机制比较灵活、规范，急救资源分布和利用相对合理。英国的紧急医疗救援机构的组织管理和运行机制则与美国类似。

2. 急救管理机制　由于急救管理由政府最高卫生行政部门最高长官直接负责，因此急救管理网络体系层次分明、监督有力、资金到位，指挥和调动的权限有保障。在具体急救过程管理中，急救指挥中心能及时统筹调用急救医疗资源，并按照疾病的轻重缓急指派中心急救车辆、转运车辆或私人急救车辆和红十字急救车辆等，也能直接指派相应的急救医院或其他医疗机构接收急救患者，或指派私人医师前往患者身边。

3. 急救网络的运行机制

（1）急救呼叫反应时间：欧盟各国的急救反应时间平均为 8 ~ 12 min，规定90%的抢救任务要符合此反应时间的要求，比较客观、合理地反映了急救的实际情况。

（2）急救半径：急救半径制定的方式有 3 种：以距离定半径、以时间定半径、以社区定半径，体现了科学建设急救网络的思想。

（3）网络建设模式：采取以国家急救机构为主、私立急救站和红十字急救站为辅的网络建设模式，并采取不同的资金支付方式，由政府统一支付急救运行经费。

4. 急救指挥系统的整体运行机制　欧盟急救信息指挥系统的调度手段比较先进而实用，急救中心、急救站、飞机急救中心、红十字急救站、私人急救站、急救医院、消防急救、安全等部门无线或有线通信终端已形成动态信息双向反馈制度，并建立了相应的监督机制。

5. 应急急救管理的缜密性和协调性　欧盟高度重视应急救援和大型活动的医疗保障工作，预案设立严谨、周密，并结合实际和区域特点安全、适用。救灾物资贮备充分，物资储备分为医疗救援物资和医学救援基础物资。对大型活动设有备份的急救指挥中心，同时对大型活动的急救保障工作的资金投入充分考虑了应急救援和日常需求的有机结合，保持急救资源的可持续发展。

6. 急救系统的资金保障　欧盟国家的社会保障系统完善，急救系统的运行经费均由国家政府承担，全民享受急救免费医疗政策，全民缴纳急救保险金。非国家公职人员承担的急救任务，如私人或红十字急救站等采取协议形式付费，其费用由政府按协议购买服务。急救人员的待遇有保障。

三、日本急救医疗服务体系

（一）日本的急救医疗法律、法规

日本的急救医疗服务是在 1963 年 8 月修订《消防法》以后才逐步明确对急救工作的主管机构和责任分工。根据日本《消防法》的规定，急救患者的运送由消防机构负责。1964 年，日本厚生劳动省设立了急救医疗恳谈会，并提出《急救医疗对策》，制定了急救医疗规定，建立了急救工作的统一领导并颁发了救护车标准，1970 年又进行了修订。1977 年提出《急救医疗对策事业》。1979 年 10 月，日本学术协会提出建立急救医学教育制度的建议；同年 12 月，文部省发出关于加强大学附属医院急救医疗的通知，成立了各种形式的急救中心，包括独立急救中心、各医科大学附属医院的急救医疗中心及各类综合性医疗急救中心等。其中，独立急救中心是日本首创的专业性医疗急救机构，其工作重点在于创伤急救。以后日本政府对急救医疗的拨款大幅度增加，使急救医疗系统得到明显改善。

（二）日本急救医疗服务体系构架

日本急救医疗服务体系由三部分组成：患者运送系统、患者治疗系统以及急救医疗情报系统。患者治疗系统主要由以下机构组成：定点急救医疗机构（医院、门诊部）、急救站、假日与夜间急诊站、急救医疗机构、急救中心等。1977年，日本厚生省对全国急救医疗体制进行全面整顿，将急救医疗分为一、二、三级。一级急救医疗主要收治相对较轻的急诊患者，只需门诊治疗后即可回家，实行24 h服务制；二级急救医疗收治需短期住院的急诊患者，要求配备麻醉科、脑神经外科、心血管科等，可随时接纳一级急救医疗机构转运的急诊患者；三级急救医疗机构即政府正式批准的急诊定点医院，可随时接收二级或一级急救医疗机构转运的严重急诊患者，是当地的急救中心，要求设有脑血管病中心、心脏病中心等，提供特殊医疗服务。

日本急救医疗服务的重要组成部分是急救医疗情报系统，该系统通过电子计算机将本地区的医疗机构和消防系统联系起来，其作用是掌握医疗机构情况（医师、床位、手术条件等），当接到呼救信息后，可迅速根据病情和医疗机构情况选择最恰当的医疗机构，通知家属或急救中心派救护车运送。

（三）日本急救医疗服务体系的特点

日本对急救医疗服务体系非常重视，整个急救体系分工合理、明确，行动迅速、硬件设备完善。日本国内的急救措施是全方位的，并且在全国建立了良好的协调机制，应急准备充分。政府要求所有人都参加医疗保险，同时发展公共医院和私营医院，让两者共同承担救助责任，扩大救助覆盖面。消防系统的急救服务是日本唯一的全日制服务单位，消防部门设有急救队，每辆救护车配备3名急救队员，这些急救人员主要是经过短期培训的急救医师，其任务是将患者从现场运送到医疗机构。基本上全国任何地方出现急救患者都可以得到救护车运送服务。三级急救医疗已达到每百万人口一所急救中心，中心内配备30张以上床位的重症监护室（ICU），24 h提供服务。

第二节 我国急救医疗服务体系的现状和模式

我国急救医疗服务体系的起源是抗日战争和解放战争时对伤员的战地初级救护和快速转运。20世纪50年代，我国部分大、中城市成立了院前急救的专业机构，即"急救站"，其功能只是简单的初级救护和单纯转运患者。20世纪80年代以后，我国的急救医疗服务进入了快速发展阶段，1980年10月，卫生部颁发了《关于加强城市急救工作的意见》；1995年4月，卫生部发布了《灾难事故医疗救援工作管理办法》；2002年9月，颁布了《医疗事故处理条例》。这些条例的制定有力地促进了我国急救医疗服务体系的发展。

一、我国急救医疗的法律、法规

我国的急救医学起步较晚。20世纪50年代中期，我国部分大、中城市建立了急救站，主要依托红十字会和各大城市内的大医院。1980年，在卫生部医政司张自宽司长的主持下，在哈尔滨召开了我国第一届全国急救医学学术交流会议，并组建了全国第一个危重病急救医学学会筹委会。1980年10月30日，卫生部颁发了《关于加强城市急救工作的意见》，全国各急诊科（或急救站）开始为其周边的急、危、重症和伤病员提供较为系统的医疗急救运输和途中救护服务。1983年，卫生部颁发了《城市医院建立急诊科（室）的方案》，规定了急诊科（室）的任务、方向及规章制度，极大地推动了全国医院急诊科独立化的建设。1984年，在王今达教授的努力下，建立了我国第一个急救医学研究所。1985年，中国中西医结合研究会批准成立了急救医学专业委员会。1986年，中华医学会批准成立了急诊医学会。1986年11月，全国人大通过了《中华人民共和国急救医疗法（草案）》并颁布实施，使得我国的急救事业有了法律依据，步入了法律管理的时代。其中，《中华人民共和国急救医疗法（草案）》明确规定全国市、县以上地区都要建立急救医疗指挥系统，实行三级急救医疗服务体制。1986年，卫生部颁布了《卫生部关于进一步加强急诊抢救工作的补充规定》，进一步规定了急救医学的任务以及工作重点在于现场急救、运送患者（包括途中监护、急救）和医院内急诊三个部分。1995年4月，卫生部发布了《灾难事故医疗救援工作管理办法》。由于患者的需求、政府的积极推动以及医学界同仁的共同努力，我国的急诊医学（尤其是在大城市）发展非常迅速。2003年5月9日，时任国家总理温家宝签署国务院第376号令，在严重急性呼吸综合征（SARS）流行期间及时公布施行了《突发公共卫生事件应急条例》，并重新修订了《中华人民共和国传染病防治法》，使医务工作人员在处理突发公共卫生事件中真正做到"有法可依、有法必依、执法必严、违法必究"，规范了医务人员以及人民群众的职责与权利。2006年1月8日，国务院发布了《国家突发公共事件总体应急预案》。2006年2月26日，国务院颁布了《国家突发公共卫生事件应急预案》。2006年2月28日，卫生部发布《国家突发公共事件医疗卫生救援应急预案》。2007年8月30日，《中华人民共和国突发事件应对法》由中华人民共和国第十届全国人民代表大会常务委员会第二十九次会议通过，并正式公布。2007年10月10日，为了明确各级卫生行政部门和各级各类医疗卫生机构在突发公共卫生事件应对工作中的职责，建立健全突发公共卫生事件应急机制，依法、科学、规范、有序、高效处置各类突发公共卫生事件，依据《中华人民共和国突发事件应对法》《中华人民共和国传染病防治法》《突发公共卫生事件应急条例》《国家突发公共事件总体应急预案》《国家突发公共卫生事件应急预案》《国家突发公共事件医疗卫生救援应急预案》等有关法律、法规、规章与预案，卫生部制定并出台《全国卫生部门卫生应急管理工作规范（试行）》，从卫生应急管理工作机构、职责、协调指挥体系、应急工作管理制度、监测、预警、信息报告与发布、现场处置、应急实验室网络、队伍建设、评估等方面进行了规范，并明确了各级各类卫生应急机构在日常工作和应急处置中的各项工作制度、岗位职责，逐步实现卫生应急工作科学化、制度化管理。

二、我国急救医疗服务体系的发展与现状

中华人民共和国成立后，党和政府高度重视，随着整个医学事业的发展，急诊医学和急救组织管理工作得到了迅速发展。20世纪50年代中期，我国大、中城市建立了急救站，20世纪80年代出台了各种相应的法律、法规和组织建设急诊科（室），尤其是近30年来，发展速度更快，成绩斐然。急救医学从组织管理、设施建设、专业队伍建设、装备储备以及科研机构建设、学术交流等都得到了很大的发展。目前，全国各大、中城市都建立了急救医疗中心，小城市和县镇也基本建立了急救医疗站，全国县以上的综合医院和部分专科医院都设置了急诊科（室），并建立了急诊重症监护病房，形成了中心 - 站（所）- 科（室）相结合的急救医疗网络。

三、我国急救医疗服务体系的模式

1. 院前院内结合型　急诊中心既有院前急救医疗，又有院内急救医疗，并设有留观病房、住院部、ICU病房以及医助科室（急诊药房、检验、放射、收费等），院前与院内统一管理，是"大而全"的模式。特点：具有院前、院内的全面服务功能，急救专业人员业务培训根基扎实，专业技术人员齐全，分工明确（分为急诊内科、外科、儿科、创伤科等），能够胜任现场急救和院内急诊患者的救治工作。在急救科研和学术领域超前，能够留住本专业的人才，急诊中心的直接经济效益较好，是现代急救医学发展的主流趋势。但建设中心投资较大，需大量专业技术人才，二级以下的医院不适合。

2. 单纯性院前指挥型　急救中心只是院前急救指挥的总调度，采取"依托医院，分片负责，统一指挥"的模式。急救中心不配备人员（司机、专业技术人员）、车辆，急救中心与各医院无行政隶属关系，只有单纯的指挥调度权。特点：有利于缩小急救半径，急救中心与各医院属于紧密协作，急救中心编制人员少、投资少。但指挥的权威性缺乏保证，各急救小组在人员和车载设备的配备差异很大，现场救治能力有限，

各急救网络医院以将患者送往本院或其他医院为主，易产生不是按患者不同病情（伤情）送往最适合医院的矛盾，各医院协调存在问题。

3. 独立性院前指挥型　急救中心即院前急救指挥的总调度，中心配备人员（司机、急诊专业医师和护士）、车辆，为独立的医疗卫生机构，既有院前急救的指挥调度权，又有人、财、物等资源的调配权。按照地理区域，以派车半径为原则，设分站及站点，与有关医院紧密配合，形成院外由急救中心负责，院内由医院负责的急救网络。特点：急救专业技术人员的培训能做到统一化、专业化；急救通信设备和车载设备齐全；院前急救速度快，有利于合理缩小急救半径；人员编制隶属中心，便于管理；如遇到重大灾害事故，指挥调度有保证，有能力协调与政府、消防、警察和车队的关系。但建立此模式通常需要政府投入一定的资金，现场救治能力有限，急救中心在给医院运送危重患者时没有事先和急诊科的沟通，急救中心不知道送往的医院有无能力接收患者，医院急诊科在每一个工作时段内不知道将会送来什么样的患者，因而也无法在患者到来之前做好抢救的准备。这种急救模式是现今我国各大、中城市多采用的一种模式。

4. 特服联动型　中国香港特别行政区采用此急救中心模式，消防、司警与医疗急救建立统一的通信网络，报警电话统一为"999"。在紧急救援时，视救援对象调整救援种类。特点：反应速度快，有利于减少浪费，共享资源，综合发挥各类救援能力。由于此种模式基本为社会公益性，不向社会收费，需要政府具备必要的财力支持。

第三节　急救医疗中心

院前医疗急救是社会保障体系的重要组成部分，是为人民群众提供的基本医疗服务和公共卫生服务。随着社会的进步、经济的发展、人民群众对院前急救服务需求的提高，特别是近年来各级政府的重视和投入以及院前医疗急救相关新政策、新标准等陆续出台，我国的院前急救事业得到了长足的发展，各省市的急救医疗中心也更加完善。

一、急救医疗中心的服务内容

急救医疗中心的服务内容基本上可分为社会保障和医疗服务，非急危重伤病患者的院外服务则不属于急救服务的范围。但目前国内的急救医疗服务体系不但提供急救服务，也提供非急救服务。

（一）急救服务

1. 社会保障性质 采用"英美模式"的国家和地区，院前急救与火警、匪警等一样被定性为社会保障体系的组成部分，由政府举办，费用全部通过税收由政府支付。院前急救由经过急救培训并具有急救员（EMT）资格的消防队员承担，不收取服务费用，如英国、美国、日本、新加坡等。这种模式在理论上是一种基本的现场急救与紧急转运，由于医师一般不参与院前急救，医疗活动受到严格限制，可以理解为严格意义上的医疗活动没有开始，较少涉及医疗纠纷与医疗费用问题。

2. 医疗服务性质 采用"法德模式"的国家，院前急救体系由医疗机构举办（政府提供支持），急救服务由医师提供，是严格意义上的医疗活动，需要付费且费用较高，多由社会医疗保险系统支付。院前急救系统在提供公共卫生服务或突发公共事件医疗救援、大型集会活动医疗保障服务时，由政府按照服务购买的方式向急救机构支付费用。

（二）非急救服务

无论"英美模式"还是"法德模式"，非急危重伤病患者的院外服务一般不作为急救医疗服务的范围，如接送患者出院、瘫痪患者的转运等。这类服务具有特需服务的性质，一般由民间的救护车组织承担，政府对其做出专门的法律规定。救护车一般仅配有医疗救护员，需要医师或护士陪送时，则需额外加收出诊费用。

二、我国急救医疗中心的性质

目前，我国院前急救医疗服务体系同时具有提供公共卫生、基本医疗、一般医疗服务的职能，而国家对这 3 种服务所实行的政策不同。

（一）急救指挥调度机构

急救指挥调度机构承担日常急救及紧急医疗救援的指挥调度、协调和信息沟通，受卫生行政部门委托，行使部分急救医疗服务行政管理职能，组织开展各类急救人员的业务培训和公众急救知识与技能的普及等。急救指挥调度机构只能由政府举办，一个城市应设置一个指挥中心，不收费，建设与运转经营全部由政府提供。此类机构的性质可定义为社会保障体系和公共卫生体系的组成部分。

（二）院前急救机构

院前急救机构承担急危重伤病患者的日常急救与医疗转运、突发公共事件的医疗救援、大型集体活动的医疗保障等任务。任何社会组织只要满足政府对院前急救机构和人员的准入标准，服从急救指挥机构的调度和指挥，接受卫生行政部门的监督管理，均可申请。政府制定收费标准，并且严格监督控制；政府可以采用服务购买的方式，按照机构承担急救服务的数量和质量，进行经费补贴。此类机构的性质可定义为基本医疗服务和社会保障体系的组成部分。

（三）院外医疗服务组织

院外医疗服务组织承担非急危重伤病患者的转院、出院等非急救服务。对此类机构的准入标准和技术要求均低于院前急救机构。政府应制定专门的管理办法，按照一般医疗机构的模式进行监督和管理。此类机构可定性为一般医疗服务机构。

上述三类机构中第一类和第二类属于急救医疗服务体系，第三类属于一般医疗机构。因此，急救医疗服务体系的性质可总结为：由政府主办、各种社会力量参与的非营利性公益事业，是公共卫生与基本医疗体系的重要组成部分。

三、我国急救医疗中心的任务

急救医疗中心囊括了紧急救援指挥中心、急诊、门诊、抢救室、手术室和病房（重症监护病房）。其任务包括：

1. 在当地卫生行政部门的领导下，具体负责实施本地区院前医疗急救工作。急救医疗中心（分站）、急救医疗站（点）应有与任务和需求相匹配的足够的值班人员和车辆，合理调配，实行 24 h 服务制度。

2. 受当地卫生行政部门委托，开展对下级急救医疗站（点）的业务指导和行业管理工作。

3. 承担本地区日常危、急、重伤病员在送达医院前，在院外开展的以现场抢救和转运途中紧急救治以及监护为主的医疗服务工作。

4. 承担本地区重、特、大突发公共事件的应急医疗救援工作。

5. 承担本地区大型会议、重要活动的现场急救和医疗保障任务。

6. 按照《院前医疗急救诊疗常规和技术操作规范》的规定，制定本地区院前医疗急救工作规范、质量监督控制考核标准及相关管理制度。

7. 协助公安、消防等应急联动机构对所属人员和社会公众开展急救知识普及宣传和初级急救技能培训，增强公众急救意识和自救互救能力。

8. 收集、整理和保存与院前医疗急救相关的急救信息，执行信息和资料的登记、汇总、统计和报告制度。

9. 定期组织对院前医疗急救人员进行急救业务指导、培训和考核，开展科研和学术交流活动，引进、推广和普及急救新技术和新项目。

10. 承担相应的高等医学院校的教学和科研任务。

四、中国急救医疗中心的设置

中国急救医疗中心的设置没有统一的标准，各地有自己模式。但基本设置应配置一套120指挥调度系统，整套系统由数字调度交换机（可编程语音卡）和建立在计算机信息网络基础上的数字同步录音录时系统、电子地图系统、卫星定位监控系统、120医疗急救接处警系统及相关数据统计系统组成，可实现对120医疗急救的计算机自动化受理和指挥调度。中心应配有急救车，配置多参数监护仪、呼吸机、心电图机、除颤起搏器、吸痰器等先进的急救医疗设备和急救药品，24 h值班备勤，按照"集中受理，出车施救，就划定区域就近、就急协作医院转运伤病员"的急救运行模式，担负自身市区的院前急救医疗服务。

（一）设置原则

院前医疗急救机构的名称应统一设置：设区的市称为急救医疗中心，其分支称为急救医疗分站（简称分站）；县（市）称为急救医疗站，其分支称为急救医疗点（简称点）。

1.急救医疗中心及分站　急救医疗站及点的设置和布局，应根据急救所在地区医疗机构设置规划，结合当地的服务人口、服务半径、交通状况、经济水平、重点区域等综合条件由县级以上卫生行政部门按照就近、安全、迅速、有效的原则设立，实行统一规划、统一设置，车辆至少应统一管理。未经县级以上卫生行政部门批准，任何单位及其内设救护机构与个人不得使用急救医疗中心（站）的名称并开展院前医疗急救工作。急救医疗中心（站）的设置、审批和登记，应按照《医疗机构管理条例》等有关规定执行。

2.省会城市应设省级急救医疗中心　负责全省的急救医疗业务指导、质量控制，站长人员培训、急救咨询、重大突发公共事件的应急指挥和协调；协助省级卫生行政部门对全省院前医疗急救机构进行管理。

3.急救医疗中心及分站设置原则　按城市的实际情况设置，原则上按每10万～15万人口设1个分站，其服务半径为3～5 km，人口密集的地区，服务半径可适当减小。

县（市）急救医疗站及点按当地的实际情况设置，原则上每管理15万～20万人口设1个点，其服务范围为18～50 km²。人口密集的地区，可适当增设站点。

（二）车辆及人员配置

1.设区的市按每4万人（含常住及流动人口）配1辆救护车。县（市）每5万～8万人配1辆救护车。

2.每辆车至少有1名医师、1名护士、1名驾驶员。

3. 急救医疗中心（站）的人员总编制应根据应配救护车数量设置，原则上 1 辆救护车配备 5 人。

4. 人员岗位设置应符合当地人社部门的要求，并适应院前医疗急救的发展需求。一般设专业技术岗位（包括医师、护士、医疗救护员等）和非专业技术岗位（行政管理等）两种，按比例设岗。专业人员的配备应遵循下列原则：医师与救护车至少按 1.4：1 配备；驾驶员与救护车至少按 1.3：1 配备；护士与救护车至少按 1：1 配备；医疗救护员与救护车至少按 1：1 配备。

（三）组织机构设置

1. 急救医疗中心设主任 1 名，副主任 1～2 名，急救医疗站设站长 1 人、副站长 1～2 人。

2. 急救医疗中心的职能部门设置应与院前医疗急救发展需求相适应，一般设有"一室三科"，即办公室、急救科、车管科、通信调度科，有条件的可增设信息科、质量控制科、科教培训科、组织人事科及后勤财务科等其他科室。

3. 急救医疗站的职能部门应根据当地实际情况设立职能管理科室，如办公室、急救科、车管科及通信调度科。

小结

1. 急救医疗服务体系（emergency medical service system，EMSS）是指紧急情况下在合适的地域内提供专职人员、器械、设备以保证协同有效的健康服务体系。急救医疗服务体系在美国、欧洲、日本等国家发展的比较早，也比较完善。

2. 我国急救医疗服务体系的模式有院前院内结合型、单纯性院前指挥型、独立性院前指挥型和特服联动型 4 种。

3. 急救医疗中心的服务内容基本上可分为社会保障和医疗服务，我国急救医疗中心是由政府主办、各种社会力量参与的非营利性公益事业，是公共卫生与基本医疗体系的重要组成部分。

（南锐伶）

📝 **本章内容精要**

本章主要探讨了急救医疗服务体系与急救医疗中心的相关知识，包括急救医疗服务体系的概念、发展、特点以及我国急救医疗服务体系的现状和模式。

一、急救医疗服务体系（EMSS）的概念

急救医疗服务体系是指在紧急情况下，能够在适当的地域内提供专职人员、器械、设备，以保证协同有效的健康服务体系。它起源于美国，与两次世界大战及朝鲜战争和越南战争有关，因为战争需要对大量伤员进行紧急战地救援和转运，积累了大量经验。

二、急救医疗服务体系的发展

随着城市化进程的加快和人口的增加，心脑血管疾病发生率上升，意外事故和灾害性事件增多，提高院前急救效率和降低病死率成为迫切需要解决的问题。这促使各国政府增加对 EMSS 的指导与协调作用，以及财政支持，认识到建立和发展应急医疗服务体系的必要性。

三、国外急救医疗服务体系

（1）美国：美国急救医疗服务体系较为成熟，有明确的法律、法规支持，如 1966 年的《公路安全条例》和 1973 年的《急救医疗服务条例》。美国急救医疗服务体系构架包括划区负责、区间合作、急救医疗服务委员会、统一通信系统等。美国急救医疗服务体系的特点包括公民急救意识强、快速启动及高级院前救护、专业的院内救护。

（2）欧洲：欧洲急救医疗服务体系发展历史悠久，运行机制和体制成熟，遵循欧盟议会制定的《急救法》。欧洲急救医疗服务体系的特点包括急救发展的背景、急救管理机制、急救网络的运行机制、急救指挥系统的整体运行机制、应急急救管理的严密性和协调性、急救系统的资金保障。

（3）日本：日本的急救医疗服务体系由患者运送系统、患者治疗系统和急救医疗情报系统组成。日本急救医疗服务体系的特点包括分工合理、行动迅速、硬件设备完善。

四、我国急救医疗服务体系的现状和模式

我国急救医疗服务体系起源于抗日战争和解放战争时期的战地初级救护和快速转运。20 世纪 80 年代以后，我国急救医疗服务进入快速发展阶段，出台了一系列法律法规，如 1986 年的《中华人民共和国急救医疗法（草案）》。

我国急救医疗服务体系的模式包括：

（1）院前院内结合型：既有院前急救医疗，又有院内急救医疗，统一管理模式。

（2）单纯性院前指挥型：仅负责院前急救指挥，依托医院，分片负责，统一指挥。

（3）独立性院前指挥型：院前急救指挥的总调度，中心配备人员、车辆，为独立的医疗卫生机构。

（4）特服联动型：如中国香港特别行政区，消防、司警与医疗急救建立统一的

通信网络。

五、急救医疗中心

急救医疗中心是社会保障体系的重要组成部分，提供基本医疗服务和公共卫生服务。我国急救医疗中心的性质包括急救指挥调度机构、院前急救机构和院外医疗服务组织。急救医疗中心的任务包括实施院前医疗急救工作、业务指导和行业管理、日常危重伤病员的医疗服务、突发公共事件的应急医疗救援等。

六、我国急救医疗中心的设置

我国急救医疗中心的设置没有统一标准，但基本设置应包括 120 指挥调度系统。中心应配有急救车和先进的急救医疗设备，实行 24 h 服务制度。设置原则包括统一规划、统一设置，车辆至少应统一管理。

思考题

1. 比较美国、欧洲和日本的急救医疗服务体系（EMSS）在法律、法规、组织结构和运作机制上的主要差异。请结合具体的例子，分析这些差异如何影响各自国家急救服务的效率和效果。

2. 2008 年汶川地震是中国历史上破坏力最大的地震之一。请分析在这次灾害中，中国的急救医疗服务体系如何应对？根据本章内容，讨论在此类大规模灾害事件中，急救医疗服务体系可能遇到的困难和问题，并提出可能的解决方案。

3. 本章提到了我国急救医疗服务体系的 4 种模式：院前院内结合型、单纯性院前指挥型、独立性院前指挥型和特服联动型。请选择一种模式，分析其优势和劣势，并讨论在当前社会经济发展背景下，这种模式如何适应或需要改进以提高急救服务的效率和质量。

4. 考虑到急救医疗服务体系（EMSS）在公共卫生事件中的重要性，如 SARS 和新型冠状病毒感染疫情，讨论如何加强和改进我国急救医疗服务体系，以更好地应对未来可能的公共卫生危机。请提出具体的策略和措施。

本章习题

第七章
应急救援与现场处置

学习目标

识记 说出灾害医疗救援队的组建模式、分类及活动，疏散与转运原则，现场营救与救治的原则。

理解 举例说明START检伤分类、Homebush检伤分类、MASS检伤分类的方法。

运用 运用本章知识，将应急救援程序运用于不同的灾害现场。

学习难点

1. 灾害医疗救援队的组建与管理：不同类型灾害医疗救援队的组建原则和结构，以及如何在不同灾害情况下灵活调整救援队伍的组成。如何根据不同的行政层次、专业需求和组建主体来分类灾害医疗救援队，以及每种类型的特点和适用场景。

2. 紧急救助与转移原则：疏散与转运的四大原则（安全性、先重后轻、科学阶梯转运、统一指挥）在实际救援操作中的具体实施。理解避难疏散场所规划的原则和要求，以及如何根据这些原则和要求进行有效的避难疏散场所规划。

3. 现场营救与救治原则：现场营救救治的优先顺序和程序，特别是在紧急情况下如何快速评估病情并进行分类。在有限资源和复杂环境下如何进行有效的现场救治，包括心肺复苏、止血、包扎、固定等紧急医疗操作。

4. 检伤分类方法：在实际救援中快速准确地应用START、Homebush和MASS三种不同检伤方法对伤员进行分类。理解每种检伤分类方法的适用场景和优缺点，以及如何在不同的救援环境中选择最合适的分类方法。

5. 不同灾害现场救治的特殊性：理解不同灾害（如地震、爆炸、火灾、水灾等）现场救治的特殊要求和挑战。针对不同灾害的特定救治措施，如地震中的挤压综合征处理、爆炸伤中的复合伤处理、火灾中的烧伤处理等。

案例导读

　　2019 年 12 月，湖北省武汉市发现不明原因肺炎病例［后由世界卫生组织于将该疾病命名为 Corona Virus Disease 2019（COVID-19）］。2020 年 1 月 18 日，钟南山院士率领专家组赶赴武汉开展调研；1 月 20 日，国家卫生健康委员会正式发布消息，确认新冠病毒"人传人"。疫情发生后，国家立即启动应急响应，组织全国力量支援湖北：除夕夜起，各地医护人员火速集结，先后有 346 支国家医疗队、4.26 万名医护人员驰援湖北；同时，在武汉新建火神山医院、雷神山医院，改造多家方舱医院，并确定一批定点医院，形成了"应收尽收、应治尽治"的诊疗体系，全面开展新冠肺炎感染者的救治工作。

　　请思考：

　　1. 面对如此重大的突发公共卫生事件，医疗救援体系应如何应对？

　　2. 在此次医疗救援过程中，可能遇到的困难和问题是什么？

　　我国各种自然灾害频发，如地震、爆炸、火灾、水灾等，当前国际突发公共事件，如核泄漏、生物恐怖袭击等，均会造成不同程度的生命及财产损失。为了保障人民生命及财产安全，尽量减少不必要的损失，建立完善的应急救援与现场处置体系迫在眉睫，这就需要建立灾害医疗救援队，并对其进行系统管理，全方位提升灾害医疗救援队的救援能力及水平，使其从容进行不同灾害现场的应急救援与现场处置。

第一节　建立灾害医疗救援队

一、灾害医疗救援队组建的必要性

（一）灾害医疗救援队是灾害救援体系的重要组成部分

　　灾害的特点决定了受灾地区的资源供给无力承载救灾及维持生活、生产的需求，需要外界帮助。灾害救援队包括在受灾区域实施救援的各种力量，有道路抢险抢修救援队、通信抢修救援队、现场搜救队、医疗救援队等不同工种的救援队。加强灾害救援体系建设成为保障社会稳定、人民安全的重要工作，尤其是加强灾害医疗救援队的建设刻不容缓。

（二）灾害救援需要组织灵活的医疗机构运行模式

　　在灾害环境中，医疗机构的双重特性（既是受灾主体，又是抗灾主体）使现场救援变得举步维艰。因此，灾害中需要组织灵活的医疗机构运行模式，以小组为单位的灾害医疗救援队恰恰具备组织灵活、机动的特点，更能在灾害环境中发挥积极的医疗救援作用。因此，从实际运作的角度讲，组建灾害医疗救援小组很有必要。

（三）灾害救援需要经过专门培训的医护人员

灾害具有突发性，其发生是突然的、紧迫的、非预期的。因此，医疗活动主体（医院、医师、护士）的思路以及角色都需要迅速转变。没有经过专门的灾害医疗救援训练的医护人员是无法胜任这种思路和角色转变的。必须有一批经过专门灾害医疗救援培训的医护人员，才能在灾害发生时迅速承担起灾害环境下的紧急医疗任务。

（四）灾害医疗救援队的组建需要加大投入

我国灾害医疗救援基础较差，缺乏相应的灾害医疗救援培训和专职救援队伍，这不利于灾害救援工作的开展。因此，作为快速提高灾害救援能力的途径之一，也是应急救援体系建设的重要任务之一，灾害医疗救援队的组建极有必要加大投入。

总之，无论从灾害发生趋势、灾害本身特点、救援机构运行模式，还是从应急建设现状方面考虑，灾害医疗救援队的建设都是刻不容缓的。

二、灾害医疗救援队的组成结构

灾害医疗救援队应该按照"统一指挥、纪律严明、反应迅速、处置高效、平战结合"的原则，根据当地地域和常见灾害类型特点，由不同层次的卫生行政部门或医疗机构组建。从结构上讲，灾害医疗救援队原则上都应该由卫生应急管理人员、医疗卫生专业人员、技术保障人员和后勤保障人员构成。但考虑到灾害救援中需要公布信息，让社会公众了解救援进展情况，增强受灾群众的生存信念，有必要做好宣传和信息沟通工作。因此，在必要时，可以在医疗救援队中增加信息宣传或外联人员。灾害医疗救援队按照此结构框架（图7-1），完成日常管理及紧急救援时的统筹指挥工作。在具体执行救援任务时，该组织结构可以灵活组合成数支医疗紧急救援小组，每组仍可按照此结构框架组织。

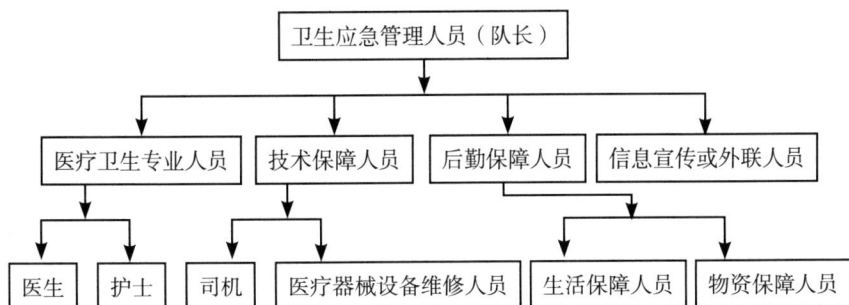

图 7-1　灾害医疗救援队组成结构示意图

三、灾害医疗救援队的组建模式分类

（一）按行政层次分类

1. 国家级灾害医疗救援队　为了满足不同级别灾害救援的需要，达到高效救援的目的，国内外都会在不同行政层次上建立不同的灾害医疗救援队。国家级灾害医疗救援队通常规模较大、数量较少，由国家部门投入组建和直接领导，相对于地方级灾害医疗救援队，通常规模更大，能够承担更大规模的灾害救援，特别是跨区域，甚至国际灾害救援。中国国家地震灾害紧急救援队是 2001 年 4 月 27 日由时任国务院副总理的温家宝同志亲自授旗成立的，对外称中国国际救援队。该队先后参加了 2003 年新疆地震、2003 年阿尔及利亚地震、2004 年印尼地震海啸、2005 年巴基斯坦地震、2008 年汶川地震、2010 年海地地震等多次国内外灾害救援，表现出了专业的救援能力，展示了国际人道主义精神。2008 年之后，我国又在北京、广州、四川等地组建了多支国家卫生应急救援队。国家卫生应急救援队由国家财政统一拨款，地方财政配套支持，由当地主要灾害应急救援力量联合组建，直接受国家卫生行政部门和防灾相关部门的领导、调配。目前，承担海外灾害救援任务的主要是中国国际救援队（中国国家地震灾害紧急救援队），已经获得 WHO 紧急医疗队（Emergency Medical Team，EMT）认证的救援队有中国国际应急医疗队（上海）、中国国际应急医疗队（广东）、中国国际应急医疗队（四川）、中国国际应急医疗队（天津）、中国国际应急医疗队（澳门）5 支。

2. 地方级灾害医疗救援队　是指由省（市）卫生行政部门、应急管理部门牵头组建的省（市）灾害医疗救援队，同时还包括各医院组建的灾害救援队。地方级灾害医疗救援队通常财政支持有限，规模相对较小，主要负责本区域灾害应急医疗救援任务。对于更严重的灾害，则需要更高层次的医疗救援队支援。地方级灾害医疗救援队是国家灾害医疗救援体系的基础。灾害区域所在的灾害医疗救援队是该区域首要的救援力量，能够在灾害发生时立即反应。地方级灾害医疗救援队对该地区人群结构、地区灾害特点等都更熟悉，其训练、演练都针对该地区特点进行，所以其救援效率通常较高。但是，区域救援队作为救援主体的同时，也受到灾害的破坏，资源受损，救援效率常受到限制，这就需要国家级灾害医疗救援队跨区域的支援协同。

（二）按专业分类

1. 综合型灾害医疗救援队　综合型灾害医疗救援队的组建及训练针对各种类型的灾害，并不局限于某些灾害类型。此类救援队通常在灾害类型多样的区域由综合性医院或医疗机构组建，其平日的训练和培训内容以及装备准备都具有综合性特点，能够

在各种灾害发生时发挥积极的救援作用。例如，中国国际救援队、中国红十字999紧急救援队等，为综合型灾害医疗救援队的代表，在国内各类灾害救援中均可见到他们的身影。这类救援资源和救援力量相对集中，便于管理，其建设避免了针对不同类型灾害组建多支救援队的管理难题，这是目前国内外灾害医疗救援队建设的主体。

2.专业型医疗救援队　除综合型灾害医疗救援队外，针对部分专业性强的突发公共卫生事件，例如核辐射、化学中毒、恐怖袭击等，相关管理部门组建了专业型医疗救援队。自2004年东南亚海啸后，原卫生部在全国各地组建了8支医疗救援队，其中就包括几支专业型医疗救援队。

（1）核辐射灾害医疗救援队：对于核辐射风险高，核辐射突发事件可能性大的区域，相关部门通常会建设专业的核辐射医疗救援队。因为核辐射危机救援对辐射防护和救援装备的专业性要求都很高，必须有专业的队伍，才能有能力选购、储备专业防护和救援装备，只有经过系统专业化训练的队员，才具备在辐射环境下的专业防护技能和救援技能，这通常是综合型医疗救援队或核辐射风险低的区域无法完成和应对的。因此，此类专业型医疗救援队无法被综合型医疗救援队所取代。

（2）生物灾害医疗救援队：生物恐怖相关传染病是一种常见的突发公共卫生事件。救援队需要快速、有效地采集和鉴别致病微生物，尽可能地避免病原的扩散，同时也要防止自身受到感染伤害。这些都对生物灾害医疗救援提出专业的要求，因此生物灾害医疗救援队应运而生。

（3）化学事故灾害救援队：目前，化学品广泛地应用于国民经济建设。危险化学品固有的易燃、易爆、有毒特性在产生经济价值的同时，也可能因管理不善对环境产生破坏，甚至形成严重的灾害事故。化学事故应急救援是近年来开展的社会性减灾救灾系统工程之一，实施救援的主体就是化学事故灾害救援队。

（4）恐怖袭击医疗救援队："9·11"事件发生之后，人们意识到恐怖袭击正在威胁着世界，各类恐怖袭击均有可能发生。以军队医疗为主体构建的恐怖袭击医疗救援队，队员的身体素质、军事素养及设备条件均比较优良，在恐怖袭击情况下开展医疗救援均较其他组织更具有优势。

总的来讲，专业型医疗救援队因为在某一专业领域具有深刻认识和应对能力，虽然在建立了综合型灾害医疗救援队的基础上，同时建立专业型医疗救援队需要更多的资金和更大的管理投入，其存在仍然具有很高的价值，综合型灾害医疗救援队尚无法完全替代其作用。

（三）按组建主体分类

1.以军队医疗为主体的灾害医疗救援队　国内外都有以军队医疗为主体的灾害医

疗救援队。美国的灾害医学救援系统可以统一协调军队卫勤力量与地方医疗卫生力量，并将军队卫勤力量作为国际灾害医学救援的首选力量。2006 年，我国《国家突发公共事件总体应急预案》就明确指出：中国人民解放军和中国人民武装警察部队是突发公共事件应急处置的骨干力量。我国国家地震灾害紧急救援队就是以军队医疗为主体的灾害医疗救援队的典型例子。救援队主要由解放军的工程部队、武警总医院等相关人员组成。

军队卫生应急备勤是一项常态化的重要军事活动，也是灾害医学救援的需求。由于军队独特的管理方式和体系，以军队医疗为主体构建的灾害医疗救援队具有其独有的优势，体现在以下几个方面。

（1）军队组织严谨，指挥机制完善：各部队医疗体系均建有医学救援指挥部，实行救援的统一垂直管理，指挥沟通机制在日常训练工作中较完善。

（2）整体反应迅速：军队医疗救援力量经常参加各种救援行动，拥有一支富有经验、集结快速、灵活机动的常备队伍，在短时间内即能集结、出发。同时，军队拥有完善的交通运输体系，能够自主调度，保障运输，更能够保证军队医疗救援力量在最短的时间内到达灾区实施救援。

（3）军队保障有力，人员装备齐全：因为独特的建制，军队医疗体系有很好的资源保障，特别是针对灾害应急救援，通常都有很好的资源投入，相应的设备、物资、药物储备都非常充足，同时设备、人员、技术精良。通常大型军队灾害医疗救援队都配备有手术车、放射检查车、炊事车等大型先进装备，能够为现场救援提供设备支持，为救援队员提供生活保障。

（4）训练有保障，身心素质高：军队医学救援队的医务人员都接受过系统的平 / 战时医疗保障和军事体能技能训练，具有过硬的专业素质。同时，部队定期组织模拟野战医疗救援演练，训练频率和效果通常优于地方医疗系统。军队灾害医疗救援队队员具有更好的身体条件，往往能够克服各种困难，在艰苦环境下更好地发挥业务能力。

2. *以地方医疗为主体的灾害医疗救援队*　地方医疗机构在社会体系中承担着公共卫生、医疗、保健以及疾病预防等社会职能，在突发公共卫生事件中也义不容辞地承担应急医疗救援任务。多数省（市、县）级的灾害医疗救援队都是以地方医疗体系为主体建立的。地方医疗机构数量多、分布广、医护人员数量大。经过多年的积累，其专业技术水平发展迅速。目前，已经有越来越多的地方医疗机构主动参与各类突发公共卫生事件的医疗救援工作中。特别是各省、市的大型综合性医院，纷纷组建了各自的灾害医疗救援队，或者受各省卫生厅委托，由当地某大型综合性医院筹建区域性灾害医疗救援队，成为当地灾害医疗救援的主体力量。从实战情况看，以地方医疗为主体的灾害医疗救援队经过一段时间的发展，在救援装备、人员培训等方面都有了长足的进步，在"5·12"汶川地震、"9·7"彝良地震、"4·20"芦山地震等多次医疗救援工作中发挥了重要的作用。

3. 以军民结合为主体的灾害医疗救援队 目前，由军队医疗机构和地方医疗机构联合组成灾害医疗救援队在国际上也不少见。以美国为例，其灾害医疗救援体系通常以军队卫生保障力量作为国际灾害医学救援的首选力量。在海湾战争以后，为更好地应对恐怖袭击及生化危机等灾害，美国建立了军民互动的应对体系。我国也有类似的尝试，例如"5·12"汶川地震时，广州军区武汉总医院与湖北省红十字会联合组建灾害医学救援队，在实际救援工作中起到了很好的作用。

以军民结合为主体的灾害医疗救援队融合了军队医疗体系和地方医疗体系的优点，具有一定的优势。但因为两者管理体系不同，在联合组建灾害救援队时需要打破常规，加强管理。管理的重点环节包括重视统一指挥与整体协调工作，确保政令畅通；建立军地共同管理的灾害信息处理机构，统一资料采集，准确收集、汇总和分析各种灾害信息，并做好统计管理；根据两个体系各自的优势进行合理分工。救援队内部也应根据时间、伤情进行整体协调，分工合作。只有两者充分合作，发挥各自特点，扬长避短，打破常规管理，才能将以军民联合为主体的灾害医疗救援队的作用发挥到最大限度。

第二节 紧急救助和转移

一、疏散与转运

（一）疏散与转运的原则

1. 安全性原则 安全是伤员转运中的首要原则，包括伤情是否能够耐受转运以及避免转运不当造成新的损伤。转运前，需再次对伤员进行评估，对有活动性大出血或转运途中有生命危险、不能耐受转运的伤员，需先就地给予必要的救治和处理，待伤情稳定后再转运，将转运过程中可能发生的不安全因素降到最低限度。

2. 先重后轻的原则 除非伤员病情不适宜立即转运，一般应优先转运重伤员。但是如果伤员过多、交通工具有限，每一批伤员需要等待的时间较长，应遵循救治最多的伤员及最大效益原则安排转运。

3. 科学阶梯转运的原则 即本着伤员生命第一，效率、效益最大化的原则，确定伤员转运的适宜区域及医院，以及适宜的转运工具及转运人员。

4.统一指挥的原则   伤员转运是一项系统工程，涉及诸多部门协调配合，需要统筹全局，否则任何衔接不紧密都会导致转运过程延长，增加转运过程中伤员的危险。因此，必须在统一的指挥下，制定完整、详细的转运预案，与所涉及部门及时进行沟通，明确责任，使每个伤员在伤后能安全、有序地转运至相应的交通工具内，保证衔接工作忙而不乱。

（二）疏散与转运的任务

1.做好伤员转运准备   将伤员按照运送秩序提前做好转运前准备，根据伤情、转运医院的远近和医疗条件，安排交通工具。根据预计转运所需时间，备齐基础治疗和急救所需的药品、物品、器材、氧气等救护物资。

2.伤员搬运   根据伤员的不同伤情，正确搬运伤员。在搬运过程中需夹闭引流管，妥当固定，防止反流及搬运过程中牵拉引流管或引流管脱出，并检查引流是否通畅。

3.确保转运途中的不间断治疗和观察   根据伤员的伤情安排适宜的转运人员，对于伤情随时可能变化的重伤员，需要有医护人员专门护送，并携带充足的急救药品和物品。

4.正确安置伤员体位   根据交通工具和伤情确定伤员体位，进行正确固定和摆放，防止颠簸移位。

5.科学安排转送医院   阶梯救治是最有效的转运救治方式。科学的转移要确保合理、有组织地转运伤员，防止有的医院负荷过重，伤情复杂的伤员需要将其安排到医疗条件好的医院及时救治。

6.做好信息沟通   伤员救治与接收、伤情的控制和医疗资源调配等信息，必要时要汇报给当地政府，协调沿途交通管制和指挥，避免交通堵塞。伤员到达后，严格进行伤员病情及有关事项交接，并及时向现场指挥部反馈情况。

（三）避难疏散场所规划的原则

1.安全第一   避难疏散场所是灾害威胁程度低、避难比较安全的场所，在规划其规模和内部结构时，必须采取有效措施，提升避难疏散场所和避难疏散道路的安全性，赋予较高的防灾减灾功能。优先选择易于搭建临时建筑或帐篷，易于进行救灾活动的平坦、空旷、交通较好的安全地域，并且为避难疏散场所创造必要的治安、卫生和防疫条件。对重要的避难疏散场所进行地质环境、自然环境和人工环境安全评估。"安全第一"是规划、建设城市地震避难疏散场所最重要的基本原则。避难疏散场所内部应有消防通道、防火设施和防火器材。

2.就近避难   避难疏散场所应相对均匀地分布在城区。通常情况下，所有避难人员按规划确定的避难疏散场所就近避难。居民就近避难，从住宅到避难疏散场所的行程短，避难疏散途中的安全概率高，又熟悉周围环境，邻里间相互认识，有亲近感，也利于关照住宅的财产。学校师生、企事业单位的工作人员就近避难，有利于增强组织观念，避难者有归属感、安全感和集体荣誉感，更容易有组织、有秩序地指挥避难疏散。商场、影剧院等人群集聚场所的人员就近避难，可以避免盲目逃生带来的潜在危险，耐心等候抗震救灾部门的指令，以便做出更妥善的避难疏散安排。避难疏散场所的合理布局以及确定适宜的服务半径，有助于就近避难。但是，当市区的避难疏散场所遭受火灾、海啸、洪灾等灾害的严重威胁时，必须组织远程避难，将居民有组织地疏散到城市郊区避难。

3."平灾"结合 城市地震避难疏散场所平时由避难疏散场所的所有权人或者授权管理者管理，用于教育、体育、文娱、其他生活和生产活动，地震预报发布后或地震灾害发生时转换为避难疏散场所。地震灾害疏散指挥部门应协同有关单位为实现功能转换做必要的准备工作，并制定相应的管理制度。

4.综合防灾 地震、滑坡等地质灾害以及水灾、海啸、严重工业技术灾害等发生后，都有可能组织居民避难。城市规划部门应当综合制订适用于各种灾害的避难疏散场所和避难疏散道路，并制订不同灾害的避难规划，结束各专业部门防灾减灾各自为政的局面，充分发挥避难疏散场所和避难疏散道路在抵御各种灾害中的避难疏散作用。

5.步行为主 居民到避难疏散场所避难一般步行而至。因为灾害发生后，避难疏散场所用地比较紧张，中、小型避难疏散场所内一般不设停车场。灾害发生后，道路上人多、车多，避难路线，甚至城市道路一般都很拥堵，乘坐私人汽车到避难疏散场所避难有可能消耗更多的时间，冒更大的风险。

6.照顾灾害弱者 灾害弱者是指残疾人、老年人和儿童。在规划、建设避难疏散场所时，必须考虑他们在避难疏散过程中出现的各种问题，例如避难步行时间的确定、避难道路的设计、残疾人代步工具的开发、储备物资的品种与供应、临时厕所等设施、避难引导人员的组织安排等，都要充分考虑灾害弱者的实际需求。灾害弱者集中的单位，例如小学、幼儿园、养老院等，宜妥善组织集体就近避难。

7.动态性与灵活性 城市住宅建设不断发展，人口数量逐年增加，规划、建设避难疏散场所必须适应城市的发展，通常每5年规划或修订一次。实际灾情与规划设定的灾情往往有较大的差异，灾后有可能修订原来规划的避难疏散方案，以根据灾后的具体灾情组织避难疏散。

（四）避难疏散场所规划的要求

1.避难疏散场所的面积 根据国内外规范建设避难疏散场所的实践，每个经济避难疏散场所的用地面积不宜小于 1000 m²，中型固定避难疏散场所用地面积应在 1000 m² 以上，大型的避难疏散场所用地面积则应大于 500 000 m²。每一位避难者的平均有效避难面积：紧急避难疏散场所应不小于 1 m²；固定避难疏散场所不小于 2 m²；起紧急避难疏散作用的超高层建筑避难层可按不低于 0.2 m² 安排。

2. 服务半径　紧急避难疏散场所服务半径宜为 500 m，步行大约 10 min 内可以到达；固定避难疏散场所服务半径宜为 2 km 左右，步行 1 h 内可以到达。

3. 城市的出入口数量　需符合以下要求：中、小城市不少于 4 个，大城市不少于 8 个。避难场地应有多个不同方向的出入口，便于人员与车辆出入。人员出入口与车辆出入口尽可能分开。紧急避难疏散场所内外的避难主通道有效宽度不宜低于 4 m，固定避难疏散场所内外的避难主通道有效宽度不宜低于 8 m。

4. 避难疏散场所需具备生活和指挥功能　一般避难疏散场所应具备应急供水设施、应急棚宿区、应急照明用电、应急厕所等。大型或永久性避难疏散场所应设有应急指挥部、应急照明用电、直升机停机坪、应急供水设施、应急棚宿区、应急物资供应处、应急卫生防疫站、应急发电设施、应急监控设施、应急厕所、应急广播等。

5. 安全要求　避难疏散场所应远离高大建筑物、易燃和易爆化学品、核放射物、活动断层、地下管网密集区、易发生洪水和塌方的地方。同时，还要选择地势较平坦、易于搭建帐篷的地方。

6. 避难疏散场所应逐个核对　应列表给出避难疏散场所的名称、面积、容纳的人数、所在位置等。避难疏散场所内应规划和设置引导性的标志牌，并绘制内部区划图。

7. 在城市规划图中绘制避难疏散场所　在城市规划图中应明确绘制出各个避难疏散场所的具体位置、服务范围、避难通道以及与邻近避难疏散场所的交通联系。

（五）常见避难疏散场所的类型

1. 应急防灾避难疏散场所　城市内的小公园、小花园、小广场、专业绿地、高层建筑中的避难层（间）等可作为应急防灾避难疏散场所。主要功能是供其附近的避难者就近临时避难，也是避难者集合并转移到固定防灾避难疏散场所的过渡性空间。建设避难道路和应急防灾避难疏散场所主要用于灾害发生时的避难行动。

2. 固定防灾避难疏散场所　指面积较大且可以容纳较多避难人员的公园、广场、体育场馆、大型人防工程、停车场、空地、绿化隔离带，以及抗灾能力强的公共设施、防灾据点等，是避难人员较长时间避难生活和进行集中性救援的重要场所。固定防灾避难疏散场所主要用于市民的避难生活。

3. 中心防灾避难疏散场所　主要是指规模大、功能全、可以起到避难中心作用的固定防灾避难疏散场所。其功能与城市中心固定避难疏散场所相似，具有较高的综合性。

4. 防灾据点　是按照较高的抗灾设防要求，具有避难功能，且能有效保障避难人员安全的建筑物空间。高层建筑的避难层（间）就是典型的防灾据点。

5. 防灾公园　是指能够满足避难需求，并有效保障避难人员安全的公园。其防灾设施与防灾功能齐全，可以容纳较大规模的避难人员，是重要的防灾避难疏散场所。

6. 指定防灾避难疏散场所　是城市规划建设的，并指定避难地域或避难对象的防灾避难疏散场所。指定避难疏散场所有助于避难行动，并提高避难生活的有序性、计划性和安全性。

7. 福祉避难疏散场所　以老年人、残疾人等避难行动和避难生活有困难而需要救护的人员为对象，是特设的一种避难疏散场所。福祉避难疏散场所服务的对象通常是那些尚未达到住院程度，但其在避难疏散场所的避难生活需要关照的人，不包括需要救援者。

（六）避难疏散的要求

充分利用城市的避难疏散设施，给每一位避难者提供最基本的避难空间。各个避难疏散场所应有必备的安全设施，具有良好的抗震防灾功能，确保避难疏散过程中居民的人身安全。遇到地震等灾害威胁时，按照规划建设的避难疏散场所组织避难疏散，形成有序的避难疏散人流，有组织、有秩序地将避难者安全地疏散到安全的场所，撑起居民生命安全的保护伞，避免盲目避难疏散可能造成的灾害性后果。在各个避难疏散场所合理规划、配置医疗防疫队，使伤病员可以及时得到医治，确保大灾之后无大疫。通过抗震防灾教育与训练，使每一位居民事先知道通过哪些避难道路到达哪个避难疏散场所避难，充分发挥各个避难疏散场所的避难功能。

二、现场营救、救治

（一）现场营救、救治的原则

灾害现场急救的原则为先救命后治伤，先重伤后轻伤；抢救先于诊断，先救"生"再救"人"的原则。具体救治原则如下：

1. 先复后固　先进行心肺复苏，再固定骨折。

2. 先止后包　大出血时先采取一切办法止血，再消毒创口进行包扎。

3. 先重后轻　优先抢救危重伤，后救治轻伤。

4. 先救后送　生命体征不稳定者在转运途中可能有危险，应先抢救再运送。

5. 急救与呼救并重　如为批量伤员，在紧急救治的同时，呼

外伤急救技术
止血、包扎、固
定、搬运 – 微课

唤支援。

6. 搬运　多部门合作，避免二次伤害，选择合适的交通工具，医护抢救应在任务要求一致、步调协调一致、完成任务一致的情况下进行。

（二）现场营救、救治的程序

在灾害现场，搜救队员发现幸存者后往往需要很长时间的营救才能成功，需要医疗队员在营救前进入灾害现场，初步评估幸存者的身体状况，与营救队员一起拟订计划，决定下一步营救方案。如暂时无法救出幸存者，要对其进行心理安慰，采取补液等措施，为营救争取时间。营救成功后，要及时进行简要的体格检查，对生命体征进行评估，准备运送。

1. 快速评估病情　当有大批伤员需要救治时，现场医务人员不应急于处理某个伤员，应首先对所有伤员的病情迅速进行评估，尤其注意无反应能力的伤员，要对病情的严重程度进行分层，并做好标记。按照A、B、C、D、E的顺序评估每一位伤员的病情。

A：气道，判断气道是否通畅。

B：呼吸，观察呼吸的频率和节律，注意有无张力性气胸。

C：循环，评估有无活动性大出血并测量血压，如现场伤员多，无法逐个测量血压，可采取触及桡动脉、股动脉或颈动脉搏动的方法来判断。

D：神经系统，确定意识状态，观察瞳孔大小，有无肢体瘫痪。

E：暴露，尽量充分暴露伤员各部位以发现重要的损伤。

2. 迅速对伤情做出正确的判断与分类　目的是尽快了解灾害事故幸存者及被抢救者的整体情况，掌握救治的重点，确定急救和运送的顺序。灾害事故现场医疗急救的情况相当于战场救护，在有限的时间、空间、人力、物力的条件下，为了发挥医护人员的最大效率，尽可能多地挽救生命、减少伤残及后遗症，应根据现场医疗条件和幸存者的伤情，按轻重缓急处理。按照国际惯例，对现场伤员的分检，一般可将伤病者分为危重患者（标红色标志，应优先处置并转运）、重症患者（标黄色标志，次优先处置并转运）、轻症患者（标绿色标志，可延期处置后转运）、濒死或死亡者（标黑色标志，可暂不处置）。

3. 及时采取措施抢救伤员的生命　现场救治的首要任务是抢救伤员的生命。在经过判断发现危重伤员后，要立即在现场采取紧急的救治措施，实施有效的心肺复苏和基础生命支持，这对降低灾后死亡率极为重要。同时，针对不同的伤情采取正确的止血、包扎、固定、清创、抗休克等措施，尽最大努力防止发生感染和致残。现场救治的主要内容有：①维持伤者呼吸道通畅，及时清除异物，解除呼吸道梗阻，可使用口咽导气管（oropharyngeal airway，OPA）。②为呼吸障碍或呼吸停止者实施人工呼吸、气管插管。③为发生心搏骤停者实施心肺复苏。④将意识丧失者采取侧卧位，防止窒息。⑤固定骨折肢体，迅速止血。⑥为低血容量患者及时补充血容量。

4.防止或减轻后遗症的发生　灾害事故医疗救治的重要目标之一是防止或减少后遗症的发生。其主要内容是：①尽快给予伤者生命支持，采取预防措施，防止病情加重或发生继发性损伤。②切忌随意搬动脊柱损伤患者，以免发生截瘫。③尽早进行心理干预，减轻灾害对伤员心理和行为的影响。

5.及时运送伤员　经现场救治后，为后续抢救和治疗提供方便和时间。现场救治的目的在于保全伤员的生命，防止病情恶化，防止后期感染或并发症。如病情允许，应将伤员安全运送到就近医院或专科医院接受后续治疗。

第三节　现场急救处置

一、检伤分类

在突发灾害事故的现场，医疗救援力量往往十分有限，尤其在事发初期，急救医疗资源常十分匮乏。因此，必须将有限的急救资源用在最急需方面，优先抢救重伤员。检伤分类就是要尽快将重伤员从一批伤亡人群中筛查出来，争取宝贵的时机进行抢救。

（一）检伤分类的等级、标识和救治顺序

目前，存在不同的检伤分类系统，各检伤分类系统大同小异，且达成了一致的共识。绝大多数检伤分类系统将伤员分为4类，并标以醒目的颜色标志。

1.第一优先红色标志　表示紧急治疗。含义：伤情危重需立即进行医疗处理，能够用简单的方法、较短的时间和较少的资源进行救护，且经过救护后能够有较好的预后，如四肢动脉大出血能够用简单的外科技术控制，张力性气胸能够用穿刺和置管处理。

2.第二优先黄色标志　表示延缓治疗。含义：有较重的损伤，但伤情相对稳定，允许在一定时间内延缓处理和运送。例如，单纯的股骨或肱骨骨折。

3.第三优先绿色标志　表示轻伤。含义：轻伤员，可以等待治疗。这类伤员又称为可自己行走的伤员（walking wounded）。这类伤员可以等待重伤员处理结束后再接受治疗，或在救援人员指导下自行救护。例如，体表擦伤、挫伤，出血较少的创口，关节扭伤，小的骨折等。

4.第四优先黑色标志　表示伤情过于危重，即使给予强力救治也少有存活希望者。这类伤员可给予姑息性治疗，当救援力量足够时也可给予积极治疗。例如，重型颅脑损伤、95%体表面积的三度烧伤等。

现场检伤分类时，对无反应、无呼吸、无脉搏者直接标记为死亡，不要企图进行复苏。应尽快将其移至远离检伤分类现场的尸体处理场所。

伤员检伤分类是一个动态过程。一方面，伤员伤情会发生变化，如内脏损伤会随时间延长而出血增多；另一方面，救援力量也会变化。一般来讲，随着更多的救援人员和物资的到达，医疗资源会逐渐增多，原来分入延缓治疗的伤员可能重新检伤分类并得到立即治疗。

（二）检伤分类的方法

1. 简明检伤分类与快速急救系统（simple triage and rapid treatment triage，START）

START 是加利福尼亚 Newport Beach 消防局和 Hoag 医院于 1983 年建立的用于较大灾害时医疗救援的快速检伤分类系统。通过评估伤员的行走能力、呼吸、循环和意识4 个方面进行检伤分类（表 7-1、图 7-2）。

表 7-1　检伤分类

颜色	优先顺序	表现
红色	立即，第一优先	呼吸＞30次/分；桡动脉不能触及，或毛细血管充盈时间＞2 s；不能遵从指令
黄色	延迟，第二优先	不能行走，且不符合红色和黑色标准
绿色	轻伤，第三优先	可自行行走至指定的安全地点并进一步评估
黑色	死亡，第四优先	尝试开放气道也无法呼吸

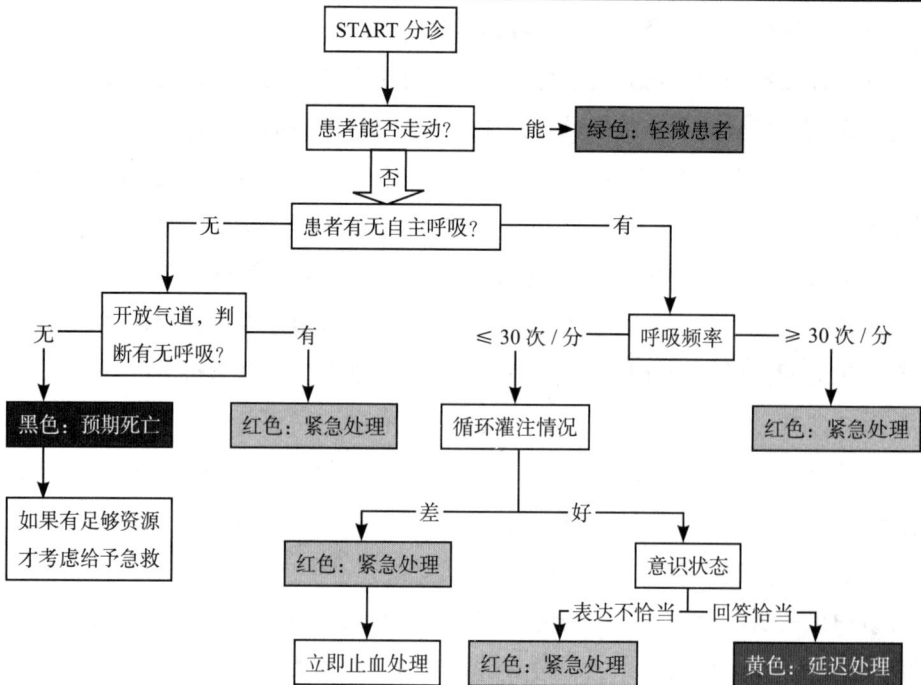

图 7-2　START 示意图

本法的特点是简单、便捷、准确，只需一名或两名经过训练的急救人员即可完成，对每名伤员的分检时间不超过 1 min，适合在灾害较大、出现较多伤员的场合使用，已得到国际普遍认可。本法在 1992 年美国安德鲁（Andrew）飓风灾害、1994 年加州北岭（Northridge）地震灾害、2001 年"9·11"事件等灾害救援中得到应用。

2. Homebush 检伤分类法　是 1999 年由澳大利亚学者建立的，欲将其作为标准检伤分类法在澳大利亚推广（表 7-2）。Homebush 检伤分类法以 START 为基础，但增加了白色标志的第五类，专指临终（dying）的伤员。将临终伤员与已经死亡（dead）伤员区分开来，对其给予关怀性治疗，同时设立专门区域安置这类伤员，而不是将他们置于尸体中间。红色标志给予桡动脉不能触及、不能遵从指令、呼吸大于 30 次/分的伤员。紧急类伤员和 START 分类中延迟治疗类含义相同。非紧急类相当于 START 分类中的轻伤员。本分类法强调将各类伤员安置在用各种颜色标志的区域，而不仅是在他们身上贴标签。同时，为了通信联络方便，选用 5 个单词"alpha、bravo、charlie、delta、echo"分别代表不同的紧急程度。2002 年巴厘岛爆炸案中应用了此检伤分类法，但仅记录了描述性信息，无法分析检伤分类的准确性及对预后的影响。

表 7-2　Homebush 检伤分类法

颜色	优先顺序	表现
红色	立即（alpha）	呼吸 > 30 次/分；桡动脉不能触及；不能遵从指令
黄色	紧急（bravo）	不能行走，且不符合红色、白色和黑色标准
绿色	非紧急（charlie）	可自行行走至指定的安全地点处理
白色	临终（delta）	死亡中，可以触及脉搏，但无自主呼吸
黑色	死亡（echo）	已经死亡，尝试开放气道也无呼吸

3. MASS 检伤分类法　是基于美军的战伤检伤分类法建立的用于灾害时大量伤员的检伤分类法，属于国家灾害生命支持的核心内容。MASS 检伤分类法以 START 为基础，但采取不同的评估方式，在对每一个体伤员进行检查前即将其分入某一类。MASS 代表 4 个英文词：move（运动）、assess（评估）、sort（分类）、send（运送）。第一步是"运动"，指导能自己行走的伤员到达指定的区域，这些伤员属于轻伤/绿色标志。不能自己行走的伤员要求他们移动一侧上肢或下肢，能够遵嘱移动任意肢体者属于延缓/黄色标志。如果伤员不能遵嘱移动肢体，将进行评估并分入"立即"或"期待"组。下一步是"评估"，参照 START 进行。"评估"阶段还进行主观判断，将致命伤伤员分入"期待"组，不管这些伤员预计存活期的长短，包括 100% 面积的烧伤、致命性放射性损伤等。"分类"是根据客观的指标将伤员进一步分类，并根据"分类"进行"运送"（图 7-3）。

```
            ┌─────────────────┐
            │  MASS 检伤分类法  │
            └─────────────────┘
                     │
                     ▼
            ┌─────────────────┐
            │  伤员能否行      │     能      ┌─────────────────┐
            │  走?（move）    │──────────▶ │ 绿色标志：轻伤   │
            └─────────────────┘            └─────────────────┘
                     │ 否
                     ▼
┌─────────────────┐         能    ┌─────────────────┐
│ 黄色标志：延缓   │◀─────────────│ 伤员能否遵嘱      │
└─────────────────┘              │ 移动肢体?        │
                                 └─────────────────┘
                                          │ 否
                                          ▼
            ┌─────────────┐    ┌─────────────┐    ┌──────┐
            │ 评估(assess) │──▶│ 分类(sort)   │────│ 立即 │
            └─────────────┘    └─────────────┘    ├──────┤
                                                  │ 期待 │
            ┌─────────────┐                       └──────┘
            │ 后送(send)   │◀──────────────────────
            └─────────────┘
```

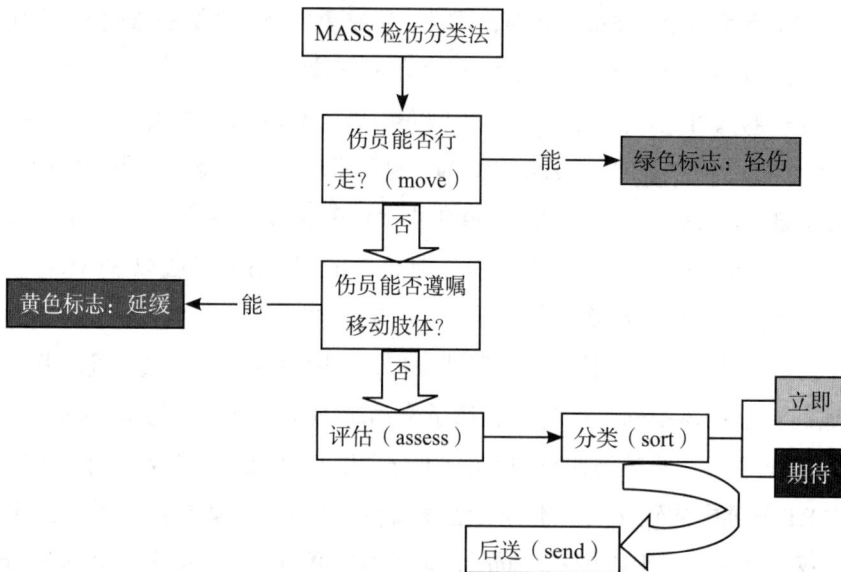

图 7-3   MASS 检伤分类法

二、不同灾害的现场救治

（一）地震现场的救治

1.地震现场的特点

（1）地震现场混乱：由于地震灾害的突然性，现场多表现为混乱、复杂。

（2）医疗救护条件艰苦，现场救治困难：地震灾区生态环境遭到严重破坏，公共设施无法运行。缺电、少水、食物及药品不足，生活条件十分艰苦，而且现场危险，存在余震、火、气、毒、水、滑坡、泥石流、爆炸、疫情等灾害发生的危险。

（3）灾后瞬间可能出现大批伤员：对出现的大批伤员，要及时抢救生命，分秒必争，及时救护和运送。要求救护人员训练有素，以适应灾区的紧张工作。运输工具和专项医疗设备的准备程度是救灾医疗保障的关键。

（4）伤情复杂：地震伤通常以多发伤多见，伤员常因救护不及时发生创伤感染，使伤情变得更为复杂，特殊情况下还可能发生并发症。

（5）地震现场交通及通信不便。

（6）大量伤员同时需要救护。

2.地震伤的特点

（1）多为压砸伤和挤压伤：由突发坍塌的钢筋、水泥、巨石、瓦砾重撞和久压造成，伤员数量大、伤情复杂、涉及面广、抢救任务重。

（2）多发伤比例大：重伤员均存在 1 个以上致命伤，其中四肢和脊椎骨折及软组织损伤占 50% 以上。

（3）休克多，变化快：由于疼痛刺激、内脏出血或肢体骨折、心力衰竭、缺水脱水等，均可致休克。若合并有颅内、胸腔或腹部损伤时，伤情明显加重，50% 以上伤员存在低氧血症。

（4）内环境严重失衡：特别是久压的伤员，长时间无法进食、进水，能量缺乏，负氮平衡；严重缺氧、低氧血症；组织脱水、水及电解质代谢紊乱、高钾血症、代谢性酸中毒普遍存在；神经内分泌自我调节功能失控，机体处于严重的内环境失衡状态。

（5）感染率高：掩埋时间越长，创面伤口越多，感染的机会越大。不仅有细菌性感染，还有厌氧菌感染。存在全身炎症反应综合征（systemic inflammatory response syndrome，SIRS）的伤员，机体免疫功能下降，易感性骤增。病原菌可通过污染的创面伤口、肠道细菌移位和侵入性导管等多种途径感染伤员。

（6）挤压综合征发生率高：挤压综合征是地震最常见的死因之一。主要因组织受严重挤压，缺血坏死，致横纹肌溶解，产生大量的肌红蛋白堵塞肾小管，加之已存在的严重休克，使肾灌注不良，引发急性肾衰竭。

（7）抢救难度大、伤员获救相对滞后：除掩埋不深的伤员可在第一时间获救外，被倒塌的高大建筑物掩埋的伤员很难得到及时抢救。道路及桥梁的破坏、山体滑坡、泥石流、倒塌建筑物的障碍，都直接影响救援人员和抢救物资的及时到达；通信联络的中断，水、电、气的中断也直接阻碍救援工作的开展。

（8）致残、死亡率高：伤员早期多因机体的严重毁损、脑裂伤、脑干伤、窒息、心脏及大血管伤、高位脊髓伤死亡；数分钟至数小时伤员多因呼吸、循环衰竭及不能制止的大出血休克死亡；晚期伤员常因严重感染、呼吸及循环衰竭、多器官功能障碍综合征（multiple organ dysfunction syndrome，MODS）、全身衰竭等原因死亡。

3. 现场组织

（1）进行现场伤情分类：①指导幸存者或伤势较轻者主动承担起自救、互救任务，帮助其他伤者迅速脱离险情，避免或减轻余震造成的危害。②迅速判断伤情，按轻、中、重、死亡分类，以绿、黄、红、黑色卡置于伤员的显要位置，便于有序救治。

（2）救治原则：按"先救命后治伤"的原则展开急救。心脏停搏者立即进行心肺复苏，有意识障碍者应保持呼吸道通畅；开放性创伤的患者均进行伤口消毒和清创，并常规进行破伤风抗毒素皮试和注射；对疑似感染或可能发生感染的患者，均按抗生素临床应用指导原则给予及时输注有效的抗菌药物；脱水者，及时纠正水、电解质代谢紊乱。

4. 治疗要点

（1）第一时间寻找和处理危及生命的损伤，以下情况应立即处理：①颌面部严重毁损，不稳定下颌骨骨折，血块、血液、碎骨折片阻塞气道者，应立即清理口腔泥土、血块、呕吐物，畅通气道、解除窒息。②按压包扎，制止大出血。③解除心脏压塞。④封闭开放性气胸和引流张力性气胸。⑤颅脑损伤，要边补液，边脱水利尿，解除过高的颅内压。⑥颈椎骨折或有脱位。⑦开放性腹腔损伤。

（2）属于优先处理的：①腹部脏器伤。②上有止血带的血管伤。③严重挤压伤。④开放性骨折、关节伤和严重软组织开放伤。⑤合并休克伤员。不造成休克的软组织损伤，不构成骨筋膜隔室综合征的四肢软组织损伤和骨折，可以行走的没有器质性损伤的伤员都可以延迟处理。

（3）确保微循环的改善和休克的纠正：创伤性休克是严重地震伤早期致死的主要原因之一，发病率高。由于伤员被持久掩埋，加之创面大、受伤部位多、范围广、脏器破坏严重、血管断裂、创面外渗（以全血为主）、血管通透性改变、血浆大量外渗等，出现有效血容量严重丢失，应补液扩容抗休克。

5. 急救护理措施

（1）首先快速清除压在伤者头面部、胸腹部的重物或沙土，清理口中异物，保持呼吸道通畅。

（2）对埋在瓦砾中的幸存者，先建立通风孔道，以防缺氧窒息。

（3）从瓦砾中救出伤员后，及时检查伤情，遇颅脑外伤、意识不清、面色苍白、血压下降呈休克状态、大出血等危重症伤员，优先救护，尽快送达医院。

（4）搬运伤员时动作要缓慢，颈椎骨折搬动时要保持头部与身体轴线一致，胸腰椎骨折搬动时要保持身体平直，防止损伤脊髓。所有脊柱骨折都要使用平板搬运，途中要将伤员与平板之间用宽带妥善固定。

（5）外伤和骨折用敷料或其他洁净物品包扎、止血、固定。

（6）因地震的震动和恐惧心理，原有心脏病、高血压病史可加重或复发引起猝死，对此类伤员要特别关照。

（7）开放伤口早期清创抗感染，并注射破伤风抗毒素。

（8）积极给予现场伤员心理抚慰，这对于伤员配合现场救治和安全转移伤员到后方继续治疗都具有非常重要的意义。

（二）爆炸现场的救治

1. 爆炸伤的特点　①伤势重，并发症多，病（伤）死率高。②事故突发性强，组织指挥困难。③致伤因素多，伤情复杂。④伤亡人群扩大。⑤杀伤强度大，作用时间长。

⑥内伤和外伤同时存在。⑦易漏诊、误诊。⑧伤亡种类复杂。

2.治疗要点　爆炸伤伤员的初期现场急救十分重要，医护人员迅速赶到现场，进行有效的基础生命支持（BLS），并将患者及时转运到技术条件相对较强的医院，可大大地提高抢救成功率。因此，加强现场急救组织工作，加强心肺复苏（CPR）等现场抢救技术培训，提高现场急救知识应用能力非常重要。重视伤后1 h的黄金抢救时间，使伤员在尽可能短的时间内获得最确切的救治。

（1）迅速而安全地使伤员离开现场：在搬运过程中，要保持呼吸道通畅和恰当的体位。转运昏迷伤员时，采取伤侧卧位，持续进行吸氧、输液、人工呼吸和闭胸心脏按压等，避免再度受伤或继发性损伤。

（2）心搏和呼吸停止时，立即行心肺复苏。

（3）对出血患者，立即予以加压包扎，开放性气胸应用大块敷料密封胸壁创口，张力性气胸用针排气。

加压包扎法－操作视频

（4）对中毒患者，应尽快清除尚未吸收的毒物和皮肤表面的毒物，及早明确诊断，及时、快速使用特效解毒药和其他救治药物。

（5）准确判断伤情，不但应迅速明确损伤累及的部位，还应确定其损伤是否直接危及患者的生命，需优先处理。其救治顺序一般为心脏、胸部外伤，腹部外伤，颅脑损伤，四肢、脊柱损伤等。妥善应用有效的诊断技术，如心包穿刺术可明确诊断心脏压塞；胸腔穿刺引流术可确诊血胸、气胸；腹腔穿刺术或腹腔灌洗对腹内脏器损伤者诊断的准确率可高达95%。

（6）控制外出血，遇有肢体大血管破裂的伤员，要使用止血带，并定时放松。

（7）开放性骨折用无菌敷料包扎，闭合性骨折用夹板或就地取材进行制动。

（8）适量给予止痛、镇静，有颅脑损伤或呼吸功能不良者，禁用吗啡、哌替啶。

（9）了解受伤原因、暴力情况及受伤时间，受伤时伤员的体位、姿势、意识情况等，为下一步治疗提供第一手资料。

3.急救护理措施

（1）严密全程监测，及时发现病情变化：爆炸冲击效应可广泛、直接损伤组织和细胞，并可因休克、水肿、炎症因子等多因素继发反应引起病变，尤其是颅脑、心肺损伤后，患者的生命体征极不稳定。因此，在护理过程中，对危重患者应采用监测仪全程监护，动态观察心率、呼吸、血压、血气、尿量及意识等变化，特别注意患者的呼吸，积极为医师提供可靠资料。在抢救中，休克一经纠正，须严格限制静脉输液，将血压控制在90/60 mmHg左右，在有效灌注的情况下，最大限度地减轻心肺负荷；同时严密监测患者血压、中心静脉压、尿量和血气变化，做好记录，控制输液速度，

严格使用利尿药和强心药，严密监测心肺功能，使心肺功能处于良好状态；尽量避免输入大量晶体液，以减少外渗；晶体液与胶体液的比例采用 1 : 1；心肺功能越差，胶体液的比例应越高，以利于保护心肺功能和稳定全身情况。

（2）机械通气护理管理：呼吸道管理是决定机械通气是否有效及能否顺利脱机的关键。由于感染、失水等因素，爆炸伤患者往往导致气道分泌物多而黏稠，伤重患者不能主动排痰或排痰无力，气道分泌物积滞，从而阻塞支气管，造成通气不畅，甚至肺不张。采取的护理措施有：①严格无菌操作和呼吸机管道的消毒处理，防止交叉感染。②定时翻身、叩背，每 2 h 1 次，翻身按左侧位、平卧、右侧位交替进行。③翻身时放平患者头部，移动呼吸机伸缩延长接头，放置好呼吸机管道，然后将患者缓慢翻至需要体位，再将床头抬高 15° ~ 30°。④呼吸道定时湿化、雾化。⑤根据具体情况，及时、合理地调整机械通气模式及各项参数，防止呼吸肌失用性收缩无力或萎缩。

（3）并发症的防治与护理：由于抢救时使用的侵入性操作多，如各种引流管和减压管、气管插管、呼吸机通气、静脉留置导管等，应严格无菌操作，积极配合医师。患者术后常留有各种管道，尤其是胸腔、腹腔引流管，应根据用途分别做出明显标记，以便进行相应处理。要详细记录各种引流管的引流量，按无菌操作要求对引流切口处定时进行清洁及消毒护理，并保持引流管通畅。

（4）心理护理：爆炸不仅对人的身体造成很大伤害，而且给其心理带来极大的创伤，尤其在平时无心理准备的情况下。护士要多与患者交流、沟通，做到言语温和，态度亲切、诚恳，操作准确、轻柔，运用心理治疗手段进行解释、劝慰、疏导，给予心理支持。做好健康教育工作，将有关治疗康复中的问题及可能出现的结果如实告知患者，使患者对自己疾病的发展、预后有较全面的了解，从而激发其内在潜力，做好应对伤情的充分的思想准备。

（三）火灾现场的救治

1. 火灾致烧伤的特点

伤员多、伤情复杂、表现各异、现场混乱。

2. 火灾救治要点

1）检伤分类：医护人员到达火灾现场后，迅速进行检伤分类，分类依据主要有：烧伤面积，有无合并伤（如吸入性损伤、骨折、颅脑外伤等），有无特殊原因损伤（如化学烧伤、放射性损伤、电击伤等）等。分类时，除注意烧伤面积的大小、部位、深度外，还必须分清以下情况。

（1）休克：特别注意伤员有无口渴、贪饮、烦躁、尿少和脉压减小等休克代偿期症状。尤其对老年、小儿和头颈部严重烧伤的伤员，应有足够的警惕，因伤员可能突然进入失代偿性休克。

（2）呼吸道烧伤：是烧伤早期患者死亡的重要原因之一，应及时发现，尽早施行气管切开，以免缺氧、窒息，加速病情恶化。

（3）有无合并伤：处理中除大血管损伤、严重的内脏伤、开放性骨折等需及时处理外，其他合并伤均需待烧伤休克平稳后，再做进一步处理。积极处理合并伤，强调救命第一、救伤第二的原则。

2）创面保护：创面是细菌侵入血液的门户，烧伤感染并发败血症，其病死率目前仍在50%以上。因此，从现场抢救开始，就应注意对创面的无菌保护。如有颈、胸及四肢环形焦痂，严重影响呼吸和血运，应及时行切开减压术。

3）休克的防治：烧伤休克是烧伤早期主要的并发症和患者死亡原因之一，尤其是成批烧伤的情况，由于客观条件的限制，不仅休克的发生率高，而且纠正多不及时，并发症也较多，如肺水肿、急性肾衰竭、急性呼吸衰竭等。故大面积烧伤患者能否平稳地渡过休克关，除依靠镇静、止痛、保暖、给氧等措施外，关键在于及时补充有效血容量，增加组织的血流灌注，纠正酸中毒、低钠血症及低蛋白血症。

4）镇静、止痛：对机体强烈的刺激和疼痛，常可导致神经内分泌系统的功能紊乱，加速休克的发展。因此，良好的镇静、止痛常可免除这一不良影响的发生，对防治休克具有一定的作用。

3. 急救护理措施

1）现场处置，迅速抢救生命：遵循"先重后轻、先救后治"的原则。无论任何原因引起心脏停搏、呼吸停止的患者，应就地立即进行闭胸心脏按压和人工呼吸，然后将患者撤离现场（主要是脱离缺氧环境），待复苏后进行运送。

2）休克期处理

（1）尽快建立静脉补液通道：一般认为，凡是成人烧伤面积超过20%体表面积或二度烧伤面积超过10%或小儿烧伤面积超过10%或三度烧伤超过5%体表面积，均可能发生休克，故迅速建立静脉补液通道是重要护理工作之一。

（2）镇静、止痛、抗休克：为防止伤员休克和创面发生感染，应给伤员口服止痛药（有颅脑损伤或重度呼吸道烧伤时禁用吗啡）和磺胺类药，或肌内注射抗生素，并嘱其口服烧伤饮料，或饮淡盐茶水、淡盐水等。

3）保持呼吸道通畅：无论是严重烧伤，还是合并呼吸道烧伤与烧伤复合伤患者，即使患者未出现严重休克，也常伴有低氧血症，因此要及时给予氧疗。如患者有严重声嘶、呼吸困难或吸入化学性刺激气体，判定有气道阻塞等情况，单纯吸氧不能纠正缺氧状况，应及时配合进行气管插管或气管切开，进行氧疗。

4）保护创面：现场创面处理应尽量在无痛、无血污、无菌的原则下进行，一般达到肉眼清洁即可，不需要更严格的处理，以免延误时间，加重伤情。若现场无消毒敷料，可用一般的干净被单、衣服、布巾等包裹创面，减少再次污染，避免附加损伤。创面上禁用有色药物和油类制剂，以免影响伤情的判断，增加后续创面处理的困难。水疱应避免弄破，以免增加创面被污染的机会。手足被烧伤时，应将各个指（趾）分开包扎，以防粘连。创面保护要求做到简易、安全、方便运送、促进愈合、减轻疼痛。

（四）海啸、水灾现场救治

1. 海啸、水灾对人体的伤害

1）早期伤病以外伤，感染为主：灾后1周内，以外伤、伤口类疾病为主，占61.46% ~ 79.52%。1周后，其他内科疾病明显上升，占3.93% ~ 71.1%，急性呼吸道感染性疾病发病率较高，出血性肠炎病例时有检出，约占2%。

2）可引发传染病：

（1）饮水水源被污染，水质变差，细菌性痢疾、伤寒、霍乱和甲型肝炎等肠道传染病都有可能流行。

（2）房屋倒塌，人口迁徙易造成鼠疫、流行性出血热等鼠传播疾病流行。

（3）热带地区会出现阿米巴痢疾、蓝氏贾第鞭毛虫感染、弯曲菌肠炎和轮状病毒腹泻，还要注意预防中暑和蛇虫咬伤。

2. 海啸、水灾的救治要点

（1）将淹溺者立即救出水面，清理口、鼻内的异物，保持呼吸道通畅，解除窒息。

（2）如呼吸、心搏微弱或停止，立即实施心肺复苏。

（3）淹溺后有不同程度的肺水肿、脑水肿及肺部感染，应脱水、抗感染、纠正水及电解质代谢紊乱。

（4）体温过低可引起多脏器损害，须给予复温，并连续监测体温及病情变化。

（5）迅速处理出血伤口、多发骨折及脑外伤。

（6）医疗救援与防疫并重。加强对传染病的诊断，对灾民进行健康教育，宣讲防病知识，发放消毒用品，对灾民生活环境进行消毒，防止传染病的流行。

3. 急救护理措施

1）现场评估

（1）护士在抢救患者时，要配合医师迅速判断有无威胁生命的征象，重点判断有无淹溺性肺水肿或呼吸窘迫，并迅速急救：清理口、鼻内的异物，保持呼吸道通畅；迅速倒出淹溺者呼吸道及胃内积水，置于仰卧位，头偏向一侧；呼吸、心搏骤停者，立即实施心肺复苏。淹溺过程发展非常迅速，伤员极易溺亡，因此整个抢救工作必须争分夺秒，不能耽误黄金救治时间。

（2）及时掌握患者病情，向护送人员了解患者的受伤机制，以便及时发现一些隐蔽部位的伤情，为进一步处理赢得抢救时间。

（3）密切观察患者症状，及时处理患者危象。

2）保持呼吸道通畅：给予吸氧。

3）止血：迅速处理出血伤口。

4）建立有效的静脉通道：各种损伤（如大出血）致体液丢失都可导致有效循环血量减少，及时建立有效的静脉通道，对抢救创伤出血、休克等危重患者十分重要。危重患者建立静脉通道的原则和部位如下。

（1）心肺复苏患者：应选上腔静脉系统大血管。上肢大血管距离心脏路径短，用药后能够通过上腔静脉系统迅速进入心脏，发挥复苏作用，如肘正中静脉、头静脉、贵要静脉等，一般避免下肢静脉，以建立 1 ~ 2 条静脉通道为宜。

（2）失血性休克患者：接诊后立即建立 3 ~ 5 条静脉通道，对输液通道进行合理分配，快速补血、补液、应用药物。疑有腹腔脏器破裂出血的患者，不宜选择下肢静脉，因经此补充的液体可通过破裂静脉漏入腹腔而达不到复苏目的。应使用套管针最大限度地快速输入液体、血液等，对烦躁患者，也可保证静脉输液通畅，争取抢救时间。

（3）多发性骨折患者：根据宜于固定、观察、抢救、不影响手术的原则选择静脉穿刺，尽量选择上肢。四肢骨折可选择深静脉置管，如锁骨下静脉置管等，并固定骨折处，保证检查、治疗、操作方便。

（4）脑外伤患者：这些患者意识不清、烦躁，因此建立静脉通道宜用套管针，并建立在易于固定的下肢血管。

5）主要传染病的预防：注意食品、饮水、环境卫生，注意消毒、隔离，对易感人群进行疫苗接种，对群众进行防疫知识宣讲，提高防疫效果。

（五）重大交通事故的现场救治

1.交通事故伤害的特点　交通事故伤害大体可分为减速伤、撞击伤、碾挫伤、压榨伤及扑跌伤等，其中以减速伤、撞击伤较多。减速伤是由于车辆突然而强大的减速所致的伤害，如颅脑损伤、颈椎损伤、主动脉破裂、心脏及心包损伤以及"方向盘胸"等。撞击伤多由机动车直接撞击所致。碾挫伤及压榨伤多由车辆碾压、挫伤，或被变形的车厢、车身和驾驶室挤压伤害所致。因此，交通事故伤害具有伤势重、变化快、死亡率高等特点。

2. **治疗要点** 突发重大交通事故时，会出现成批伤员，现场救治与分流转运尤为重要。应遵循"先复苏后固定、先止血后包扎、先重伤后轻伤、先救治后运送"的原则，利用一切可利用的资源，以最快的速度进行急救和转运，尽可能地使伤员能活着送到医院，为进一步治疗创造条件。

（1）及时、快速、准确的预检分诊：在事故附近空地上临时划分绿、黄、红 3 个区域，按照伤情分别安置轻度、中度、重度伤员，绿、黄、红分别代表轻度、中度、重度，心脏停搏、呼吸停止者经心肺复苏未成功后放置黑卡。

（2）保持呼吸道通畅，解除窒息：及早解除窒息是现场急救的首要任务。必要时行环甲膜穿刺、气管插管、气管切开等紧急手术畅通气道。对心脏停搏、呼吸停止者，立即给予心肺复苏，通常采用闭胸心脏按压和口对口呼气。随后，将伤员安置于侧卧位以防窒息。

（3）包扎止血：控制明显的外出血是减少现场死亡的最重要措施。最有效的紧急止血方法是加压止血。对四肢大动脉破裂出血者，可采用止血带紧急止血，使用时应注意：①使用止血带前应将受伤一侧的肢体抬高，尽量使静脉血回流。②根据伤者受伤一侧的肢体部位选择适宜型号的止血带。③扎止血带前，先用毛

止血－操作视频

巾或其他衣服、棉片做垫，止血带不要直接扎在皮肤上，紧急时可将袖口或裤脚卷起，将止血带扎于其上。④扎止血带的部位要准确，应扎在伤口的近心端，上臂和大腿都应扎在上 1/3 的部位。前臂和小腿不宜使用，因两骨之间有动脉走行，止血效果差；上臂的中 1/3 处禁止扎止血带，以免压迫神经引起上肢麻痹。⑤止血带的松紧要适宜，过紧易损伤神经，过松则不能达到止血的目的。一般以不能摸到远端动脉搏动或出血停止为宜。记录扎止血带的时间，防止因扎止血带过久导致肢体缺血坏死和神经损伤。止血带要每小时放松 1 次，每次 5 ~ 10 min。松止血带时，应压住出血伤口以防大出血导致休克。寒冷季节每 30 min 放松 1 次，结扎时间超过 2 h 者应更换到比原来更高的位置结扎。在包扎过程中，如发现伤口有骨折端外露，切忌将骨折端还纳，以免加重损伤及污染伤口深部导致深层感染。腹壁伤导致肠管外露时，应先用清水冲净泥土等杂物，再用干净的碗、杯等物扣住外露肠管，达到保护的目的，严禁将流出的肠管还纳。有开放性气胸者，立即取半卧位，并用无菌棉垫或干净衣物密封胸壁伤口，再用绷带包扎固定，使开放性气胸变为闭合，迅速送往医院。如能断定为张力性气胸，有条件时可行穿刺排气或上胸部置管引流。

（4）固定伤肢及搬运：骨折伤员在搬运前必须得到妥善固定，避免在搬运时增加伤员的痛苦和加重损伤。四肢骨折伤员应用夹板妥善固定伤肢，以免搬动加重骨折

部位软组织挫伤及出血。怀疑有脊柱损伤的伤员应平卧于硬板上，使用担架搬运、平抱、平抬搬运或多人搬运，切忌一人抱头、一人抬脚。多根肋骨骨折、有明显胸壁反常呼吸运动者，用厚敷料或衣物等压在伤处，外加胶布绷带加压固定，无法充填包扎时，要使伤员卧向浮动壁，也可起到限制反常呼吸的作用。凡重伤员，在搬运、移动前，首先应在平地上放置颈托，或行颈部固定，以防颈椎错位。如暂时无颈托，可用硬纸板等物代替。

（5）快速建立有效的静脉通道：休克是造成创伤患者死亡的直接原因，早期快速、足量扩容是纠正休克的关键。

（6）根据不同伤情采取正确的卧位：一般性创伤的伤者采取仰卧位，颅脑损伤者采取侧卧位或头偏向一侧，防止舌后坠或分泌物阻塞呼吸道。胸腹部创伤者取半卧位或伤侧卧位，以减轻呼吸困难或伤痛。休克者取仰卧中凹位（头和下肢各抬高20°）。脊柱损伤和骨盆骨折的伤者应平卧于硬板床上。

3. 急救护理措施

（1）详细、准确、及时记录病情及救护情况：每位护士负责将自己所处理伤者的姓名、性别、年龄、受伤部位、生命体征、就诊时间、各项检查、治疗、转归、护理、联系人电话等写在卡片上，放于伤者身上显见的部位。

（2）严密观察伤情：密切观察伤者的血压、脉搏、呼吸、面色、伤口出血、肢体皮肤颜色及温度等情况，如发现异常情况，立即配合医师紧急处理。

（3）医护密切配合，准确完成各项操作：医护之间的密切配合是抢救伤员成功的前提。医师下达医嘱后，护士应及时、准确、无误地执行医嘱，并熟练地掌握除颤、通气、止血、固定、包扎、搬运等必备急救技术。同时，护士也要具备较强的心理承受能力及冷静的应急能力。

（4）转运途中的护理：伤者经现场有效的初步急救后，必须尽快按先重后轻的顺序安全运送至后方医院进一步救治，护士要做好途中病情监护。护送带有输液管、气管插管等管路的伤员时，必须保证管路的通畅，防止发生拉拽、脱出、移位、打折、扭曲等情况，并及时更换静脉输液，防止空气栓塞。使用氧气袋吸氧的伤者，应注意在氧气袋上施加一定的压力，以达到最佳的氧气吸入效果。转运途中密切观察病情变化，如发现问题，及时处理。运送伤口疼痛及头痛的伤者时，嘱咐驾驶员注意车速，尽量保持平稳行驶，避免过度震动给伤者增加痛苦，必要时遵医嘱给予镇痛药，使用过的安瓿暂时保留，以便核查。

（5）做好伤者的心理护理：面对突如其来的意外创伤，伤者缺乏思想准备，会产生紧张、恐惧、焦虑等心理，没有安全感，护士要因人而异地做好解释和疏导工作，消除其紧张、恐惧心理，并通过沉着冷静、忙而不乱的抢救工作增加伤者的信任感，使其能积极配合抢救及治疗。

（6）妥善交接：护送伤者到相关的医院后，护理人员应将伤者的病情及急救处理情况（包括给氧、出血量、输液量、输入药物、伤口包扎等）向相应护理人员交接清楚并做详细记录。

（六）其他灾害的现场救治原则

1. 核事故

1）核事故的伤害

（1）爆炸性损伤：是指冲击波在扩散过程中引起的冲击压力损伤。这种冲击波从危害最强烈的中心发出，速度可达每小时数百公里。

（2）核热灼伤：分为闪光灼伤、火焰灼伤两种。闪光灼伤是指发生于人体直接暴露在红外脉冲波的情况下。火焰灼伤是指爆炸之后，可燃物被点燃导致的燃烧，可持续数小时，造成伤员损伤。

（3）核辐射伤：核爆炸的最初 60 s 内，在危害最强烈的中心会产生极高剂量的 γ 射线与中子波，从而导致最严重的破坏，如致病、致癌、致畸胎等。

2）核事故的现场救治原则：我国的核事故应急工作遵循"常备不懈、统一指挥、大力协调、保护公众、保护环境"的 20 字行动原则。由于放射性损伤的远后效应较强，损伤后处理越早，预后越好。基于这一特点，核事故医学应急救援的重点应放在事故区对伤员的抢救和在事故区外现场对伤员的紧急处置上。

（1）救援人员的准备：救援人员在核设施出现严重故障，或核设施附近发生自然灾害危及核设施安全，可能发生故障时，应采取紧急防护措施，做好应急待命。紧急防护措施是指事故发生后短时间内就启动的措施，包括隐蔽、撤离、限用稳定性碘、控制出入口及通道、临时准备的呼吸道防护器具、淋浴、更换衣服、穿防护服等。

（2）现场急救：主要任务是发现和救出受伤人员，对伤员进行初步（紧急）分类诊断和适当的医学处理，抢救需紧急处理的损伤人员。具体措施：①如果现场辐射水平较高，将伤员迅速撤离现场。②以抢救生命为第一要务，且不考虑伤员放射污染程度如何，首先用常规急救的方法抢救生命，如窒息、出血等。③非损伤皮肤表面的放射性污染，用肥皂和自来水清洗，不要使用刺激性强的或促进放射性核素吸收的制剂。④灭火：应帮助重伤员灭火，如脱去着火衣服，用雨衣覆灭等。告诉伤员不要张口喊叫，防止呼吸道烧伤。⑤抗休克：大出血，胸腹冲击伤，严重骨折以及大面积中、重度的烧伤、冲击伤易发生休克，可给予镇静药、止痛药，或用其他简易的防暑或保温方法进行防治，尽可能地给予口服液体。⑥防止窒息：应清除伤员口腔内的泥沙，采取半卧位姿势，将舌引出，加以预防；已发生窒息者，要立即行气管切开，或用大号针头在环甲膜处刺入，以保持呼吸道通畅。

（3）不同伤员紧急处理：根据伤员伤情的紧急程度和现场医学救援能力，实施医学救援的医师可将伤员分为4类：需立即救助（有生命体征，需立即采取措施挽救其生命）、可延缓救助（伤情不会立即发展，可等待最终治疗）、期待救助（抢救生命的希望不大或抢救生命需要大量资源和时间而难以实现）、轻伤救助（轻微受伤，能够走动）。①无危及生命的急症可延迟处理的伤员，经自救、互救和初步去除污染后，应尽快使其离开现场，到紧急分类站接受医学检查和处理。②需立即救助的伤员，应尽快处置，待血压和血容量恢复并稳定后，维持生命指征，及时做去污处理，简单处理外伤后，尽快组织接受治疗。③其他几类伤员，应采取必要的污染监测、去污程序和医学处理措施后再送。④有手术指征的伤员，应尽快做早期外科处理，无手术指征的按可延迟处理和一般程序继续治疗。

（4）可延迟处理伤员的处理原则：①进入紧急分类站前，必须对全部伤员进行体表及创面放射性污染监测，若污染程度超过规定的控制水平，应及时去污，直至达到或低于控制水平。②根据具体情况，酌情给予稳定性碘或抗放射药。③询问病史时，要特别注意事故时伤员所处的位置和条件。④进行必要的检查。⑤当伤员人数较多时，如临床症状轻微，白细胞计数无明显升高和白细胞分类无明显左移、淋巴细胞绝对值减少不明显的伤员，不一定收入医院观察，但须在伤后12 h、24 h和48 h到门诊复查。伤情严重、暂时无法运送的伤员，继续留置抢救，待伤情稳定后再根据情况处理。条件许可时，伤情较重或伤情难以判断的伤员可送往三级医疗单位救治。

2. 化学中毒事件

1）常见化学毒物的种类及特点

（1）刺激性气体中毒类：刺激性气体是一类以对眼、呼吸道黏膜和皮肤有刺激作用为主要特征的化学物，其中一些刺激性气体同时具有强烈的腐蚀作用，是工业生产中经常遇到的一类有害气体。刺激性气体多呈黄褐色、棕红色或深蓝色，常有霉变的干草味或烂苹果味，多以气体或烟雾的形式弥散。刺激性气体种类很多，常见的有氯、氨、光气、氮氧化物、氟化氢、二氧化硫、三氧化硫等。

（2）窒息性气体的分类：窒息性气体不仅在生产环境中常见，也是家庭生活中常见毒物之一，按其性质可分为两类。①化学窒息性气体：指能影响血液氧的携带、运送或损害组织对氧的利用的气体，如一氧化碳、硫化氢、氯化氢、苯等。②单纯窒息性气体：指能引起组织供氧不足发生窒息的无毒、微毒气体和惰性气体，如氮、甲烷、二氧化碳等。

（3）有机溶剂中毒类：有机溶剂主要是指那些难溶于水的油脂、树脂染料、蜡、烃类等有机化合物的液体，其本身也为有机化合物。常见的有苯、甲苯、二甲苯、汽油、煤油、正己烷、甲醇、乙醚、丙酮、二氧化碳等。

（4）高分子化合物中毒类：高分子化合物也称为聚合物或共聚物，是由一种或几种单体聚合或缩聚而成的分子量高达几千至几百万的大分子物质。高分子化合物在正常条件下比较稳定，对人体基本无毒，但在加工或使用过程中可释放出某些游离单体或添加剂，对人体造成一定危害。常见的有四氯乙烯热裂解气、丙烯腈、2-氯乙醇、氯丁二烯等。

（5）农药中毒类：农药指用于消灭和控制危害农作物的害虫、病原菌、鼠类、杂草及其他有害动植物和调节植物生长的药物。按其用途可分为杀虫剂、杀螨剂、杀鼠剂和植物生长调节剂等。农药用途广泛，其中以杀虫剂品种最多，用量最大。常见的有百草枯、美曲膦酯（敌百虫）、乐果等。

2）现场急救处理要点

（1）转移与撤离：迅速将中毒患者转移至安全区域，脱去被污染衣服，洗消污染部位，松开衣领，保持呼吸道通畅，必要时给予吸氧，并注意保暖；迅速将危害地域内与事故抢险及处理无关的人员撤离到安全区内，这是减少不必要人员伤亡的重要措施，也是现场抢险工作的重要任务。

（2）洗消：在现场洗消区进行洗消。脱去患者被污染的衣物，用流动清水及时冲洗污染的皮肤，对可能引起化学性烧伤或可能经皮肤吸收的毒物更要充分冲洗，时间一般不少于 15 min，并考虑选择适当的中和剂进行中和处理；眼睛有毒物溅入或引起灼伤时，要优先迅速冲洗。

现场洗消的基本方法：①物理洗消法包括吸附消毒法、溶洗消毒法、通风消毒法、机械转移消毒法、冲洗消毒法。②化学洗消法是利用化学消毒剂与毒物发生化学反应，改变毒物的分子结构和组成，使毒物变成无毒或低毒物质，从而达到消毒的目的。

常用的消毒法有中和消毒法、氧化还原消毒法、催化消毒法等。对洗消方法的基本要求是：消毒快速、彻底，费用低，消毒剂对人无伤害。

（3）病情观察：密切观察患者意识、瞳孔、血压、呼吸、脉搏等生命体征变化，保持呼吸道通畅，防止梗阻，如发现异常，立即处理。

（4）中止毒物的继续吸收：对经口中毒、毒物为非腐蚀性的患者，立即给予催吐、洗胃、导泻的方法使毒物尽快排出体外；对腐蚀性毒物中毒者，一般不提倡使用催吐与洗胃的方法，应尽快排出或中和吸入体内的毒物，采取解除或对抗毒物毒性的措施。

（5）检伤：急性化学物中毒常为突发的意外事故，现场救治必须快速、及时、准确，先重后轻。检伤分类分级普遍采用 START 分类法。

（6）健康危害评价：根据检测到的有害物质浓度及相关的毒性资料、患者的临床表现，结合环境的地貌特点和气象条件等，及时对泄漏现场及周围人群开展流行病学调查和评估。评估内容包括毒物的种类、数量、暴露方式、途径以及范围，毒物可能威胁暴露范围内的人员数量及分布，人员伤亡情况，卫生救援资源情况，已经采取的应急措施。

（7）现场紧急医学救治：常用方法有以下几种。①应用特效解毒药：如果能够明确中毒类型，应尽早使用特效解毒药，在现场应抓紧时机，立即早期给予相应的特效解毒药。②非特异综合解毒急救疗法：该疗法对任何一种化学中毒都具有综合解毒急救的作用，可较好地解决缺乏特效解毒药的难题。③对症和支持治疗：保护重要器官功能，维持酸碱平衡，防止水、电解质代谢紊乱，防止继发感染以及并发症和后遗症等。④氧疗：有缺氧症状时，可给予鼻塞、鼻导管或面罩给氧；发生严重肺水肿或急性呼吸窘迫综合征时，给予呼吸机支持治疗。

3. **生物恐怖袭击** 是指使用致病性微生物或病毒等作为恐怖袭击的武器，或者通过一定的途径散布致病性细菌、病毒等，造成烈性传染病等疫情的暴发和流行，导致人群失去活动能力、死亡，引发社会动荡。

应对生物恐怖袭击的紧急救护包括以下几个方面。

1）了解、熟悉生物恐怖袭击的接触途径

（1）吸入途径：指细菌飘浮在空气中，吸入肺部形成吸入性感染。在生物恐怖袭击中，大多数生物制剂的接触途径是吸入，患者死亡率非常高。

（2）经口途径：细菌可以附着在食物上进入肠道，形成肠道感染。生物制剂的经口途径被认为是次要的，但仍然值得注意。

（3）经皮肤途径：完整的皮肤能有效预防大多数生物制剂的入侵，而黏膜擦伤或其他有损伤的皮肤将成为细菌和病毒的感染通道。在生物恐怖袭击时，对这些损伤部位应予以保护。手或身体外部接触到细菌后形成接触渗透性感染，皮肤性感染的死亡率达到 30%。

2）对生物恐怖袭击可能性的现场判断：发生生物恐怖袭击可能性的提示有如下几种。①发生地区性的罕见疾病或非自然发生的疾病，或同一人群中出现多次罕见疾病。②若同样一些患者发生了多种疾病，提示生物恐怖袭击可能使用了复合制剂。③居住在同一地区的居民发生大量人员伤亡。④暴发的群体性疾病（非传染性生物制剂）。⑤明显的烟雾接触感染。⑥高危人群的高发病率和死亡率。⑦疾病局限在局部区域或工作场所。⑧在有空气过滤装置或完全通风系统环境中的人群感染率低。⑨多种类动物的死亡预警。⑩暴发地区不存在足够的其他传病媒介（生物制剂也是传病媒介）。

3）对生物制剂袭击的应对

（1）身体防护：抵御生物制剂最有效且最重要的途径是身体防护。一个全封闭的呼吸器能避免呼吸道和黏膜、眼结膜等暴露在有感染性和毒性的生物制剂中。理论上讲，此时不需要再采取其他措施。然而，由于现在的探测技术尚不完善，特别是在平民百姓中，可能难以实现身体防护。

（2）去除污染：对生物恐怖袭击所散布的生物战剂的消毒，又称为生物战剂的洗消，即指用物理或化学方法杀灭和清除污染的生物战剂，以达到无害化处理。发生生物恐怖袭击时，需要对受袭击的现场以及对受生物污染和可能受生物污染的人群进行快速洗消，以达到迅速消除生物污染、防止扩散、减少伤亡和恢复秩序的目的。

小结

1. 本章从灾害医疗救援队的管理、组建模式分类及活动，说明了组建灾害医疗救援队的必要性，提升灾害医疗救援队的能力和水平至关重要。

2. 从紧急救助及转移、现场营救及救治、现场急救处置 3 个方面阐述了灾害现场救援的关键任务，并根据检伤分类最大限度地保障生命安全。

3. 阐述了不同灾害的现场救治，说明了不同灾害现场救援重点与特殊点，在应急救援过程中，既要遵循应急救援的一般程序，也要把握特殊灾害应急救援的特殊程序。

（张兰芳　孙丽媛）

✎ 本章内容精要

主要探讨了应急救援与现场处置的各个方面，包括灾害医疗救援队的组建、紧急救助与转移、现场营救与救治以及现场急救处置。

一、灾害医疗救援队的组建

1. 必要性：灾害医疗救援队是灾害救援体系的重要组成部分，需要外界帮助以满足受灾地区救灾的需求。

2. 组成结构：应包括卫生应急管理人员、医疗卫生专业人员、技术保障人员、后勤保障人员，以及必要时的信息宣传或外联人员。

3. 组建模式分类：按行政层次（国家级和地方级）、专业（综合型和专业型）和组建主体（军队医疗为主体、地方医疗为主体、军民结合为主体）进行分类。

二、紧急救助和转移

1. 疏散与转运原则：包括安全性、先重后轻、科学阶梯转运和统一指挥原则。

2. 疏散与转运任务：涉及伤员转运准备、伤员搬运、转运途中治疗观察、伤员体位安置、医院安排和信息沟通。

3. 避难疏散场所规划原则和要求：包括安全、就近避难、平灾结合、综合防灾、步行为主、照顾灾害弱者、动态性与灵活性。

三、现场营救、救治

1. 现场营救救治原则：先救命后治伤，先重伤后轻伤。

2. 现场营救救治程序：快速评估病情，迅速判断伤情，及时采取措施抢救伤员，防止或减轻后遗症，及时运送伤员。

四、现场急救处置

1. 检伤分类：包括简明检伤分类与快速急救系统（START）、Homebush 检伤分类法和 MASS 检伤分类法。

2. 不同灾害的现场救治：包括地震、爆炸、火灾、海啸、水灾和重大交通事故的现场救治原则和措施。

思考题

1. 在不同类型灾害中，如何根据灾害特点快速组建和调整救援队伍。

2. 假设你是一个灾区的医疗救援指挥官，你需要制定一个紧急疏散与转运的策略。请根据本章提到的疏散与转运原则，描述你的策略，并解释如何确保伤员安全和提高转运效率。

3. 考虑到 START、Homebush 和 MASS 三种检伤分类方法，如果在一个大型灾害现场，资源有限且伤员众多，你会选择哪种检伤分类方法？请解释你的选择，并讨论如何根据伤员的分类优先分配有限的医疗资源。

本章习题

第八章

急救药物

学习目标

识记 1. 简述常用急救药物的剂量与用法。

2. 简述常用急救药物的不良反应与注意事项。

理解 常用急救药物的药理作用。

运用 1. 配合医师正确地使用急救药物，识别不当用药医嘱。

2. 及时识别急救药物的不良反应与相应护理风险。

药物在医学上的作用不言而喻。在急救过程中，各种急救药品更是医护人员的精锐武器，常用急救药物的规范、合理应用对于成功挽救急危重症患者生命、提高抢救成功率、降低不良事件发生率至关重要。

学习难点

1. 药理作用的复杂性：每种药物的作用机制，特别是对于那些具有多重作用的药物，如肾上腺素和胺碘酮。

2. 适应证与禁忌证的区分：区分每种药物的适应证和禁忌证，这对于临床决策至关重要，尤其是对于那些有特定禁忌的疾病状态。

3. 剂量计算和调整：不同药物的剂量计算方法，特别是对于那些需要根据患者体重或病情调整剂量的药物，如胰岛素和甘露醇。

4. 药物的剂型和给药途径：每种药物的剂型和推荐给药途径，包括静脉注射、肌内注射、皮下注射等。

5. 不良反应的识别和处理：各种药物可能引起的不良反应，并学会如何管理和处理这些反应。

6. 药物相互作用：药物之间的相互作用，特别是对于那些可能增强或减弱药效的药物组合。

7. 急救情况下的快速决策：在紧急情况下，快速准确地选择正确的药物和剂量，这对于急救人员来说是一个挑战。

第一节　心脏复苏药物

一、盐酸肾上腺素注射液

（一）药理作用

肾上腺素（adrenaline，epinephrine）是肾上腺素能 α 受体和 β 受体激动剂，可增强心肌收缩力，加速传导，加快心率，提高心肌的兴奋性，增加心排血量；使血管收缩，尤其是皮肤、黏膜、肾血管收缩明显；可舒张冠状动脉，迅速改善心肌的血液供应，同时舒张骨骼肌和肝血管。

（二）药物应用

1. 适应证　①过敏性疾病。②支气管痉挛所致严重呼吸困难。③各种类型心搏骤停患者的心肺复苏。④局部应用可延长浸润麻醉用药的作用时间。

2. 禁忌证　①心源性哮喘、器质性心脏病。②原发性高血压、冠状动脉疾病、脑动脉硬化。③甲状腺功能亢进、洋地黄中毒。

3. 剂量及常见用法

1）剂型、剂量：针剂，1 mg/mL。

2）常见用法（成人常用量）

（1）抗过敏：首先皮下或肌内注射 0.2 ~ 0.5 mg，必要时可每隔 10 ~ 15 min 重复给药 1 次，用药量可逐渐增加至一次 1 mg；过敏性休克时，初始用量为 0.5 mg，皮下或肌内注射，随后 0.025 ~ 0.05 mg 静脉注射，如需要，可每隔 5 ~ 15 min 重复给药 1 次。

（2）治疗支气管痉挛：初始用量 0.2 ~ 0.5 mg，皮下注射，必要时可每隔 20 min 至 4 h 重复 1 次，逐渐增量至一次 1 mg。

（3）治疗心搏骤停：稀释后心内注射或静脉注射，每次 1 mg，必要时可每隔 5 min 重复 1 次。

（4）作为血管收缩药用于麻醉期间：肾上腺素在局部麻醉药中的浓度，蛛网膜下腔阻滞时宜偏高（1：10 000），总量以 0.3 mg 为度；浸润局部麻醉时宜偏低（1：100 000 或 1：200 000），总量不得超过 1 mg。

（三）不良反应及注意事项

1. 可有心悸、头痛、眩晕、烦躁、四肢发凉、血压升高等不良反应，用药局部可有水肿、充血、炎症等。

2. 心肺复苏成功后应立即控制本药使用，否则因用量过大或皮下注射误入血管引起血压突然上升可能导致脑出血。

3. 用药次数多而效果不佳或症状加重时，应考虑耐药的可能。

二、硫酸阿托品注射液

（一）药理作用

阿托品（atropine）属 M 胆碱受体阻断剂，可竞争性拮抗乙酰胆碱或胆碱受体激动药对 M 胆碱受体的激动作用，阻断腺体细胞膜上 M 胆碱受体，抑制腺体分泌；阻断眼部所有 M 胆碱受体，使瞳孔括约肌和睫状肌松弛；对胆碱能神经支配的多种内脏平滑肌有松弛作用，可抑制胃肠道平滑肌痉挛、抑制膀胱收缩、扩张支气管；解除迷走神经对心脏的抑制。

（二）药物应用

1. 适应证　①全身麻醉前给药及吞咽困难病症。②各种内脏绞痛，如胃肠绞痛及膀胱刺激症状。③窦性心动过缓、窦房传导阻滞、房室传导阻滞等缓慢型心律失常。④解救有机磷酸酯类中毒。⑤抗休克。

2. 禁忌证　①青光眼、前列腺增生、高热患者禁用。②反流性食管炎、溃疡性结肠炎患者慎用。③急性心肌梗死并心动过速、心脏病患者慎用。

3. 剂量及常见用法

1）剂型、剂量：针剂，0.5 mg/mL。

2）常见用法（成人常用量）

（1）静脉注射：

一般用药：一次 0.3 ~ 0.5 mg，一日 0.5 ~ 3 mg。极量：一次 2 mg。

抢救感染中毒性休克、改善微循环：一次 1 ~ 2 mg，或按 0.02 ~ 0.05 mg/kg，用 5% 葡萄糖注射液稀释后于 5 ~ 10 min 静脉注射，每 15 ~ 30 min 静脉注射 1 次，2 ~ 3 次后如情况不见好转，可逐渐增加用量，直至患者面色潮红、四肢温暖、瞳孔中度散大、收缩压在 10 kPa（75 mmHg）以上时，逐渐减量至停药。

抗心律失常：一次 0.5 ~ 1 mg，按需可每 1 ~ 2 h 给药 1 次，最大量为 2 mg。

（2）肌内注射：

一般用药：一次 0.3 ~ 0.5 mg，一日 0.5 ~ 3 mg。极量：一次 2 mg。

麻醉前用药：术前 0.5 ~ 1 min 肌内注射 0.5 mg。

（3）皮下注射：

一般用药：一次 0.3 ~ 0.5 mg，一日 0.5 ~ 3 mg。极量：一次 2 mg。

缓解内脏绞痛：包括胃肠痉挛引起的疼痛、肾绞痛、胆绞痛、胃及十二指肠溃疡，一次 0.5 mg。

麻醉前用药：皮下注射 0.5 mg。

（4）治疗有机磷毒物中毒：首次用量为轻度中毒 2.0 ~ 4.0 mg，中度中毒 4.0 ~ 10.0 mg，重度中毒 10.0 ~ 20.0 mg。重复用药剂量为其半量，重复的次数根据病情而异，达到阿托品化后减量或改用维持量。

（三）不良反应及注意事项

1. 常见不良反应为视物模糊、瞳孔扩大、口干、心率加快、便秘、出汗减少及皮肤潮红。

2. 用药过量时，还可出现呼吸加快、烦躁不安、惊厥等中枢兴奋症状。

3. 当出现心率快并伴有室性期前收缩、室性心动过速时，应立即停药，及时通知医师。

第二节 强心药及抗心律失常药

一、去乙酰毛花苷注射液

（一）药理作用

去乙酰毛花苷注射液是洋地黄类药物的一种，其主要作用有正性肌力、负性频率及降低窦房结自律性。

（二）药物应用

1. 适应证 ①心力衰竭，由于其作用速度较快，适用于急性心功能不全或慢性心功能不全急性加重的患者。②控制伴快速心室率的心房颤动、心房扑动患者的心室率。③终止室上性心动过速，因起效慢，现已少用。

2. 禁忌证 ①室性心动过速者禁用。②洋地黄过敏或中毒者禁用。③急性心肌梗死早期者慎用。④低钾血症或高钙血症者慎用。

3. 剂量及常见用法

（1）剂型、剂量：针剂，0.4 mg/2 mL。

（2）常见用法（成人常用量）：用 5% 葡萄糖注射液稀释后缓慢静脉注射，首日负荷总量不超过 1.6 mg。首剂 0.4 ~ 0.6 mg，以后每 2 ~ 4 h 再给 0.2 ~ 0.4 mg。2 周内用过洋地黄制剂者，剂量酌减。

（三）不良反应及注意事项

1. 应密切观察患者有无恶心、呕吐、厌食、头痛、头晕及黄视等症状。

2. 用药期间注意监测患者电解质及肾功能情况。

3. 不宜与钙注射剂合用。

二、盐酸多巴酚丁胺注射液

（一）药理作用

盐酸多巴酚丁胺（dobutamine）主要通过选择性激动 β 肾上腺素受体，增强心肌收缩力，增加心排血量。

（二）药物应用

1. 适应证　用于器质性心脏病时心肌收缩力下降引起的心力衰竭，包括心脏直视手术后所致的低心排血量综合征，作为短期支持治疗。

2. 禁忌证　①梗阻性肥厚型心肌病患者禁用。②心房颤动者慎用。③高血压者慎用。

3. 剂量及常见用法

（1）剂型、剂量：针剂，20 mg/2 mL。

（2）常见用法（成人常用量）：将多巴酚丁胺加于 5% 葡萄糖溶液或 0.9% 氯化钠注射液中稀释后，以 2.5 ~ 10 μg/（kg·min）给药，在 15 μg/（kg·min）以下剂量时，心率和外周血管阻力基本无变化；偶用＞ 15 μg/（kg·min），但需注意过大剂量仍然有可能加速心率并产生心律失常。

（三）不良反应及注意事项

1. 剂量过大可使心率加快、血压下降，导致或加重心肌缺血。

2. 本药不能与碱性溶液在同一输液器中混合。

3. 用药期间患者可出现心悸、头痛、气短、血压升高等不良反应。

三、盐酸胺碘酮注射液

（一）药理作用

胺碘酮（amiodarone）属 Ⅲ 类抗心律失常药，具有轻度非竞争性的 α 及 β 肾上腺素受体阻滞作用，可延长各部心肌组织的动作电位及有效不应期；减慢心房及心肌传导速度；降低窦房结自律性；延长 Q-T 间期和 QRS 波。

（二）药物应用

1. 适应证　本药为广谱抗心律失常药，对心房扑动、心房颤动、室上性心动过速、室性心动过速、房性或室性期前收缩、心室颤动都有效。

2. 禁忌证　①房室传导阻滞及 Q-T 间期延长者禁用。②甲状腺功能异常或有既往史者禁用。③窦性心动过缓者慎用。

3. 剂量及常见用法

（1）剂型、剂量：针剂，0.15 g/3 mL。

（2）常见用法：静脉注射，负荷量 3 mg/kg，然后以 1 ~ 1.5 mg/min 静脉滴注维持，6 h 后减至 0.5 ~ 1 mg/min，一日总量 1200 mg，最大不超过 2.0 ~ 2.2 g。以后逐渐减量，静脉滴注胺碘酮最好不超过 3 ~ 4 日。

（三）不良反应及注意事项

1. 长期应用可见角膜褐色微粒沉着，不影响视力，停药后可逐渐消失。

2. 静脉用药时应注意防止药物外渗。

3. 用药期间密切观察患者的心率、心律、血压的变化，追踪心电图、肝功能、甲状腺功能、肺功能及眼科检查结果。

四、盐酸利多卡因注射液

（一）药理作用

盐酸利多卡因（lidocaine）为局部麻醉药，同时属 I b 类抗心律失常药，可降低心室肌及心肌传导纤维的自律性和兴奋性。

（二）药物应用

1. 适应证　①室性心律失常，静脉注射适用于因急性心肌梗死、外科手术、洋地黄中毒等所致的急性室性心律失常，包括室性期前收缩、室性心动过速及心室颤动。②癫痫持续状态用其他抗癫痫药无效。③局部或椎管内麻醉。

2. 禁忌证　①二度及三度房室传导阻滞者禁用。②严重窦房结功能障碍者禁用。③严重窦性心动过缓者慎用。④肝、肾功能障碍者慎用。

3. 剂量及常见用法

1）剂型、剂量：针剂，0.1 g/5 mL。

2）常见用法

（1）静脉注射：以 1 ~ 1.5 mg/kg（一般用 50 ~ 100 mg）作为首次负荷量，静脉注射 2 ~ 3 min，必要时每 5 min 后再重复注射 1 ~ 2 次，最大量不超过 300 mg。静脉注射 1 h 内最大负荷量为 4.5 mg/kg（或 300 mg）。最大维持量为 4 mg/min。

（2）静脉滴注：一般以 5% 葡萄糖注射液配成浓度为 1 ~ 4 mg/mL 的药液静脉滴注或用输液泵给药，用负荷量后可继续以 1 ~ 4 mg/min 的速度静脉滴注维持；或以 0.015 ~ 0.03 mg/（kg·min）的速度静脉滴注。老年人、心力衰竭、心源性休克、肝血流量减少、肝或肾功能损害时应减少用量，以 0.5 ~ 1 mg/min 的速度静脉滴注。

（三）不良反应及注意事项

1. 可抑制传导，引起房室传导阻滞；抑制心肌收缩力，减少心排血量。

2. 肝功能不良患者静脉注射速度过快时，可出现头晕、嗜睡、感觉异常等不良反应。

3. 心力衰竭、肝功能不全患者长期静脉滴注后可产生药物蓄积，儿童或老年人应适当减量。

第三节　升压药及抗高血压药

一、盐酸多巴胺注射液

（一）药理作用

盐酸多巴胺（dopamine）可激动交感神经系统肾上腺素受体和位于肾、肠系膜、冠状动脉、脑动脉的多巴胺受体；小剂量［0.5 ~ 2 μg/（kg·min）］时主要作用于多巴胺受体，使肾及肠系膜血管扩张，肾血流量及肾小球滤过率增加，尿量及钠排泄量增加；小剂量至中等剂量［2 ~ 10 μg/（kg·min）］时能直接激动 β_1 受体以及间接促使去甲肾上腺素自贮藏部位释放，对心肌产生正性应力作用，使心肌收缩力及心脏每搏输出量增加，最终使心排血量加大，收缩压升高，脉压可能增大，舒张压无变化或轻度升高，外周血管总阻力常无改变，冠状动脉血流及心肌氧耗改善；大剂量［> 10 μg/（kg·min）］时激动 α 受体，导致周围血管阻力增加，肾血管收缩，肾血流量及尿量反而减少。由于心排血量及周围血管阻力增加，致使收缩压及舒张压均增高。

（二）药物应用

1. **适应证**　①心肌梗死、创伤、内毒素败血症、心脏手术、肾衰竭、充血性心力衰竭等引起的休克综合征；补充血容量效果不佳的休克，尤其有少尿及周围血管阻力正常或较低的休克。②洋地黄及利尿药无效的心功能不全。

2. **禁忌证**　①嗜铬细胞瘤患者禁用。②高血压、心肌梗死、室性心律失常患者慎用。

3. 剂量及常见用法

1）剂型、剂量：针剂，20 mg/2 mL。

2）常见用法

（1）成人静脉注射：开始时 1 ~ 5 μg/（kg·min），10 min 内以 1 ~ 4 μg/（kg·min）的速度递增，以达到最佳疗效。

（2）慢性顽固性心力衰竭：静脉滴注，开始时 0.5 ~ 2 μg/（kg·min），逐渐递增，多数患者给予 1 ~ 3 μg/（kg·min）即可生效。

（3）闭塞性血管病变：静脉滴注，开始时 1 μg/（kg·min），逐渐增至 5 ~ 10 μg/（kg·min），直到 20 μg/（kg·min），以达到最满意的效应。

（4）危重病例：5 μg/（kg·min），静脉滴注，然后 5 ~ 10 μg/（kg·min），递增至 20 ~ 50 μg/（kg·min），以达到满意的效果。

（三）不良反应及注意事项

1. 如静脉滴注速度过快，可出现心律失常、头痛、高血压等不良反应。

2. 用药期间注意防止药液外渗。

3. 用药过程中需密切监测患者心率、中心静脉压、动脉血气、尿量及尿相对密度等。

二、重酒石酸间羟胺注射液

（一）药理作用

间羟胺（metaraminol）又名阿拉明，主要直接激动 α 受体，对 $β_1$ 受体作用较弱，有收缩血管、升高收缩压和舒张压、增强心肌收缩力、使休克患者的心排血量增加的作用。

（二）药物应用

1. 适应证 ①预防椎管内麻醉时发生的急性低血压。②因出血、药物过敏、手术并发症、脑外伤或脑肿瘤合并休克而发生的低血压的辅助性对症治疗。③心源性休克或败血症所致的低血压。

2. 禁忌证 用氯烷、氟烷、环丙烷进行全身麻醉者；2 周内曾用过单胺氧化酶抑制药者。

3. 剂量及常见用法

1）剂型、剂量：针剂，10 mg/mL。

2）常见用法

（1）成人：①肌内或皮下注射 2 ~ 10 mg（以间羟胺计，以下同），由于最大效应不是立即显现，在重复用药前，对初始用量所致效应至少要观察 10 min。②静脉注射，初始用量为 0.5 ~ 5 mg，继而持续静脉滴注，用于重症休克。③静脉滴注，将间羟胺 15 ~ 100 mg 加入 0.9% 氯化钡注射液或 5% 葡萄糖注射液 500 mL 内，调节滴速，以维持理想的血压。成人极量一次 100 mg（0.3 ~ 0.4 mg/min）。

（2）小儿：①肌内或皮下注射，0.1 mg/kg，用于严重休克。②静脉滴注，0.4 mg/kg 或 12 mg/m²，用氯化钠注射液稀释至每 25 mL 中含间羟胺 1 mg 的溶液，滴速以维持理想的血压为度。

（三）不良反应及注意事项

1. 用药期间注意防止药液外渗。

2. 用药中应密切注意控制静脉滴注的流速与药物浓度，力求以最小剂量控制于预期血压水平，并保持平稳。

3. 注意观察尿量的变化，如尿量持续 2 h 小于 30 mL，应向医师报告，予以处理。

三、重酒石酸去甲肾上腺素注射液

（一）药理作用

去甲肾上腺素（noradrenaline，NA）是 α 肾上腺素受体激动药，激动血管 α_1 受体，使血管收缩，以皮肤、黏膜收缩最明显；较弱激动 β_1 受体，使心肌收缩力加强，心率加快，心排血量增加。

（二）药物应用

1. 适应证　①早期神经源性休克。②食管、胃黏膜局部止血。

2. 禁忌证　严重微循环障碍、高血压、器质性心脏病患者禁用。

3. 剂量及常见用法

（1）剂型、剂量：针剂，2 mg/mL。

（2）常见用法：用 5% 葡萄糖注射液或葡萄糖氯化钠注射液稀释后静脉滴注。成人常用量：开始以 8 ~ 12 μg/min 静脉滴注，调节滴速，使血压升到理想水平；维持量为 2 ~ 4 μg/min。在必要时可按医嘱超过上述剂量，但需注意保持或补足血容量。小儿常用量：开始以 0.02 ~ 0.1 μg/（kg·min）静脉滴注，按需要调节滴速。

（三）不良反应及注意事项

1. 如静脉滴注时间过长、浓度过高或药液渗出血管，可引起局部缺血、坏死。

2. 用药期间注意尿量的变化，保持尿量 25 mL/h 以上。

四、硝普钠

（一）药理作用

硝普钠（sodium nitroprusside）可直接松弛小动脉和静脉平滑肌，扩张静脉可降低左、右心室的前负荷，扩张动脉可降低心室的后负荷。

（二）药物应用

1. 适应证　高血压急症、高血压合并心力衰竭。

2. 禁忌证　①代偿性高血压患者禁用。②脑病或颅内压增高患者慎用。③肝功能损害患者慎用。

3. 剂量及常见用法

（1）剂型、剂量：针剂，每支 50 mg。

（2）常见用法：静脉滴注前，将本药 50 mg 用 5% 葡萄糖注射液 2 ~ 3 mL 溶解，再以 5% 葡萄糖注射液 250 mL 稀释至所需浓度，输液器要用铅箔或不透光材料包裹以避光。成人静脉滴注，开始 0.5 μg/（kg·min），根据治疗反应按 0.5 μg/（kg·min）递增，逐渐调整剂量，常用剂量为 3 μg/（kg·min）。极量为 10 μg/（kg·min）。总量为 3.5 mg/kg。用于心力衰竭治疗应从更小剂量开始，如 0.1 μg/（kg·min），根据血压和病情逐渐增加剂量。小儿静脉滴注，1.4 μg/（kg·min），按药物效应逐渐调整用量。

（三）不良反应及注意事项

1. 静脉滴注患者可出现恶心、呕吐、烦躁、肌肉痉挛、头痛等。大剂量或连续使用可引起血浆氰化物或硫氰化物浓度升高而中毒。

2. 使用时需现配现用，充分溶解，避光。

3. 用药期间应注意密切监测血压的变化。

五、硝酸甘油注射液

（一）药理作用

硝酸甘油（nitroglycerin）可直接使平滑肌松弛，减轻心脏前、后负荷，以前负荷为主。

（二）药物应用

1. 适应证　①治疗或预防心绞痛、心力衰竭和心肌梗死。②外科手术中诱导低血压和控制高血压。

2. 禁忌证　①严重贫血、青光眼、颅内压增高者禁用。②低血压、心肌梗死早期患者慎用。

3. 剂量及常见用法

（1）剂型、剂量：针剂，5 mg/1 mL。

（2）常见用法：硝酸甘油 5 ~ 10 mg 稀释后，静脉滴注或泵入，开始剂量为 5 μg/min，可每 3 ~ 5 min 增加剂量，注射剂量按 5 μg/min 递增。如在 20 μg/min 时仍无效，可以 10 μg/min 递增，以后可以 20 μg/min 递增。患者对硝酸甘油的个体差异很大，无固定剂量，应根据个体的血压、心率、血流动力学参数来调整剂量。原则上最大用量不超过 100 μg/min。

（三）不良反应及注意事项

1. 应用硝酸甘油时，常有面颈部皮肤发红、搏动性头痛和眼内压增高等不良反应。

2. 静脉用药时需密切监测血压变化。

3. 持续用药时间超过 24 h 会产生耐药性，可逐渐减量再停药。

4. 由于许多塑料输液器可吸附硝酸甘油，应采用非吸附本品的输液装置，如玻璃输液瓶。在贮存及使用过程中应注意避光。

第四节　呼吸兴奋药及平喘药

一、尼可刹米

（一）药理作用

尼可刹米（nikethamide）又名可拉明（coramine），能直接兴奋延髓呼吸中枢，也可通过刺激颈动脉窦和主动脉体化学感受器，反射性地兴奋呼吸中枢，使呼吸加深、加快。

（二）药物应用

1. 适应证　用于中枢性呼吸抑制及其他继发性呼吸抑制。

2. 禁忌证　①抽搐及惊厥患者禁用。②脑水肿、心律不齐、急性心绞痛、支气管哮喘患者慎用。

3. 剂量及常见用法

（1）剂型、剂量：针剂，0.375 g/1.5 mL。

（2）常见用法：皮下、肌内或静脉注射。常用量：成人一次 0.25 ~ 0.5 g；极量：一次 1.25 g。

（三）不良反应及注意事项

1. 剂量过大可引起血压升高、心悸、心律失常等不良反应。

2. 用药前要先解除呼吸道梗阻。

3. 避光保存。

二、盐酸洛贝林

（一）药理作用

洛贝林（lobeline）可通过刺激颈动脉窦和主动脉体的化学感受器反射性地兴奋呼吸中枢，使呼吸加快、加深。

（二）药物应用

1. 适应证　主要用于各种原因引起的中枢性呼吸抑制。

2. 禁忌证　高血压患者禁用。

3. 剂量及常见用法

1）剂型、剂量：针剂，3 mg/1 mL。

2）常见用法

（1）静脉注射：常用量，成人一次 3 mg；极量，一次 6 mg，一日 20 mg。

（2）皮下注射或肌内注射：常用量，成人一次 10 mg；极量，一次 20 mg，一日 50 mg。

（三）不良反应及注意事项

1. 剂量过大可致心动过速、呼吸困难、惊厥，甚至死亡。

2. 用药期间应密切监测患者的生命体征。

3. 增加呼吸次数可增加耗氧量，必要时可加大吸氧流量。

三、氨茶碱

（一）药理作用

氨茶碱（aminophylline）可解除支气管平滑肌痉挛，还有轻度的扩张冠状动脉和利尿作用。

（二）药物应用

1. 适应证　①支气管哮喘。②慢性喘息性支气管炎。③心源性哮喘。

2. 禁忌证　①急性心肌梗死伴血压显著降低。②活动性消化性溃疡。

3. 剂量及常见用法

1）剂型、剂量：针剂，0.25 g/2 mL。

2）成人常用量

（1）静脉注射：一次 0.25 ~ 0.5 g，一日 0.5 ~ 1 g，每 25 ~ 50 mg 用 25%、50% 葡萄糖注射液稀释至 20 ~ 40 mL，注射速度为 ≤ 10 mg/min［静脉注射茶碱类速度过快和（或）浓度过高，可造成心律失常，此种用法应慎重选择，仅在特殊需要时严格按规范应用］。

（2）静脉滴注：一次 0.25 ~ 0.5 g，一日 0.5 ~ 1 g，以 5%、10% 葡萄糖注射液稀释后缓慢静脉滴注。

（三）不良反应及注意事项

1. 本药的中枢兴奋作用可使少数患者产生激动不安、失眠、谵妄、惊厥等症状。

2. 用药期间应定期监测患者的血清茶碱浓度。

第五节　镇痛药、镇静药及阿片受体拮抗剂

一、盐酸吗啡注射液

（一）药理作用

吗啡（morphine）为中枢神经抑制药，通过激动脊髓胶质区、丘脑内侧、脑室及导水管周围灰质等部位的阿片受体产生镇痛作用；激活中脑 - 边缘系统和蓝斑核的阿片受体而影响多巴胺能神经功能，产生镇静作用；抑制呼吸、镇咳、缩瞳；扩张血管、降低外周血管阻力。

（二）药物应用

1. 适应证　①主要用于缓解或消除严重创伤、烧伤、手术引起的疼痛。②缓解内脏平滑肌痉挛引起的绞痛。③缓解心肌梗死引起的剧痛。

2. 禁忌证　①禁用于分娩止痛和哺乳期妇女止痛。②支气管哮喘及肺源性心脏病患者禁用。③颅脑损伤所致颅内压增高患者禁用。

3. 剂量及常见用法

（1）剂型、剂量：针剂，10 mg/mL。

（2）常见用法（成人常用量）：①皮下注射，每次 5 ~ 15 mg，一日 15 ~ 40 mg。极量：一次 20 mg，一日 60 mg。②静脉注射：盐酸吗啡镇痛时 5 ~ 10 mg；用作静脉全身麻醉不超过 1 mg/kg，不足时加用作用时效短的本类镇痛药，以免苏醒延迟、术后发生血压下降和长时间呼吸抑制。③手术后镇痛：注入硬膜外隙，一次 1 ~ 2 mg，最好不超过 3 mg。按一定的间隔可重复给药多次。注入蛛网膜下腔，一次 0.1 ~ 0.2 mg，原则上不再重复给药。

（三）不良反应及注意事项

1. 治疗量吗啡可引起眩晕、恶心、呕吐、便秘、呼吸抑制、尿少、免疫抑制等不良反应。

2. 每次给药时间至少间隔 4 h，以免引起蓄积中毒或成瘾。

3. 用药期间嘱患者不可饮酒、吸烟。

4. 用药期间注意密切观察患者用药依赖性和耐受性，并注意观察患者有无呼吸抑制、瞳孔缩小等早期中毒症状。

二、盐酸哌替啶

（一）药理作用

哌替啶（pethidine）又名度冷丁（dolantin），主要激动 μ 型阿片受体，在体内能与吗啡受体结合，药理作用与吗啡基本相同，镇痛作用弱于吗啡，镇静、呼吸抑制、致欣快和扩血管作用与吗啡相当。

（二）药物应用

1.适应证　①创伤、手术、分娩及内脏绞痛等各种剧痛的镇痛。②心源性哮喘。③麻醉前给药及人工冬眠。

2.禁忌证　①过敏、惊厥、疼痛原因不明患者禁用。②颅脑损伤、颅内压增高患者禁用。③慢性阻塞性肺疾病、肺源性心脏病患者禁用。

3.剂量及常见用法

1）剂型、剂量：针剂，50 mg/mL。

2）常见用法

（1）肌内注射：成人常用量：一次 25 ～ 75 mg，一日 100 ～ 400 mg；极量：一次 100 mg，一日 600 mg。

（2）静脉注射：成人一次以 0.1 ～ 1.0 mg/kg 为限。

（3）麻醉前给药：术前 30 ～ 60 min 肌内注射 1.0 mg/kg。

（4）麻醉维持：静脉滴注，按 1.2 ～ 2.0 mg/kg 计算总用量，配成稀释液，成人一般 1 mg/min，静脉滴注，小儿滴速相应减慢。

（5）手术后镇痛：由患者自控镇痛，静脉或硬膜外注射，单次 5 ～ 30 mg。连续 5 ～ 10 mg/h，锁定时间 5 ～ 15 min。

（三）不良反应及注意事项

1.患者可有眩晕、出汗、口干、恶心、呕吐、心悸和直立性低血压等不良反应。

2.反复应用易产生耐药性，用药应遵循小剂量、少用、不常规用、不滥用的原则。

3.密切观察患者生命体征，呼吸深度、频率、节律的改变。

4.用药期间嘱患者不可饮酒、吸烟。

三、地西泮注射液

（一）药理作用

地西泮（diazepam）为苯二氮䓬类抗焦虑药，具有抗焦虑、镇静、催眠、抗惊厥、抗癫痫、中枢性肌肉松弛等作用。

（二）药物应用

1. 适应证　①抗癫痫和抗惊厥。②全身麻醉的诱导和麻醉前给药。

2. 禁忌证　①急性闭角型青光眼、严重肝功能衰竭、重症肌无力患者禁用。②呼吸功能衰竭、老年人、酒精或药物滥用者慎用。

3. 剂量及常见用法

1）剂型、剂量：针剂，10 mg/2 mL。

2）常见用法

（1）成人常用量：肌内或静脉注射。①基础麻醉或静脉全身麻醉，10 ~ 30 mg。②镇静、催眠或急性乙醇戒断，开始 10 mg，以后按需每隔 3 ~ 4 h 加 5 ~ 10 mg。24 h 总量以 40 ~ 50 mg 为限。③癫痫持续状态和严重复发性癫痫，开始静脉注射 10 mg，每间隔 10 ~ 15 min 可按需增加，甚至达最大限用量。破伤风时可能需要较大药量。老年和体弱患者，肌内注射或静脉注射的用量减半。静脉注射宜缓慢（2 ~ 5 mg/min）。

（2）小儿常用量：抗癫痫、癫痫持续状态和严重频发性癫痫，出生 30 天 ~ 5 岁，以静脉注射为宜，每 2 ~ 5 min 0.2 ~ 0.5 mg，最大限用量 5 mg。5 岁以上每 2 ~ 5 min 1 mg，最大限用量 10 mg。如需要，2 ~ 4 h 后可重复治疗。重症破伤风解痉时，出生 30 天 ~ 5 岁 1 ~ 2 mg，必要时 3 ~ 4 h 后可重复注射，5 岁以上注射 5 ~ 10 mg。小儿静脉注射速度宜缓慢，3 min 内不超过 0.25 mg/kg，间隔 15 ~ 30 min 可重复。新生儿慎用。

（三）不良反应及注意事项

1. 用药者可有共济失调、呼吸抑制、低血压、腹泻、皮疹等不良反应。

2. 用药期间注意观察患者的精神状况、呼吸及循环等情况，定期监测肝、肾功能。

四、丙泊酚

（一）药理作用

丙泊酚对中枢神经系统有抑制作用，可产生良好的镇静、催眠效应，具有起效快、作用时间短、无蓄积的特点，能够降低颅内压及眼内压，对循环系统和呼吸功能有抑制作用。

（二）药物应用

1. 适应证　①全身麻醉诱导、维持及镇静催眠。②门诊小手术的辅助用药。③ICU 行机械通气患者的镇静。

2. 禁忌证　①已知对丙泊酚或其中的乳化剂成分过敏者禁用。②产妇及哺乳期女性不宜使用丙泊酚注射液。③低血压与休克患者慎用。

3. 剂量及常见用法

1）剂型、剂量：针剂，0.2 g/20 mL。

2）常见用法

（1）全面诱导剂量为 1.5 ~ 2.5 mg/kg，30 ~ 45 s 注射完毕，维持量为 4 ~ 12 mg/（kg·h），静脉注射或根据需要间断静脉注射 25 ~ 50 mg。

（2）辅助椎管内麻醉或重症监护病房患者镇静、催眠用量为 0.5 ~ 2.0 mg/（kg·h），连续输注。老年人用量酌减。

（三）不良反应及注意事项

1. 用药期间患者可能会出现低血压、呼吸暂停、恶心、呕吐、头痛、局部疼痛等不良反应。

2. 应由受过训练的麻醉医师或监护病房的医师给药。

3. 用药前需摇匀药物。

4. 用药期间应保持患者呼吸道通畅、循环稳定。

五、盐酸纳洛酮

（一）药理作用

纳洛酮（naloxone）为阿片受体竞争性拮抗药，对各型阿片受体均有竞争性拮抗作用。

（二）药物应用

1. 适应证　①阿片类药物急性中毒。②解除阿片类药物麻醉的术后呼吸抑制及其他中枢抑制症状。③阿片类药物成瘾者的鉴别诊断。

2. 禁忌证　①对本品过敏者禁用。②有心血管、肝、肾疾病者慎用。③阿片类药物依赖者慎用。

3. 剂量及常见用法

1）剂型、剂量：针剂，0.4 mg/mL。

2）常见用法：皮下、肌内或静脉注射。

（1）常用量：成人一次 0.4 ~ 0.8 mg；小儿同成人用量。

（2）用于促使吗啡或芬太尼全身麻醉后自发恢复呼吸：1.3 ~ 3 μg/kg。

（3）用于阿片类中毒：一次 400 μg 或 10 μg/kg，需要时每 2 ~ 3 min 可重复 1 次。

（三）不良反应及注意事项

1. 大剂量使用患者可出现轻度烦躁不安、口干、恶心、呕吐、厌食、困倦、心率加快等症状，大多数不用处理，可自行恢复。有报道个别患者可诱发心律失常、肺水肿和心肌梗死。

2. 患者用药期间应予持续监护。

第六节　利尿药及脱水药

一、呋塞米

（一）药理作用

呋塞米（furosemide）又称为速尿，主要作用于髓袢升支的髓质部和皮质部，抑制髓袢升支 NaCl 重吸收，使集合管及降支中水分不易弥散外出，产生强大的利尿作用，并使钾离子排出增加。

（二）药物应用

1. 适应证　①肺水肿及其他严重水肿。②急性高钙血症等。

2. 禁忌证　①对呋塞米过敏者禁用。②严重肝、肾功能损伤者慎用。③有低钾血症倾向者慎用。

3. 剂量及常见用法

1）剂型、剂量：针剂，20 mg/2 mL。

2）常见用法

（1）水肿性疾病：静脉注射，开始 20 ~ 40 mg，必要时每 2 h 追加剂量，直到出现满意疗效。

（2）急性左心衰竭：起始用量 40 mg，静脉注射，必要时每小时追加 80 mg，直至效果满意。

（3）高钙血症：可静脉注射，一次 20 ~ 80 mg。

（三）不良反应及注意事项

1. 长期或大剂量应用时，患者可有直立性低血压、休克、低钾血症、低氯血症、低钙血症、口渴、乏力、心律失常等不良反应。

2. 用药期间注意监测患者的神志状况、呼吸、血压、脉搏，追踪血常规、血生化、血气分析等的结果。

二、甘露醇

（一）药理作用

甘露醇（mannitol）静脉入血后，能迅速提高血浆渗透压，使组织间液向血浆转移而产生组织脱水作用；还可通过增加血容量及扩张血管而增加肾血流量和肾小球滤过率，并抑制髓袢升支对钠离子、氯离子的重吸收，迅速增加尿量，产生利尿作用，排出钠离子、钾离子。

（二）药物应用

1. 适应证　①脑水肿、颅内高压。②青光眼急性发作。③预防急性肾衰竭。

2. 禁忌证　①活动性颅内出血患者禁用。②慢性心功能不全患者禁用。③严重肾功能不全患者慎用。

3. 剂量及常见用法

（1）剂型、剂量：50 g/250 mL。

（2）常见用法：①治疗脑水肿、颅内高压和青光眼：按 1.5 ~ 2 g/kg 配制为 15% ~ 25% 溶液，于 30 ~ 60 min 内静脉滴注完毕，当患者衰弱时，剂量应减少至 0.5 g/kg。②预防急性肾小管坏死：先给予 12.5 ~ 25 g，10 min 内静脉滴注，若无特殊情况，再给 50 g 于 1 h 内静脉滴注，若尿量维持在 50 mL/h 以上，则可继续应用 5% 溶液静脉滴注。若无效，则立即停药。③利尿：1 ~ 2 g/kg，一般用 20% 溶液 250 mL 静脉滴注，并调整剂量使尿量维持在 30 ~ 50 mL/h。④治疗药物、毒物中毒：50 g 以 20% 溶液静脉滴注，调整剂量使尿量维持在 100 ~ 150 mL/h。

（三）不良反应及注意事项

1. 注射过快时，可引起一过性头痛、眩晕、畏寒、视物模糊等不良反应。

2. 使用前，注意检查药液有无结晶析出，如有结晶，宜放在温水中使其溶化。

3. 静脉滴注速度过慢会影响药物的治疗效果，滴速应为 5 ~ 10 mL/min，250 mL 甘露醇应在 20 ~ 30 min 内滴完。

4. 用药期间注意观察患者的意识、瞳孔、颅内压、尿量及中心静脉压的变化。

第七节　抗凝血药及止血药

一、肝素

（一）药理作用

肝素（heparin）多从猪肠黏膜和猪、牛肺中提取，在体内、外均有强大的抗凝作用。此外，肝素还具有抑制炎症介质活性、抑制血小板聚集等作用。

（二）药物应用

1. 适应证　①血栓栓塞性疾病。②弥散性血管内凝血。③体外抗凝。

2. 禁忌证　①对肝素过敏者禁用。②有出血倾向、血友病、血小板功能不全、外伤、术后患者禁用。③活动性肺结核患者禁用。

3. 剂量及常见用法

1）剂型、剂量：针剂，12 500 U/2 mL。

2）常见用法

（1）深部皮下注射：首次 5000 ~ 10 000 U，以后每 8 h 8000 ~ 10 000 U 或每 12 h 15 000 ~ 20 000 U；每 24 h 总量 30 000 ~ 40 000 U，应根据凝血试验监测结果调整剂量。

（2）静脉注射：首次 5000 ~ 10 000 U，之后每 4 h 100 U/kg，用 0.9% 氯化钠注射液稀释后应用，应按活化部分凝血活酶时间（APTT）测定结果调整用量。

（3）静脉滴注：每日 20 000 ~ 40 000 U，加至 0.9% 氯化钠注射液中持续静脉滴注。静脉滴注前，可先静脉注射 5000 U 作为初始剂量，静脉滴注过程中按 APTT 测定结果调整用量。

（4）预防性治疗：高危血栓形成患者，大多是用于手术之后，以防止深静脉血栓形成。在外科手术前 2 h 先给 5000 U，皮下注射，但麻醉方式应避免硬膜外阻滞，然后每隔 8 ~ 12 h 给 5000 U，共约 7 天。

（三）不良反应及注意事项

1. 本药毒性较低，主要不良反应是用药过多致自发性出血，偶见过敏反应、一次性脱发及腹泻等。

2. 用药前应测定凝血时间。

3. 用药期间注意监测血小板计数。

二、硫酸鱼精蛋白

（一）药理作用

硫酸鱼精蛋白具有强碱性基团，在体内可与强酸性的肝素结合，形成稳定的复合物。这种直接拮抗作用使肝素失去抗凝活性。肝素与抗凝血酶Ⅲ结合，加强其对凝血酶的抑制作用。

（二）药物应用

1. 适应证　①用于因注射肝素过量所引起的出血。②体外循环、血液透析应用肝素结束时中和体内残存的肝素。

2. 禁忌证　对本品过敏者禁用。

3. 剂量及常见用法

（1）剂型、剂量：针剂，50 mg/5 mL。

（2）常见用法：抗肝素过量，用量与最后一次肝素使用量相当（1 mg硫酸鱼精蛋白可中和100 U肝素），每次用量不超过50 mg。缓慢静脉注射，一般以0.5 mL/min的速度静脉注射，10 min内注入量以不超过50 mg为度。由于本品自身具有抗凝作用，因此2 h内（即本品作用有效持续时间内）不超过100 mg。

（三）不良反应及注意事项

1.注射后有恶心、呕吐、面红、潮热及怠倦等症状，如作用短暂，无须治疗。心动过缓、胸闷、呼吸困难及血压降低，大多因静脉注射速度过快所致。

2.鱼精蛋白可引起低血压，静脉注射应缓慢，并应备有抢救休克的药物和设备。

3.一次用药5 ~ 15 min后，特别是在大剂量肝素应用后，可作活化部分凝血活酶时间或凝血酶时间测定，以估计用量。

4.血容量偏低的患者，宜纠正后再给本品，以防周围循环衰竭。

5.本品与头孢菌素及青霉素有配伍禁忌，切忌同时注射。

第八节　其他急救药物

一、重组人胰岛素注射液

（一）药理作用

胰岛素（insulin）主要促进肝、脂肪、肌肉等靶组织糖原和脂肪的储存，抑制糖原异生，从而降低血糖；促进钾离子进入细胞，降低血钾浓度。

（二）药物应用

1.适应证　①1型糖尿病。②新诊断的2型糖尿病。③糖尿病酮症酸中毒及糖尿病非酮症高渗性昏迷。④高钾血症或细胞内缺钾者，胰岛素与葡萄糖同用可促使钾离子内流。

2.禁忌证　①有胰岛素过敏史者。②低血糖症者。

3.剂量及常见用法

1）剂型、剂量：针剂，400 U/10 mL。

2）常见用法

（1）皮下注射：一日3次，于餐前15 ~ 30 min注射，主要控制餐后高血糖。根据病情、血糖和尿糖，由小剂量开始，视血糖变化情况每3 ~ 4日调整剂量一次，达到满意控制后维持治疗。平均每日胰岛素需要量为0.5 ~ 1 U/kg，根据血糖监测结果调整。当病情部分缓解时，胰岛素的需要量可明显减少。当患者存在胰岛素抵抗时

（如处于青春期或肥胖状态），每日的胰岛素需要量将大量增加。

（2）静脉泵入：0.9% 生理盐水注射液 50 mL+ 胰岛素 50 U 或 5% 葡萄糖注射液 50 mL+ 胰岛素 50 U 静脉泵入，根据血糖水平调节泵入速度。

（3）降钾：50% 葡萄糖注射液 40/60 mL+ 胰岛素 6/8 U 静脉注射，注意需缓慢静脉注射。

（三）不良反应及注意事项

1. 低血糖症是最重要、最常见的不良反应，表现为饥饿感、出汗、心悸，甚至昏迷。

2. 过敏反应表现为注射部位红、肿、硬结或皮疹，应注意更换制剂类型及注射部位。

3. 注意多点、多部位皮下注射，预防注射部位脂肪萎缩。

4. 胰岛素应置于 2 ~ 10 ℃避光冷藏，开启后有效期为 28 天。

二、葡萄糖酸钙注射液

（一）药理作用

葡萄糖酸钙注射液（calcium gluconate injection）为钙补充剂。钙可以维持神经肌肉的正常兴奋性，促进神经末梢分泌乙酰胆碱；钙离子能改善细胞膜的通透性，增加毛细血管的致密性，使渗出减少，起抗过敏作用；钙离子能促进骨骼与牙齿的钙化；高浓度钙离子与镁离子之间存在竞争性拮抗作用，可用于解救镁中毒。

（二）药物应用

1. 适应证　①预防和治疗钙缺乏症，如骨质疏松、佝偻病、骨软化症，妊娠期、哺乳期、绝经期妇女钙的补充。②甲状旁腺功能减退症或维生素 D 缺乏症所致的低钙血症。③过敏性疾病，镁中毒的解救、氟中毒的解救，心肺复苏时应用（如高钾血症、低血钙或钙通道阻滞引起心功能异常的解救）。

2. 禁忌证　①过敏者禁用。②高钙血症、高钙尿症、含钙肾结石或有肾结石病史患者禁用。③应用强心苷期间禁用。

3. 剂量及常见用法

1）剂型、剂量：针剂，1 g/10 mL。

2）常见用法（成人常用治疗用量）

（1）低钙血症：1 g 静脉注射，每分钟注射量不超过 2 mL（1 mL：0.1 g）。需要时可重复注射至抽搐控制。

（2）抗高钾血症：1 ~ 2 g 静脉注射，每分钟注射量不超过 2 mL，使用心电图监测控制用量。

（3）抗高镁血症：同抗高钾血症。

（4）氟中毒解救：可口服 10% 葡萄糖酸钙溶液，使氟化物成为不溶性氟化钙；静脉注射本品 1 g，1 h 后重复；如有皮肤组织氟化物损伤，每平方厘米受损面积应用 10% 葡萄糖酸钙溶液 50 mg；灼伤皮肤用 2.5% 葡萄糖酸钙凝胶涂敷。

成人以上用量一日不超过 15 g（1.42 g 元素钙）。

（三）不良反应及注意事项

1. 静脉注射时可有全身发热，静脉注射过快时可产生心律失常，甚至心脏停搏、呕吐、恶心等不良反应。

2. 静脉注射时药液外渗可致注射部位皮肤发红、皮疹和疼痛，随后可出现脱皮和皮肤坏死。

三、硫酸镁注射液

（一）药理作用

硫酸镁注射液（magnesium sulfate injection）中的镁离子可抑制中枢神经的活动，抑制运动神经肌肉接头乙酰胆碱的释放，阻断神经肌肉联结处的传导，降低或解除肌肉收缩作用，同时对血管平滑肌有舒张作用，使痉挛的外周血管扩张，降低血压，因而对子痫有预防和治疗作用，对子宫平滑肌收缩也有抑制作用。

（二）药物应用

1. 适应证　①治疗惊厥、子痫。②高血压危象。③导泻。④低镁血症的预防和治疗。⑤尖端扭转型室性心动过速和伴有低镁血症的心室扑动、心室颤动。

2. 禁忌证　①对本品过敏者禁用。②有心肌损害、心脏传导阻滞的患者禁用。

3. 剂量及常见用法

1）剂型、剂量：针剂，2.5 g/10 mL。

2）常见用法

（1）治疗中度和重度妊娠高血压、先兆子痫和子痫：首次剂量为 2.5 ~ 4 g，用 25% 葡萄糖注射液稀释至 20 mL 后，在 5 min 内缓慢静脉注射，以后 1 ~ 2 g/h 静脉滴注维持。24 h 总量不超过 30 g，根据膝腱反射、呼吸次数和尿量监测调整用量。

（2）治疗镁缺乏：轻度镁缺乏，1 g 硫酸镁（4 mL，25% 注射液），肌内注射，或溶于 5% 葡萄糖注射液 500 mL 中静脉滴注，每日总量 2 g；重度镁缺乏，一次 0.25 mmol/kg，也可静脉滴注，将 2.5 g 硫酸镁溶于 5% 葡萄糖注射液或氯化钠注射液中，缓慢静脉滴注 3 h，严密观察呼吸等生命体征。

（三）不良反应及注意事项

1. 静脉注射硫酸镁常引起面色潮红、出汗、口干等症状，快速静脉注射时可引起恶心、呕吐、心悸、头晕等不良反应。

2. 每次用药前和用药过程中，应定期做膝腱反射检查，观察呼吸频率、尿量、血镁浓度，如出现膝腱反射明显减弱或消失，呼吸频率低于 14 ~ 16 次 / min，尿量少于 25 ~ 30 mL/h 或少于 600 mL/24 h，应及时停药。

3. 应用硫酸镁注射液前须查肾功能，如肾功能不全，应慎用，用药量应减少。

4. 如用药过程中突然出现胸闷、胸痛、呼吸急促，应及时听诊，必要时拍摄胸部 X 线片，以便及早发现肺水肿。

四、碳酸氢钠注射液

（一）药理作用

碳酸氢钠注射液（sodium bicarbonate injection）为抗酸药，静脉输入后能直接增加抗体的碱储备。

（二）药物应用

1. 适应证　①代谢性酸中毒。②碱化尿液。③制酸。

2. 禁忌证　①代谢性或呼吸性碱中毒患者禁用。②低钙血症患者禁用。③少尿或无尿患者慎用。

3. 剂量及常见用法

1）剂型、剂量：12.5 g/250 mL。

2）常见用法

（1）代谢性酸中毒：静脉滴注，所需剂量按下式计算：补碱量（mmol）= [−2.3−实际测得的 BE（细胞外碱剩余）值] × 0.25 × 体重（kg）。一般先给计算剂量的 1/2，4 ~ 8 h 内滴注完毕。心肺复苏抢救时，首次 1 mmol/kg，以后根据血气分析结果调整用量。每 1 g 碳酸氢钠相当于 12 mmol 碳酸氢根。

（2）碱化尿液：静脉滴注，2 ~ 5 mmol/kg，4 ~ 8 h 内静脉滴注完毕。

（三）不良反应及注意事项

1. 大剂量静脉注射时患者可出现心律失常、肌肉痉挛、疼痛、异常疲倦、虚弱等不良反应。

2. 用药期间注意监测患者的血气分析结果、生化结果及肾功能情况。

五、碘解磷定注射液

（一）药理作用

碘解磷定注射液（pralidoxime iodide injection）在体内能与磷酰化胆碱酯酶中的

磷酰基结合，将其中的胆碱酯酶游离，恢复其水解乙酰胆碱的活性，故又称胆碱酯酶复活剂，但仅对形成不久的磷酰化胆碱酯酶有效，已"老化"的酶的活性难以恢复，所以用药越早，效果越好。

（二）药物应用

1. 适应证　有机磷酸酯类杀虫剂中毒。

2. 禁忌证　①氨基甲酸酯类中毒禁用。②碘过敏者禁用。

3. 剂量及常见用法

1）剂型、剂量：针剂，0.5 g/20 mL。

2）常见用法

（1）成人常用量

轻度中毒：每次 0.4 ~ 0.8 g，缓慢静脉注射，必要时 1 h 后重复一次。

中度中毒：首次 0.8 ~ 1.6 g，缓慢静脉注射，以后每 1 h 0.4 ~ 0.8 g，肌肉震颤缓解或血液胆碱酯酶活性恢复至正常的 60% 以上后酌情减量或停药。

重度中毒：首次 1.6 ~ 2.4 g，缓慢静脉注射，以后每 1 h 重复 0.8 ~ 1.6 g，肌颤缓解或血液胆碱酯酶活性恢复至正常的 60% 以上后酌情减量或停药。

（2）儿童常用量：用法与成人相同。

轻度中毒：15 mg/kg。

中度中毒：20 ~ 30 mg/kg。

重度中毒：30 mg/kg。

（三）不良反应及注意事项

1. 注射后可引起恶心、呕吐、心率增快、心电图出现暂时性 ST 段压低和 Q-T 间期延长等不良反应。

2. 严禁与碱性药物配伍，因本药在碱性溶液中不稳定，易水解为有剧毒的氰化物。

3. 用药过程中要随时测定血胆碱酯酶，要求其维持在 50% ~ 60% 或以上。

六、亚甲蓝

（一）药理作用

亚甲蓝（methylene blue）又称为亚甲基蓝、次甲基蓝、次甲蓝、美蓝、品蓝，是一种芳香杂环化合物。亚甲蓝是一种解毒药，为深绿色、有铜光的柱状结晶或结晶性粉末。亚甲蓝高浓度时直接使血红蛋白氧化为高铁血红蛋白；低浓度时，在还原型辅酶 I 脱氢酶作用下，还原成为还原型亚甲蓝，能将高铁血红蛋白还原为血红蛋白。

（二）药物应用

1. 适应证　①小剂量（1～2 mg/kg）具有还原作用，临床上以小剂量治疗亚硝酸盐、苯胺及硝基苯等所引起的高铁血红蛋白血症；大剂量（或高浓度）治疗氰化物中毒。②闭塞性脉管炎。③神经性皮炎。

2. 禁忌证　①肺水肿患者。②肾功能不全患者慎用。③葡糖-6-磷酸脱氢酶缺乏患者。

3. 剂量及常见用法

1）剂型、剂量：针剂，20 mg/2 mL。

2）常见用法

（1）成人常用量

治疗高铁血红蛋白血症：1% 亚甲蓝 5～10 mL（1～2 mg/kg）加入 25% 葡萄糖注射液 20～40 mL 中，缓慢静脉注射。若 1～2 h 未见好转或有反复，可于 2 h 后重复注射 1 次全量或半量，或延长给药时间，直至发绀基本消退，病情平稳。

治疗氰化物中毒：1% 亚甲蓝 50～100 mL（5～10 mg/kg），以 25%～50% 葡萄糖注射液 20～40 mL 稀释后，缓慢静脉注射，之后再注射 25% 硫代硫酸钠 20～40 mL。

（2）儿童常用量：一次 1～2 mg/kg，缓慢静脉注射 5～10 min 或以上，氰化物中毒一次 10 mg/kg，加 5% 葡萄糖注射液 20～40 mL 稀释后缓慢静脉注射，直至口周发绀消退，再给硫代硫酸钠。

（三）不良反应及注意事项

1. 静脉注射剂量过大时，可引起恶心、腹痛、心前区疼痛、眩晕、头痛、出汗和意识不清等反应。

2. 不可作皮下、肌内或鞘内注射，以免造成损害。

3. 用药后尿呈蓝色，排尿时可有尿道口刺痛。

小结

1. 急救药物在重症患者的救治上发挥着举足轻重的作用，医护人员正确地使用急救药物尤为重要。

2. 本章对常见急救药的药理作用、适应证、禁忌证、剂型、剂量、常见用法及注意事项等内容进行叙述。理解常见急救药的药理作用，掌握其剂型、剂量及常见用法，配合医师正确地使用，并能快速识别药物不良反应，不仅需要护理人员具备扎实的理论基础与精湛的护理技能，更需要敏锐的观察力及现场应变能力，对护理人员而言是一项挑战，更是一种护理人员需要掌握的必备技能。

（何　茹　陶艳玲）

📝 本章内容精要

主要介绍了急救药物的药理作用、适应证、禁忌证、剂型、剂量、常见用法、不良反应及注意事项。强调了急救药物在重症患者救治中的重要性，并要求医护人员正确地使用急救药物，快速识别药物不良反应，这不仅是一项挑战，也是必备的技能。

一、心脏复苏药

1. 盐酸肾上腺素注射液：用于过敏性疾病、支气管痉挛、心搏骤停等，具有增强心肌收缩力、加速传导等作用。

2. 硫酸阿托品注射液：M胆碱受体阻断剂，用于全身麻醉前给药、内脏绞痛、缓慢型心律失常等。

二、强心药及抗心律失常药

1. 去乙酰毛花苷注射液：洋地黄类药物，正性肌力、负性频率作用。

2. 盐酸多巴酚丁胺注射液：选择性激动β肾上腺素受体，增强心肌收缩力。

3. 盐酸胺碘酮注射液：Ⅲ类抗心律失常药，用于心房扑动、心房颤动等。

4. 盐酸利多卡因注射液：局部麻醉药，Ⅰb类抗心律失常药，降低心室肌自律性。

三、升压药及抗高血压药

1. 盐酸多巴胺注射液：激动肾上腺素受体和多巴胺受体，用于休克综合征等。

2. 重酒石酸间羟胺注射液：直接激动α受体，用于低血压症状。

3. 重酒石酸去甲肾上腺素注射液：α肾上腺素受体激动药，用于神经源性休克。

4. 硝普钠：直接松弛小动脉和静脉平滑肌，用于高血压急症。

5. 硝酸甘油注射液：直接使平滑肌松弛，用于心绞痛、心力衰竭等。

四、呼吸兴奋药及平喘药

1. 尼可刹米：兴奋延髓呼吸中枢，用于中枢性呼吸抑制。

2. 盐酸洛贝林：反射性地兴奋呼吸中枢，用于中枢性呼吸抑制。

3. 氨茶碱：解除支气管平滑肌痉挛，用于支气管哮喘等。

五、镇痛药、镇静药及阿片受体拮抗药

1. 盐酸吗啡注射液：中枢神经抑制药，用于严重创伤、烧伤、手术引起的疼痛。

2. 盐酸哌替啶：激动μ型阿片受体，用于各种剧痛的镇痛。

3.地西泮注射液：苯二氮䓬类抗焦虑药，用于抗癫痫和抗惊厥。

4.丙泊酚：中枢神经系统抑制作用，用于全身麻醉诱导。

5.盐酸纳洛酮：阿片受体竞争性拮抗药，用于阿片类药物中毒。

六、利尿药及脱水药

1.呋塞米：抑制髓袢升支 NaCl 重吸收，用于肺水肿等。

2.甘露醇：提高血浆渗透压，用于脑水肿、颅内高压等。

七、抗凝血药及止血药

1.肝素：体外有抗凝作用，用于血栓栓塞性疾病。

2.硫酸鱼精蛋白：与肝素结合，中和肝素的抗凝活性。

八、其他急救药

1.重组人胰岛素注射液：促进糖原和脂肪储存，用于糖尿病等。

2.葡萄糖酸钙注射液：钙补充剂，用于低钙血症等。

3.硫酸镁注射液：抑制中枢神经活动，用于子痫等。

4.碳酸氢钠注射液：抗酸药，用于代谢性酸中毒。

5.碘解磷定注射液：胆碱酯酶复活剂，用于有机磷酸酯类杀虫剂中毒。

6.亚甲蓝：解毒药，用于高铁血红蛋白血症和氰化物中毒。

思考题

1.在心搏骤停患者中，盐酸肾上腺素注射液和硫酸阿托品注射液是否可以联合使用？请说明其联合用药的合理性。

2.在处理室性心动过速患者时，为什么盐酸胺碘酮注射液是首选药物？请讨论其药理作用及其与其他抗心律失常药物相比的优势。

3.在使用盐酸多巴胺注射液治疗休克综合征时，患者出现了心律失常的不良反应。请问这可能与药物的哪些药理作用有关？

本章习题

第九章

急救医疗装备

学习目标

识记 简述各类急救医疗装备的适应证和禁忌证。

理解 各类急救医疗装备的常见不良反应与并发症的观察及处理要点。

运用 1. 正确使用各类急救医疗装备。

2. 及时发现急救医疗装备使用过程中的不良反应并应急处理。

3. 演示各类急救医疗装备的操作流程。

随着医学的发展，人们对急危重症患者的救治期望不断提高，这就要求护士不仅具备基础知识和操作技能，还需有熟练地操作各种急救医疗装备的能力，以便配合医师为急危重症患者提供及时、有效的监护和生命支持，帮助他们度过危险期。

学习难点

1. 设备操作技能的掌握：每种急救医疗装备都有其特定的操作流程，需要精确记忆和实践操作，如口咽或鼻咽导气管的放置、简易呼吸器的使用、除颤仪的放电时机和方法等。

2. 适应证与禁忌证的识别：准确地识别患者是否适合使用特定的急救医疗设备，这需要对各种病理状态和患者状况有深入的理解，如区分何时使用口咽导气管和鼻咽导气管，以及它们的禁忌证。

3. 并发症的预防与处理：在使用急救医疗装备过程中可能出现的不良反应和并发症，并学会如何预防和处理这些问题，例如如何预防和处理呼吸机相关肺炎。

4. 设备结构与功能的理解：对各种急救医疗设备的内部结构和功能有深入的理解，以便在实际操作中能够灵活应对各种情况，如除颤仪的不同工作模式（非同步与同步）和电极板的正确放置。

5. 参数设置与调整：如何根据患者的具体情况调整呼吸机、心电监护仪等设备的参数，这对于改善治疗效果和避免并发症至关重要。

6. 紧急情况下的快速反应：在紧急情况下，迅速而准确地使用急救医疗设备，这要求学习者不仅要有扎实的理论知识，还要有良好的心理素质和应急处理能力。

7. 心电图的解读：对于使用除颤仪和心电监护仪时，正确地解读心电图是关键，学习者需要掌握心电图的基础知识，包括识别各种心律失常。

第一节　口咽或鼻咽导气管

口咽导气管和鼻咽导气管常用于呼吸道梗阻或呼吸道分泌物较多不易吸出者，也可用于癫痫及抽搐发作时保护舌、齿避免咬伤。操作者需具有护士执业证书并经培训合格。

一、基本结构

1. 口咽导气管（oropharyngeal airway，OPA）的结构如图 9-1 所示。

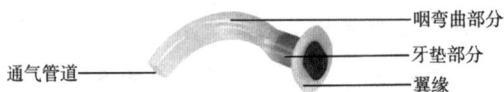

图 9-1　口咽导气管的结构

口咽通气管－操作视频

2. 鼻咽导气管（nasopharyngeal airway，NPA）的结构如图 9-2 所示。

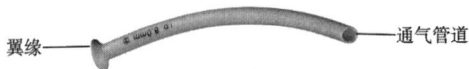

图 9-2　鼻咽导气管的结构

鼻咽通气管－操作视频

二、适应证与禁忌证

（一）适应证

1. 口咽导气管的适应证　呼吸道梗阻患者、呼吸道分泌物较多不易吸出者、癫痫或抽搐发作者。

2. 鼻咽导气管的适应证　呼吸道梗阻患者、呼吸道分泌物较多不易吸出者、呼吸困难通过鼻咽导气管进行氧气吸入者、需反复经鼻腔吸引者、牙关紧闭不能经口吸痰者、口腔科手术后的麻醉护理。

（二）禁忌证

1. 口咽导气管的禁忌证　喉头水肿、气管内异物、哮喘、咽反射亢进等患者禁用口咽导气管。口腔内门齿具有折断或脱落危险的患者一般情况下禁用，如需置入，可采取侧卧位放置口咽导气管，以防牙齿脱落掉入咽腔吸入气管内引起窒息。

2. 鼻咽导气管的禁忌证　鼻息肉、鼻腔出血或有出血倾向、鼻外伤、鼻腔炎症、明显的鼻中隔偏曲、凝血机制异常、颅底骨折、脑脊液耳鼻漏等患者，禁用鼻咽导气管。

三、操作流程

（一）准备步骤

1. 评估　患者病情、意识、气道及呼吸状况、口腔及鼻腔黏膜情况、既往病史。重点评估患者有无留置口咽或鼻咽导气管的指征，有无禁忌证。

2. 告知

（1）清醒患者：告知患者留置口咽或鼻咽导气管的目的、方法及可能带来的不适及配合方法。

（2）昏迷患者：向家属解释留置口咽或鼻咽导气管的目的、方法及注意事项等。

3. 用物准备　选择合适型号的口咽或鼻咽导气管、纱布、液状石蜡、胶布、压舌板、吸氧装置。根据病情备吸痰装置。置入鼻咽导气管时，需备血管收缩药和局部麻醉药，如呋麻滴鼻液或麻黄碱稀释液、盐酸利多卡因注射液等。

4. 患者准备

（1）彻底清除口腔、鼻腔分泌物、呕吐物。

（2）体位准备：放平床头，患者取平卧位，头后仰，使上呼吸道三轴线（口、咽、喉）尽量保持在同一直线上。

5. 操作者准备　护士洗手，戴口罩、帽子，戴手套。护士有可能会被患者喷溅的痰液污染时，需戴护目镜或防护面罩，穿隔离衣。为躁动、不配合的患者置口咽或鼻咽导气管时，需两名护士配合（A 护士置入口咽或鼻咽导气管，B 护士固定患者头部）。

6. 口咽或鼻咽导气管的型号选择

（1）口咽导气管：长度相当于从口角至耳垂或下颌角的距离（图 9-3）。口咽导气管应有足够的宽度，以能接触上颌和下颌的 2 ~ 3 颗牙齿为最佳。原则：宁长勿短，宁大勿小。

（2）鼻咽导气管：长度为鼻外孔至下颌角的距离（图 9-4）。

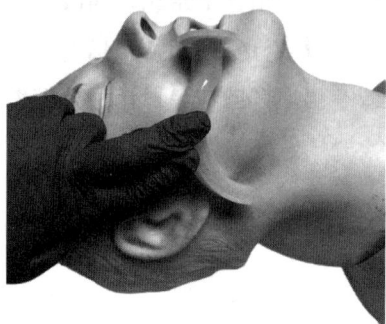

图 9-3　口咽导气管的长度

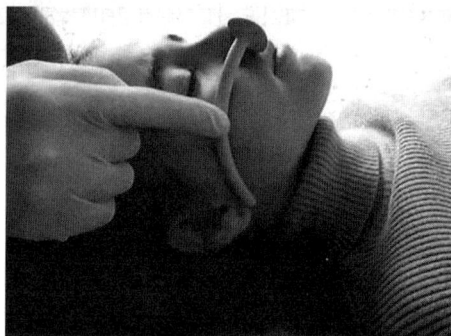

图 9-4　鼻咽导气管的长度

（二）操作步骤

1. 口咽导气管

1）润滑口咽导气管。

2）开放气道。

3）置入口咽导气管，可采用直接放置法和反向插入法。

口咽鼻咽通气道 – 微课

（1）直接放置法：压舌板下压舌体，将口咽导气管送入口中，导管的凸面贴近硬腭直接放入（图 9-5）。

（2）反向插入法：将口咽导气管送入口中，导管的凸面朝向患者下颌，沿舌上方向下插入，当插入全长的 1/2 时，旋转 180°，继续向前推进至合适位置（图 9-6）。

4）固定。

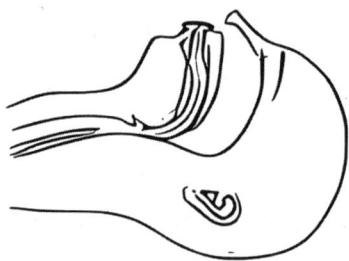

图 9-5　直接放置法

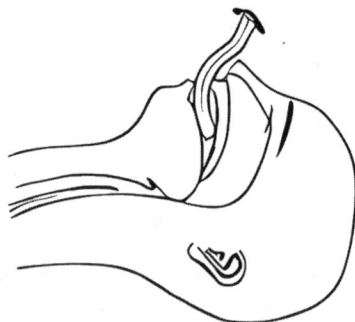

图 9-6　反向插入法

2. 鼻咽导气管

（1）润滑导管。

（2）清洁鼻腔。

（3）在鼻腔黏膜表面喷洒血管收缩药和局部麻醉药。

（4）置入鼻咽导气管：将弯曲面对着硬腭插入鼻腔，经腭骨水平部向下推送至硬腭部，遇到阻力时，逆时针旋转90°，使其斜面对向鼻咽后部黏膜，通过咽后壁后，旋转回原位，并推送至合适深度。

（5）固定。

（三）结束步骤

1.处置

（1）置患者于舒适体位。

（2）处理用物，将一次性物品丢弃于感染性医疗废物桶。

2.观察和记录

（1）观察患者气道是否通畅。

（2）记录放置导气管的名称、型号及放置时间。

四、常见不良反应与并发症的观察及处理

（一）口唇破裂或鼻腔黏膜破损

1.发生原因

（1）口唇、鼻腔黏膜干燥：置管时未充分润滑口咽、鼻咽导气管。

（2）操作不熟练：置管动作粗暴。

（3）胶布撕裂口唇：固定口咽导气管的胶布粘住口唇，更换胶布时撕裂口唇。

（4）过敏：患者对胶布过敏。

2.预防

（1）口唇干燥时，为患者涂液状石蜡，润滑口唇。

（2）置管时避免动作粗暴。

（3）更换胶布时，应一手抓胶布，一手按住皮肤，试探性撕下胶布。当发现胶布粘住口唇时，可用松节油将胶布浸湿，再轻轻将胶布撕掉。

（4）对胶布过敏患者，推荐用棉质绑带固定，在口咽导气管翼缘两侧各打一个小孔，用绑带穿过两个小孔后绕到患者颈后固定。

3.处理

（1）局部涂抹液状石蜡润滑。

（2）避免破损皮肤受压。

（3）对胶布过敏者，可选用棉质绑带固定。

（二）频繁恶心、呕吐

1.发生原因

（1）患者疾病因素所致。

（2）口咽或鼻咽导气管刺激舌根及口咽部引起反射性恶心、呕吐。

2. 预防

（1）针对原发疾病进行处理。

（2）插管时动作轻柔。

3. 处理

（1）发现患者呕吐时，立即将患者头部偏向一侧，及时清除口咽部呕吐物，以防患者误吸。

（2）频繁呕吐者，应及时拔出口咽或鼻咽导气管，改用气管插管或气管切开。

（三）口咽或鼻咽导气管堵塞

1. 发生原因

（1）未及时清除患者呕吐物、痰痂。

（2）气道湿化不足，痰液黏稠不易吸出。

2. 预防

（1）及时清除呕吐物、吸痰。

（2）加强气道湿化，可在口咽导气管外口盖一层生理盐水纱布。

（3）每隔 4～6 h 清洁口咽或鼻咽导气管。

3. 处理　更换口咽或鼻咽导气管。

（四）口腔或鼻腔感染

1. 发生原因

（1）口咽或鼻咽导气管长时间放置于口腔或鼻腔内，舌面、咽后壁、鼻腔长时间受压使受压局部组织缺血、缺氧，致使组织表面破溃。

（2）患者机体抵抗力下降。

（3）口腔护理操作不规范。

2. 预防

（1）口咽或鼻咽导气管放置于口腔后，每隔 2～3 h 更换位置，每 1～2 天更换口咽或鼻咽导气管一次，同时观察受压部位有无发红、破溃。

（2）加强护士培训，使其从思想上认识到口腔护理的重要性。

3. 处理　根据感染类型选择合适的漱口液；必要时，根据细菌培养结果静脉滴注抗生素抗感染。

（五）口咽或鼻咽导气管脱出

1. 发生原因

（1）固定不妥当。

（2）患者恶心、呕吐、抽搐、咳嗽。

（3）经口咽或鼻咽导气管吸痰，在抽出吸痰管的同时将通气管带出。

（4）患者躁动，自行将通气管拔出。

2.预防

（1）勤观察，勤更换，保持胶布清洁、干燥。

（2）患者出现恶心、呕吐、抽搐、咳嗽时，及时给予清除，保持口咽或鼻咽导气管的通畅；警惕口咽导气管是否脱出。

（3）吸痰动作应轻柔，在抽出吸痰管时，用一只手固定口咽导气管，防止将口咽导气管带出；发现痰液黏稠时，应加强湿化，减少吸痰时产生的摩擦力。

（4）准确评估，如患者的机体状况、意识状态、心理及情绪状态等，密切监测高危患者。对躁动患者，给予有效的肢体约束，定时放松并检查约束部位。加强健康宣传教育，重视对陪护人员的宣传教育，讲明放置口咽或鼻咽导气管的重要性。若发现患者有拔管倾向，立即通知医护人员。

（5）认真做好床头交接班，要求每班护士交接班时要确认口咽导气管的位置、深度、固定情况。

3.处理

（1）立即清除口、鼻分泌物。

（2）评估患者病情，如呼吸、血氧饱和度、呼吸道梗阻等情况。

（3）患者如有继续留置口咽或鼻咽导气管的指征，则予以重新留置。

第二节　简易呼吸器和面罩

当患者病情危急，来不及进行气管插管或在呼吸机使用前或呼吸机停用时，可利用简易复苏球囊和面罩直接给氧，使患者得到充分的氧气供应，改善组织缺氧状态。操作者须具有护士执业证书并经培训合格。

简易呼吸器－操作视频

简易呼吸器－微课

一、基本结构

简易呼吸器是一种人工呼吸辅助装置，是由单向阀控制的自张呼吸囊。常见简易呼吸器由球体、储氧袋、面罩等组成，具体结构详见图9-7。

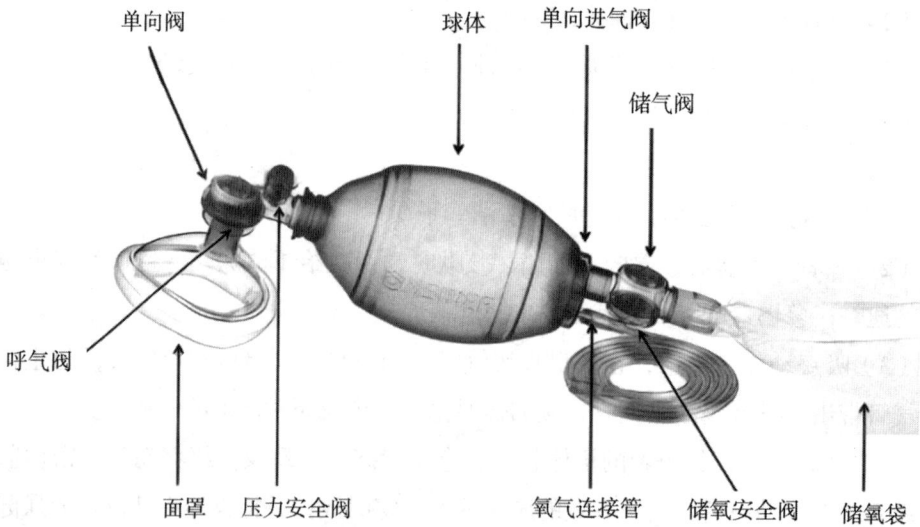

图 9-7　简易呼吸器结构

二、适应证与禁忌证

（一）适应证

1. 现场救护　适用于无氧、无电的情况下，各种原因引起的呼吸停止，进行人工呼吸时使用。

2. 医院内急救　呼吸衰竭或者呼吸停止者；各种原因（停电）导致呼吸机发生故障时；使用呼吸机患者需要转运者；在使用呼吸机时，由于参数原因或者出现人机对抗等，患者情况越来越差时，考虑暂时使用简易呼吸器。

（二）禁忌证

活动性咯血、心肌梗死、大量胸腔积液、张力性气胸、肺大疱、颜面部外伤或严重骨折等。

三、操作流程

（一）准备步骤

1. 评估

（1）核对患者身份。

（2）评估患者病情、意识、气道及呼吸状况、缺氧程度（根据血氧饱和度、氧分压等评估），重点评估患者有无使用简易呼吸器及面罩给氧的适应证及禁忌证。

2. 告知

（1）清醒患者：告知患者使用简易呼吸器通气的目的、方法及可能带来的不适及配合方法。

（2）昏迷患者：向家属解释使用简易呼吸器通气的目的、方法及注意事项等。

3. 用物准备

（1）选择合适型号的简易呼吸器及面罩、吸氧装置、连接管、氧气装置、纱布、弯盘等。根据病情备吸痰装置。

（2）面罩型号选择：根据患者的脸型和面部大小选择，以能够完全遮住口、鼻为宜。

4. 患者准备

（1）彻底清除口腔或鼻腔分泌物、呕吐物；取下可摘义齿。

（2）体位准备：放平床头，患者取平卧位，头后仰，肩下垫小枕，使上呼吸道三轴线（口、咽、喉）尽量保持在同一直线上。

5. 操作者准备　护士洗手，戴口罩、帽子，戴手套。医师可能被患者喷溅的痰液污染时，需戴护目镜或防护面罩，穿隔离衣。

（二）操作步骤

1. 单人操作法　将面罩罩住患者口、鼻。采用"EC"手法进行固定：护士用一只手的拇指、示指圈住面罩的颈部，其余三指分开，小鱼际肌压面罩，使四周与患者皮肤紧密接触；另一只手捏住呼吸球囊中间部分，均匀地挤压呼吸球囊，待呼吸球囊重新膨起后开始下一次挤压。如果患者有自主呼吸时，应尽量保持与患者的呼吸节律一致。患者吸气时挤压呼吸球囊送气，患者呼气时放松呼吸球囊，禁止患者呼气时挤压气囊送气（图9-8）。

2. 双人操作法　由一名护士固定面罩，用双手的拇指和示指放在面罩的主体，中指和环指放在患者下颌下缘，小指放在下颌角后面，将患者的下颌向前拉，伸展头部，畅通气道，保持面罩的适度密封；另一名护士挤压球囊（图9-9）。

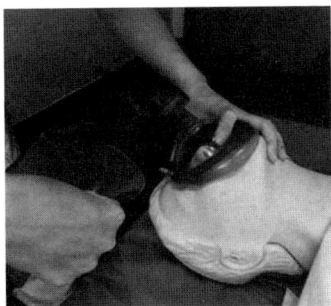

图9-8　单人操作法

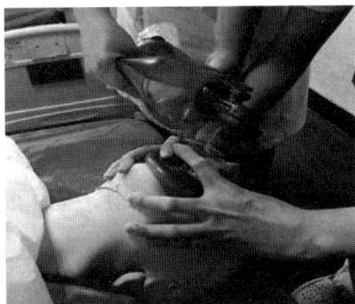

图9-9　双人操作法

（三）结束步骤

1. 观察及评估患者　在使用过程中，应密切观察患者对呼吸器的适应性、胸腹起伏、皮肤颜色、氧饱和度等。

2. 记录　详细记录抢救经过。

3. 用物处理

（1）无特殊感染患者使用后的简易呼吸器及面罩处理：拆开简易呼吸器的各个组件，用清水冲净，再用 0.05% 含氯消毒剂（有效氯浓度）浸泡 30 ～ 45 min，然后用清水冲净，晾干备用。其中面罩和储氧袋禁止浸泡，可用 0.05% 含氯消毒剂或 75% 乙醇擦拭。

（2）特殊感染患者使用后的简易呼吸器及面罩处理：拆开简易呼吸器的各个组件，用 0.2% 含氯消毒剂浸泡 30 ～ 45 min，然后用清水冲净，晾干备用。

（3）保存方法：简易呼吸器面罩充气保存备用时，不应使气囊面罩充气过于饱和，以免面罩长期处于饱满状态，造成气囊面罩松弛，减少使用寿命。

四、常见不良反应与并发症的观察及处理

（一）胃胀气及胃内容物反流

1. 发生原因

（1）通气量过大、通气速度过快。

（2）未充分开放气道。

（3）未及时清除胃内容物。

2. 预防

（1）避免通气量过大、通气速度过快而使气体进入胃内，导致胃胀气。

（2）检查和调整头部及气道位置，保持正确的体位。

（3）保持气道通畅，及时清理分泌物。

3. 处理

（1）护士位于患者头部后方，将患者头部后仰，保持气道通畅。

（2）密切观察患者腹胀情况，必要时留置胃管胃肠减压。

（3）腹胀明显者，勿挤压腹部，让患者侧卧，同时清理呼吸道。

（4）有反流发生时，让患者侧卧，清理胃内容物后，继续抢救。

（二）误吸和吸入性肺炎

1. 发生原因

（1）胃内容物反流。

（2）未及时吸净反流的胃内容物。

2.预防

（1）未清除胃内容物之前，应采取较慢的通气方式，避免过高的气道压力。

（2）如发现患者有胃内容物反流，立即停止挤捏呼吸球囊，吸净分泌物后再行辅助呼吸。

3.处理　立即吸出反流物，高浓度给氧。必要时行气管插管。

第三节　除颤仪

1956 年，卓尔（ZOLL）首次报道应用体外电除颤成功抢救一例心室颤动患者，并证明电除颤可终止临床上任何类型的快速性心律失常。电除颤无疑掀开了心肺复苏（cardiopulmonary resuscitation，CPR）史上崭新的一章。

除颤仪 – 操作视频　　除颤仪 – 微课

心脏电复律是指在短时间内向心脏通以一定的强电流，使全部或大部分心肌瞬间同时除极，然后心脏自律性最高的起搏点（通常是窦房结）重新主导心脏节律。心脏电复律可分为非同步电除颤、同步电复律。非同步电除颤用于心室颤动时无心动周期，可在任何时间放电，而电复律不同于电除颤，任何异位快速心律只要有心动周期，心电图上 R 波，放电时需要和 R 波同步，以避开心室的易损期。如果电复律时在心室的易损期放电，可能导致心室颤动。

用于电复律或电除颤的仪器称为除颤仪。医护人员使用除颤仪对患者进行电复律或电除颤，使患者的心电活动恢复窦性心律，从而稳定血流动力学，保证患者生命安全，减少并发症。

一、基本结构

（一）前视图（图 9-10）

1.选择旋钮　旋钮的白色标记指向相应的功能操作区，仪器则具有相应的关机、监护、除颤、起搏功能，旋钮所对应的颜色与操作区颜色一致。

2.多功能按键　根据除颤仪所选的模式，按键的具体功能显示在按键上方。

3.打印纸更换　打印纸方格面朝上，页边黑色箭头指向出纸方向放入纸仓，拉出约 0.5 cm 至出纸口。

除颤板　显示区　监护操作区　选择旋钮　除颤操作区

报警取消　对比度调整　打印纸仓　多功能按键　起搏操作区

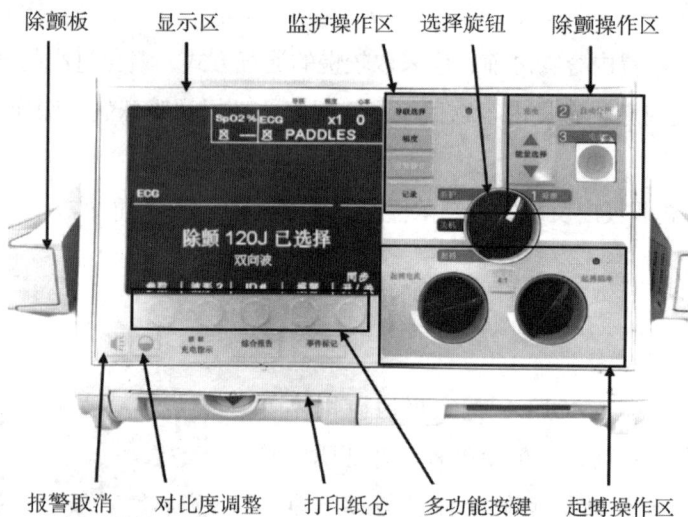

图 9-10　除颤仪前视图

（二）后视图（图 9-11）

电源　SPO2接口　多功能电缆线　ECG接口

图 9-11　除颤仪后视图

（三）电极板（图 9-12 ~图 9-14）

放电键

打印选择　充电键

能量选择　左侧除颤板：左侧第5肋间与腋前线交界处

右侧除颤板：胸骨右缘第二肋间　多功能电缆：取出时需向上推

图 9-12　电极板结构

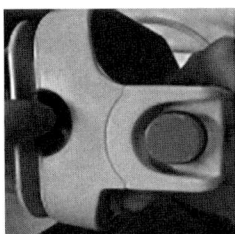

图 9-13 电极板侧面

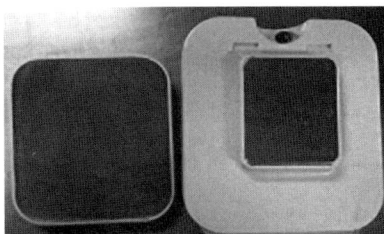

图 9-14 电极板底面

1. 成人电极直径为 8 ~ 13 cm。

2. 婴儿电极直径为 4.5 cm。

3. 年龄＞ 1 岁的儿童、体重 10 kg 者可用成人电极片、电极板、成人儿童一体化除颤板。

4. 按压黑色键，向上提拉，可拆出小儿除颤板。

（四）面板按键（图 9-15）

导联选择，可在Ⅰ，Ⅱ，Ⅲ，PADDLES（电极板）和 PADS（电极片）切换 →

心电幅度，0.5、1、1.5、2、3 cm/mV 可选 →

报警消音键，按下即可实现报警的开或关 →

打印机控制键，按下即打印或停止 →

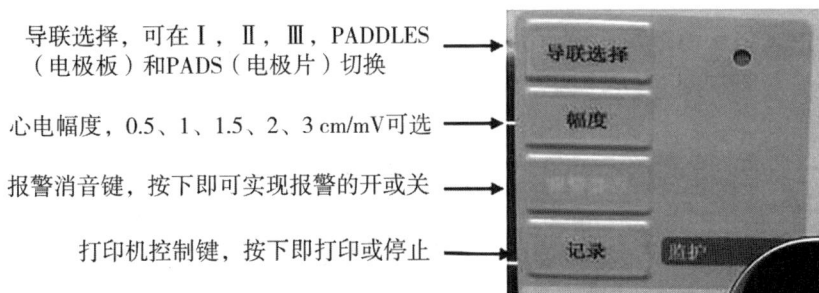

图 9-15 面板按键

二、适应证与禁忌证

（一）适应证

1. 非同步电除颤指征　心室颤动、心室扑动、无脉性室性心动过速、不能排除心室颤动或室性心动过速的心搏骤停。

2. 同步电复律指征　心房扑动、心房颤动转复，药物治疗无效或有严重血流动力学不稳定的室性心动过速、阵发性室上性心动过速（成人心率＞ 150 次 /min、儿童心率＞ 200 次 /min），预激综合征伴心房颤动者。

3. 临时体外起搏　心脏搏动过于缓慢的患者。

（二）禁忌证

1. 洋地黄过量引起的快速性心律失常（心室颤动除外）及洋地黄中毒引起的心房

颤动。

2. 严重的低钾血症导致的快速性心律失常暂不宜做电复律。

3. 病史多年，心脏（尤其是左心房）明显增大。

4. 心房内有新鲜血栓形成或近 3 个月有栓塞史。

5. 伴有高度或三度房室传导阻滞的心房颤动或心房扑动。

6. 伴有病态窦房结综合征的异位性快速性心律失常。

三、操作流程

（一）手动除颤（非同步电除颤）

1. 准备步骤

1）用物准备：除颤仪、导电膏或生理盐水纱布（4 ~ 6 层盐水纱布用于消瘦患者），复苏球囊、心电监护仪、呼吸机等急救设备以及急救药品。

2）患者准备

（1）评估病情：是否存在除颤指征，评估脉搏 ［建议摸大动脉（如颈动脉）有无搏动］、意识状态（意识是否清醒）、心电图 ［是否为心室颤动波形（图 9-16）］。

aVF

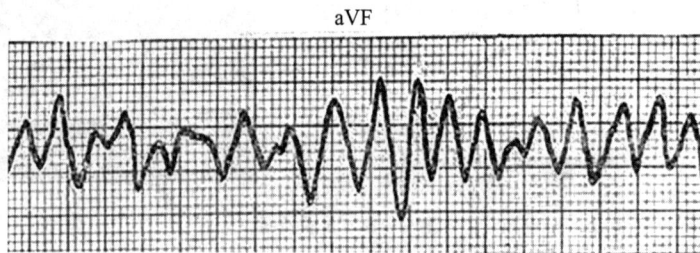

图 9-16　心室颤动心电图

（2）体位：患者平卧于硬板床（有气垫床者则快速排放气体），解开患者衣服，暴露胸廓，取下金属饰物，擦干皮肤汗液。

2. 操作步骤

1）选择除颤：将选择旋钮旋至除颤位置，确认机器为非同步状态。

2）涂导电膏：在电极板上均匀涂满导电膏。

3）能量选择：可通过面板上下按键或通过除颤手柄的"+""-"按键选择。

（1）成人首次：双向波 200 J。

（2）小儿首次：2 ~ 4 J/kg，以 2 J 递增，最大 ≤ 9 J。

4）安放电极板：两者相距 ＞ 10 cm，用 ≥ 10 kg 的力量，使电极板与皮肤接触良好。

（1）Sternum除颤板：放置在患者胸部右侧锁骨下（图9-17）。

（2）Apex除颤板：放置在患者胸部左侧乳头下方（图9-17）。

5）充电：通过面板或手柄操作，充电完成后发出蜂鸣声。

6）再次评估

（1）放电前必须观察心电监护仪波形，确认仍存在除颤指征。

（2）在除颤电极放电前，清楚、响亮地大喊一声"离床"或"闪开"，并目视确认所有人员已离床。

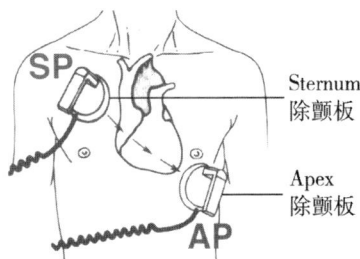

图9-17 电极板放置位置

7）放电：双手拇指于1 s内同时按下两除颤板上的橘红色按钮。

8）观察除颤效果：除颤后，不取下电极板，可直接在显示屏上观察心电波形有无恢复窦性心律，患者意识是否清醒。

9）结果分类处理

（1）出现窦性心律，意识清醒：宣布除颤成功，后续治疗及监护观察。

（2）出现窦性心律，意识不清：立即判断，触摸颈动脉搏动，无脉者行心肺复苏2 min后再判断；有脉者宣布除颤成功，后续治疗及监护观察。

（3）仍为心室颤动（粗颤）：直接再次除颤，在准备除颤期间，请助手配合心肺复苏。

（4）细颤或心电图呈一直线：立即心肺复苏，并遵医嘱继续抢救。

3. 结束步骤

（1）将选择旋钮旋至关机位置。

（2）恢复患者体位，擦干患者皮肤，给予监护。电极板清洁待干，放回原位，除颤仪充电备用。

（3）记录抢救过程及转归。

（二）同步电复律

1. 准备步骤

1）用物准备：除颤仪、多功能电缆、多功能电极片、导电膏或生理盐水及纱布、急救药物及设备，地西泮、氧气、心电监护仪等。

2）患者准备

（1）评估病情：患者存在同步电复律指征，评估生命体征、意识状态。

（2）向清醒患者解释操作的目的、过程及注意事项，嘱患者仰卧于硬板床，暴露胸廓，如胸毛多，需剃除，取下金属物品。建立静脉通道，连接心电监护（注意避开除颤部位），给予氧气吸入，复律前做十二导联心电图。

2. 操作步骤

（1）连接电极片：将多功能电缆连接多功能电极片。

（2）粘贴电极片：位置同电极板，如图 9-18 所示，将电极片牢固地粘贴在患者身上。

（3）遵医嘱给予患者镇静药，至患者瞬目反射（blink reflex）开始消失的深度，同时注意观察患者的呼吸。

（4）选择电复律：将旋钮旋至除颤位置，按下同步按钮。

（5）能量选择：根据不同心律失常类型选用不同的能量，心房颤动和室上性心动过速 100 ~ 150 J，室性心动过速 100 ~ 200 J，心房扑动 50 ~ 100 J。

（6）充电：通过面板或手柄操作，充电完成后发出蜂鸣声。

（7）放电：放电前，清楚、响亮地大喊一声"离床"或"闪开"，并目视确认所有人员已离床。持续按放电按钮，确认每个 R 波出现同步化标记（图 9-19），直到识别到下一个 R 波时才放电。

（8）观察复律效果：观察心电监护的心律是否恢复窦性心律，如未恢复，可增加电能量，再次电击。

3. 结束步骤

（1）将选择旋钮旋至关机位置。

（2）恢复患者体位，撕掉电极片，擦干净患者皮肤，给予监护。

（3）记录抢救过程，复律成功后密切观察患者的血压、心率、心律、呼吸，直至患者清醒。清醒后让患者活动四肢，观察有无栓塞情况。

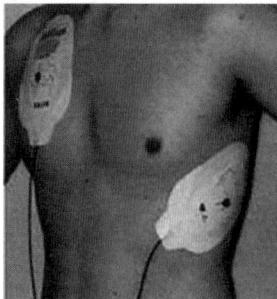

图 9-18　电极片的位置

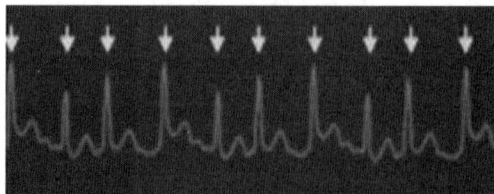

图 9-19　R 波同步化标记图

（三）起搏（无创体外起搏）

1. 说明

（1）除颤仪可以检测和在屏幕上显示是否使用内置起搏器。

（2）当除颤仪检测到内置起搏器的信号时，会在屏幕的心动波形上显示一根细实线。如果起搏刺激为房性、室性或房室性，由起搏器产生的刺激波将会被显示出来。

2. 操作步骤

（1）多功能电缆连接多功能电极片。

（2）粘贴多功能电极片，位置同电极板。

（3）将选择旋钮旋至起搏位置。

（4）设置起搏频率，将起搏频率设置为比患者基础心率高 10～20 次/min，如果患者没有基础心率，使用 100 次/min。当转动起搏频率旋钮时，起搏频率以 2 次/min 的速率增加或减少。

（5）设置起搏输出电流，缓慢调节起搏电流，直到刺激有效（捕捉到），输出电流值显示在屏幕上。理想的阈值为在此基础上加 10% 的电流作为最后的起搏电流。当调整起搏电流时，电流值的改变按照 2 mA 的速率增加或减少。

（6）逐渐调节起搏频率达到目标频率，起搏电流无须再调节。

（7）观察起搏效果并记录。

起搏有效的判定：

1）体表心电图上按设定起搏频率出现于起搏脉冲之后的宽大畸形 QRS 波群，其后有与之相应的巨大倒 T 波。

2）与起搏频率一致的动脉搏动和血压上升。

（四）监护

除颤仪可采用 3 导联、多功能电极片、除颤板快速心电监护。

1. 连接 ECG、SPO_2 导联线。

2. 粘贴电极片，将选择旋钮旋至监护位置，3 导联的电极安放位置，如图 9-20 所示。

（1）RA（白）：安放在锁骨下，靠近右肩。

（2）LA（黑）：安放在锁骨下，靠近左肩。

（3）LL（红）：安放在左上腹皮肤平坦的地方。

3. 安放血氧饱和度（SPO_2）探头。

4. 设置导联选择、心电幅度，在显示屏上按多功能按键进入相应的菜单进行设置，监护状态下显示参数报

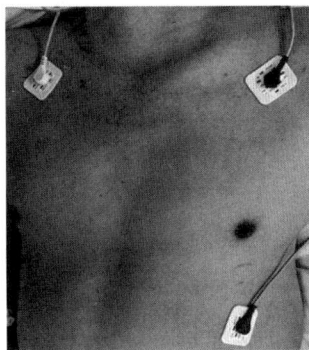

图 9-20　电极片位置

警上下限，按增减可调节。

5. 观察、记录使用时间，定时记录各种参数，如有报警，随时查看，排除人为因素后立即通知医师处理。

四、常见不良反应与并发症的观察及处理

（一）心律失常

1. 发生原因　由电击本身引起。

2. 临床表现　以期前收缩最常见，也可能发生显著的窦性心动过缓、窦性停搏、窦性阻滞或房室传导阻滞。

3. 预防及处理

（1）护士需掌握心电图基础知识，能正确地识别各种心律失常的类型，及时发现预警心电图并通知医师处理。

（2）电复律后持续进行心电监护，密切观察血压、心律、心率、呼吸及意识改变。期前收缩大多在数分钟后消失，无须特殊处理。严重的室性期前收缩并持续不消退者，应使用抗心律失常药治疗。若产生室性心动过速、心室颤动可再行除颤。

（3）发生显著的窦性心动过缓、窦性停搏、窦性阻滞或房室传导阻滞，轻者无须特殊处理，必要时使用硫酸阿托品、盐酸异丙肾上腺素提高心率，必要时安装临时心脏起搏器。

（二）低血压

1. 发生原因　可能与高能量电除颤造成的心肌损害有关。

2. 临床表现　轻度血压下降，心电图 ST 段压低或抬高，心肌酶轻度升高。

3. 预防及处理

（1）监测患者血压、心电图等变化。

（2）若仅为低血压倾向，大多可在数小时自行恢复；若导致周围循环衰竭，应及时使用升压药。

（三）心肌损伤

1. 发生原因　高能量电击可引起心肌损伤。

2. 临床表现　心电图 ST 段、T 波改变，心肌酶升高，持续数小时至数日。个别患者出现心肌梗死心电图，持续时间也较长。

3. 预防及处理　除颤能量应是能够终止心室颤动的最低能量，如发生心肌损伤，应加强监护及对症处理。

（四）栓塞

1. 发生原因　多发生于心房颤动时间较长或左心房显著扩大者，可发生在电复律后即刻或 24 ~ 48 h，亦可发生在 2 周后。

2. 临床表现　根据栓塞部位不同，表现为不同的临床表现，多为体循环、肺循环栓塞。

3. 预防及处理　如发生栓塞，及时予以对症处理。

（五）皮肤灼伤

1. 发生原因　导电膏涂抹不均匀，电极与皮肤接触不良，连续电击，高能量电击。

2. 临床表现　胸部皮肤出现红肿、水疱，严重者出现焦痂。

3. 预防及处理

（1）电极板紧贴患者皮肤并稍加压（5 kg），安放电极处皮肤涂导电膏，也可使用盐水纱布块，紧急时可用清水，禁用乙醇。肋间隙明显凹陷者宜用盐水纱布块。

（2）轻者无须特殊处理，保持灼伤部位皮肤清洁，避免摩擦皮肤和粘贴电极片。

（3）如有水疱，应在无菌操作下抽出积液，创面大的给予水胶体保护，较重者按一般烧伤处理。

第四节　心肺复苏机

心肺复苏机应由具有执业资质并经过培训合格的医护人员使用。

心肺复苏机 – 操作视频　　心肺复苏机 – 微课

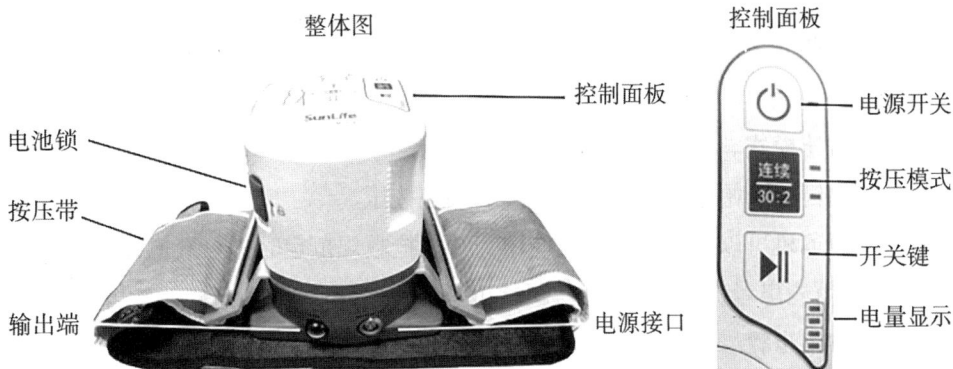

一、基本结构

心肺复苏机的基本结构如图 9-21 所示。

图 9-21　心肺复苏机的基本结构

二、适应证与禁忌证

（一）适应证

心肺复苏机适用于成人且没有胸部外伤的心搏骤停患者的抢救，用于替代徒手心肺复苏。

（二）禁忌证

心肺复苏机不适合婴幼儿、儿童和孕妇发生心搏骤停时的抢救；不适合胸部严重创伤的患者使用。

三、操作流程

（一）准备步骤

1. 评估患者及患者准备　迅速判断患者呼吸、循环情况，清理呼吸道，如出现心脏停搏、呼吸停止，敞开患者上衣，立即先行徒手心肺复苏，经确认需持续闭胸心脏按压且无禁忌证后，准备心肺复苏机。

2. 用物准备　准备心肺复苏机和配件，安装好电池和配件，在模拟人上检查设备，确认心肺复苏机工作正常。

3. 环境准备　清理现场，无关人员回避；确认环境安全。

（二）操作步骤

1. 正确地识别心搏骤停患者，至少两人一组马上启动徒手心肺复苏。

2. 一人持续徒手闭胸心脏按压，另一人迅速准备心肺复苏机并检测工作状态。

3. 暂停按压，两人在患者两侧协同安装按压带，按压带上缘对好腋窝顶点线，按压带左右对称。

4. 放置心肺复苏机主机在患者前胸上，按压头的中心在患者乳头连线和胸骨中线的交点上。

5. 患者两侧人员同时、协同拉紧按压带，并粘贴固定。

6. 开机。

7. 选择按压模式。

8. 按开始键，开始进行持续高质量闭胸心脏按压。

9. 心肺复苏机可以与除颤仪协同使用，并按抢救规范定时进行人工通气。

10. 随时监测患者生命体征、血氧饱和度和意识状态，做好记录。

（三）结束步骤

1. 患者自主心搏恢复或确认抢救无效后，按停止键，关机。

2. 撤除主机和按压带。

3. 安置患者，做好宣传教育，洗手，记录。

4. 终末处理，充电备用。

四、常见不良反应与并发症的观察及处理

在使用心肺复苏机的过程中可能会出现肋骨及胸骨骨折、气胸、血胸、肺挫伤、肝及脾裂伤等机械性损伤。

1. 发生原因　胸部按压机的按压力造成肋骨、胸骨、肺等机械性损伤。即使正确地进行闭胸心脏按压，也会有部分患者发生肋骨骨折。

2. 临床表现　有骨擦音、骨擦感、胸部畸形等体征。

3. 预防及处理　在闭胸心脏按压前，必须认定患者无动脉搏动，避免无谓的按压；正确、迅速评估患者，选择合适的压力。当发生上述并发症后，需停止心肺复苏仪的按压，采取其他抢救措施。

第五节　呼吸机

使用呼吸机（图 9-22）的目的是为呼吸功能不全的患者提供呼吸支持，以改善通气、纠正缺氧、防止 CO_2 潴留。呼吸机适用于有执业资质并经过培训合格的医护人员、呼吸治疗师。

呼吸机 – 微课　　呼吸机 – 操作视频

一、基本结构

1. 纯氧输送 2 min 和氧传感器定标键（图 9-23）　至少每 24 h 按一次 100% O_2 / CAL 2 min 键进行氧电池标定。

2. 手动通气键（图 9-23）　按此键呼吸机会根据当前强制通气参数设置值对患者进行手动通气一次；在吸气相和最短呼气相期间不输送手动吸气。

3. 呼气暂停键（图 9-23）　用于测量总的 PEEP（PEEPTOT）和内源性 PEEP（PEEPI）。自动：瞬时按下呼气暂停键即放开。暂停时间至少 0.5 s，但小于 3 s。最好用于患者气道在暂停呼气中均保持开放，导致"干净和彻底"的测量。手动：按下呼气暂停键不放。暂停时间最长小于 20 s。最好应用于接近呼气末流速时显示有梗阻的现象。

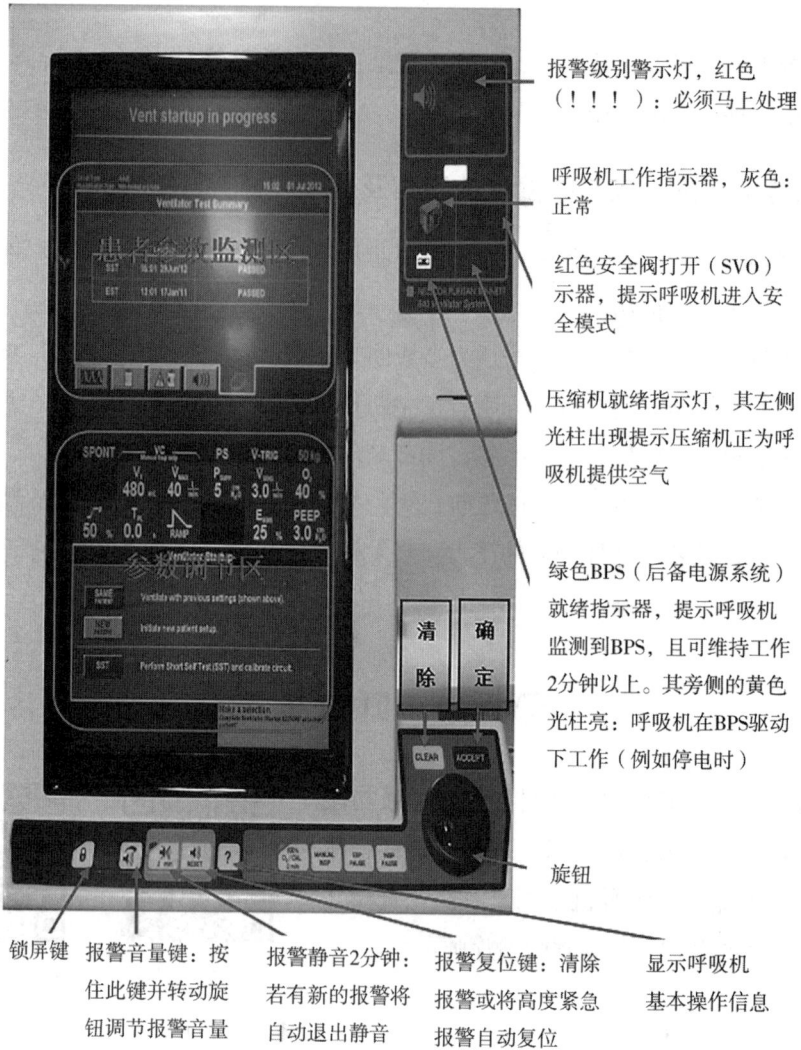

报警级别警示灯，红色
（！！！）：必须马上处理

呼吸机工作指示器，灰色：
正常

红色安全阀打开（SVO）
示器，提示呼吸机进入安
全模式

压缩机就绪指示灯，其左侧
光柱出现提示压缩机正为呼
吸机提供空气

绿色BPS（后备电源系统）
就绪指示器，提示呼吸机
监测到BPS，且可维持工作
2分钟以上。其旁侧的黄色
光柱亮：呼吸机在BPS驱动
下工作（例如停电时）

旋钮

锁屏键　报警音量键：按　　报警静音2分钟：　报警复位键：清除　显示呼吸机
　　　　住此键并转动旋　若有新的报警将　报警或将高度紧急　基本操作信息
　　　　钮调节报警音量　自动退出静音　　报警自动复位

图 9-22　呼吸机基本结构

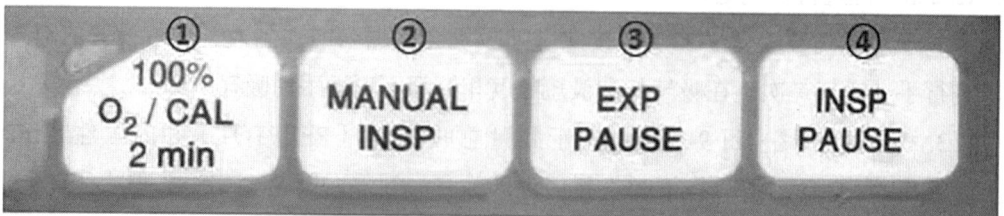

图 9-23　特殊按键

　　4. 吸气暂停键（图 9-23）　用于测量静态肺 - 胸部顺应性（C）、静态阻力（R）
和平台压力（PPL），或使肺处于充气状态。自动：瞬时按下吸气暂停键即放开。暂停时间至少 0.5 s，但小于 2 s。用于测量 C、R（限容量控制呼吸方形波）和 PPL。手动：按下吸气暂停键不放。暂停时间最长小于 7 s。用于保持肺充气状态（如拍摄清晰的胸部 X 线片）。

二、适应证与禁忌证

（一）适应证

各种原因引起的呼吸衰竭或呼吸功能不全、术后呼吸功能支持、呼吸肌活动障碍。

（二）禁忌证

气胸及纵隔气肿未行引流者、肺大疱和肺囊肿、低血容量性休克未补充血容量者、严重的心功能不全、严重肺出血，以上均为相对禁忌证，在出现致命性通气和氧合障碍时机械通气无绝对禁忌证。

三、操作流程

（一）准备步骤

1. 连接气源（空气和氧气）　连接呼吸机管道、湿化罐或人工鼻，湿化罐接灭菌注射用水放至水位线（图 9-24、图 9-25）。

2. 自检　机器快速自检完成，呼吸机重启。

备用时，写上标签（日期、时间、自检结果、工号），将标签粘贴于 Y 形管路末端。

（二）操作步骤

拔除封闭盖或模拟肺，开放患者端管路，开机，设定患者（同一患者或新患者）与理想体重。

1. 开机

点击开关机按键开机。

2. 选择患者

（1）同一患者：按确认键，然后直接进入下一步选择通气方式页面。

（2）新患者：输入患者理想体重，呼吸机许多起始设置值范围限制和参数均取决于此值。

3. 初选通气方式（有创/无创）、模式、控制类型等

1）初选通气方式：

（1）有创通气：用于气管插管、气管切开患者。

（2）无创通气：用于使用面罩的患者。

2）选择通气模式：辅助/控制通气（A/C）、同步间歇指令通气（SIMV）、自

主呼吸（SPONT）、双水平正压通气等。

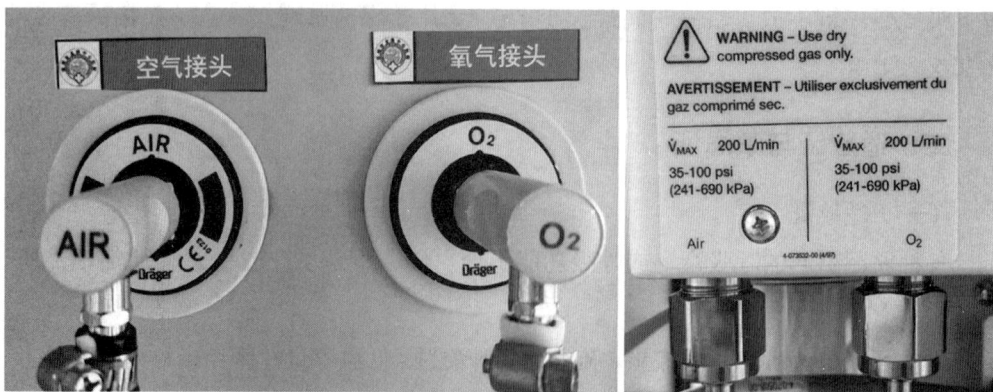

图 9-24 　连接气源

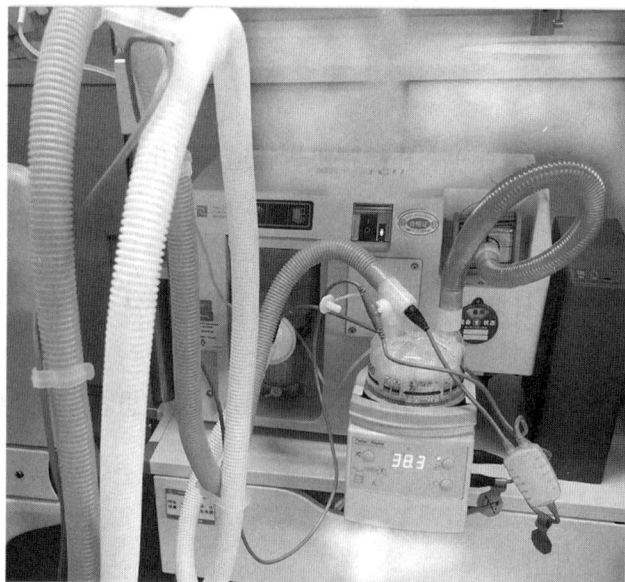

图 9-25 　连接呼吸机管路和湿化罐

3）选择强制呼吸类型：压力控制（VC）或者容量控制（PC），若通气模式选择双水平正压通气，不能进行强制呼吸，则在自主呼吸时可以通过手动通气进行单次强制呼吸。

4）选择触发类型：压力触发或者流量触发。

5）按确认键，进行下一步设置，或按清除键重新设置上述参数。

4. 调节所选各模式下的参数

1）呼吸频率（f）：患者每分钟至少接受到的呼吸机最低的强制呼吸次数，尽量保持患者自主呼吸，防止吸气肌萎缩。应根据原发病而定。

（1）慢频率通气有利于呼气。

（2）急性呼吸窘迫综合征（ARDS）等限制性通气障碍性疾病以较快的频率辅以较小的潮气量通气，有利于减少克服弹性阻力所做的功和对心血管的不良影响。

（3）初始调节范围：12 ~ 16次/min。

2）潮气量（VT）：为容量控制下强制通气的潮气量，初始调节范围为6 ~ 8 mL/kg。

3）氧浓度（O_2）：设置原则是在保证氧合的情况下，尽可能地使用较低的氧浓度支持。初始调节范围为35% ~ 100%，> 50%时需警惕氧中毒。

4）压力支持（PS）：适用于辅助和自主呼吸通气，是自主呼吸时的压力支持值（PEEP水平之上）。支持压力的高低决定了每次自主呼吸时呼吸机帮助患者吸入气体的力量大小。潮气量主要由呼吸机完成，初始调节范围为5 ~ 10 cmH_2O。

5）呼气末正压（PEEP）：为呼气末患者管道内维持的正压。注意PEEP对回心血量的影响，可通过P/V环的低拐点帮助确定。不同病种常规所需的PEEP水平差别很大：慢性阻塞性肺疾病（COPD）可给予3 ~ 6 cmH_2O，ARDS则高达10 ~ 15 cmH_2O，支气管哮喘现推荐低水平的PEEP。

（1）最佳PEEP的概念：最佳氧合状态，最大氧运输量（DO_2），最好顺应性，最低肺血管阻力，最低QS/QT。达到以上要求的最小PEEP，即为最佳PEEP。但实际操作时，可根据病情和监测条件，一般从低水平开始，逐渐上调，待病情好转，再逐渐下调。

（2）初始调节范围：3 ~ 5 cmH_2O。

6）峰流速（peak flow，V_{MAX}）：为容量控制时设置吸气最大流速值。

（1）设置：需根据个体情况设定，防止初始流速失调；数值越大，吸气时间越短，吸呼比越小。

（2）调节：对于有自主呼吸的患者，理想的吸气峰流速应与自主呼吸相匹配，吸气需求越高，则流速也相应提高，以减少呼吸做功。

（3）初始调节范围：30 ~ 50 L/min。

7）平台时间（T_{PL}）：在容量控制下，设置吸气平台时间，此时输送气体并阻断呼气，可增加气体在肺内驻留时间，增加气体在肺内的扩散，从而增加氧合，改善肺内分流。

8）流速波形（—SQUARE—）：方波/递减波。递减波更符合生理，有利于气体在肺内扩散；使用递减波时可适度提高吸气峰流速。

9）压力上升百分比（⤴ P）：压力控制或压力支持模式下设置吸气压力达到目标值的快慢，数值越大，则越快。请谨慎使用高于 50% 的设置值（因其可能造成瞬间压力过高或过早进入呼气相）。

10）吸气压力（P_I）：为压力控制下呼吸机输送气体给患者的压力，必须在 PEEP 以上。

11）呼气灵敏度（E_{SENS}）：指呼吸机从吸气相转入呼气相的吸气峰流速百分比。当吸气流速等于限定的 E_{SENS} 值时，呼气开始。因此，数值越小，吸气时间越长；数值越大，吸气时间越短。

12）触发灵敏度（V_{sens}）：默认值新生儿 1 L/min；儿童 2 L/min；成人 3 L/min。一般认为，吸气开始到呼气开始送气的时间越短越好。触发灵敏度可分为压力和流量触发两种。设置原则：在避免误触发的情况下尽可能小。注意：如管道严重漏气，要适当提高数值，避免误触发。初始调节范围：一般为 1 ~ 3 L/min，不超过 5 L/min。

13）↑ P_{PEAK}：气道峰压，初始调节范围 < 40 cmH_2O。

5. 调节窒息模式下参数　按窒息通气设置，进入窒息模式设置（图 9-26）。

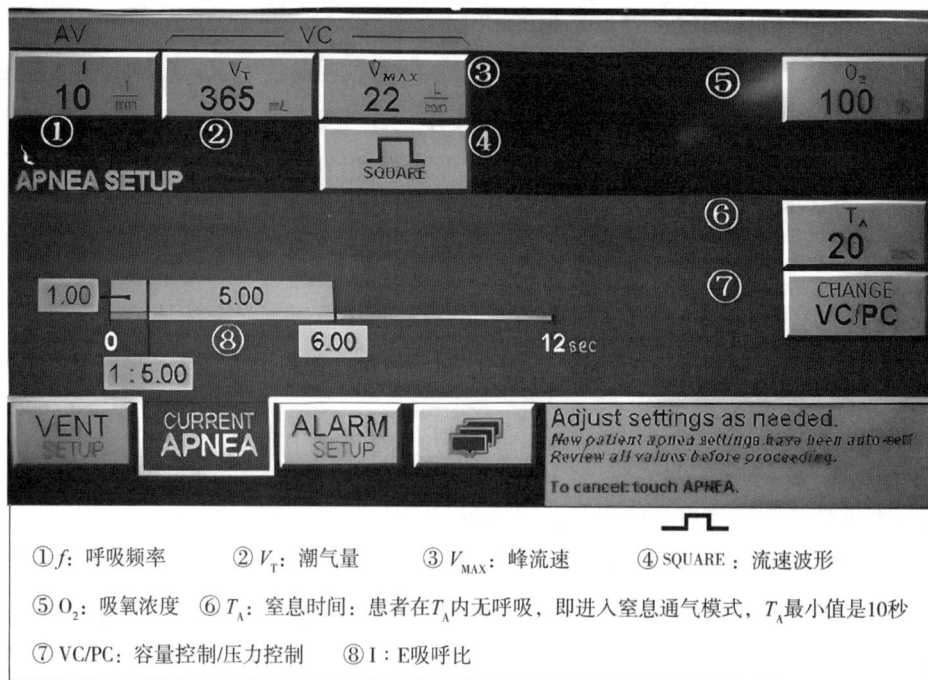

① f: 呼吸频率　② V_T: 潮气量　③ V_{MAX}: 峰流速　④ SQUARE：流速波形

⑤ O_2: 吸氧浓度　⑥ T_A: 窒息时间: 患者在 T_A 内无呼吸，即进入窒息通气模式，T_A 最小值是10秒

⑦ VC/PC: 容量控制/压力控制　⑧ I：E吸呼比

图 9-26　窒息模式

（1）T_A 最小值是 10 s。

（2）氧浓度必须大于非窒息通气的氧浓度。

（3）窒息通气 I : E 不能大于 1 : 1。

（4）设置完成后按确认键。

6. 调节报警上限及下限

1）P_{PEAK}（气道峰压）：最高值设置为 40 cmH$_2$O（防止气压伤，一旦检测到气道压高于设定值，将打开呼吸阀减压）。

2）f_{TOT}（总呼吸频率）：显示前 1 min 内患者强制通气和自主呼吸总的呼吸频率（防止患者发生浅快呼吸，黑色部分是按理想体重推算的正常值范围）。

3）$V_{E\,TOT}$（分钟呼出通气量）：分别设高限、低限，黑色部分是按 IBW 推算的正常值范围。

4）$V_{TE\,MAND}$（强制呼吸呼出潮气量）：防止容积伤，分别设定高限、低限，黑色部分是按 IBW 推算的正常值范围。

5）$V_{TE\,SPONT}$（自主呼吸每分通气量）：防止容积伤，分别设定高限、低限，高限与 $V_{TE\,MAND}$ 联动，低限可设置更低。

6）报警设置规则

（1）上限及下限设置范围为正常值上下浮动约30%，一般按照患者实际情况设置。

（2）任何时候不得关闭报警。

7. 参数监测区数据调节与查看　如图 9-27 和图 9-28 所示。

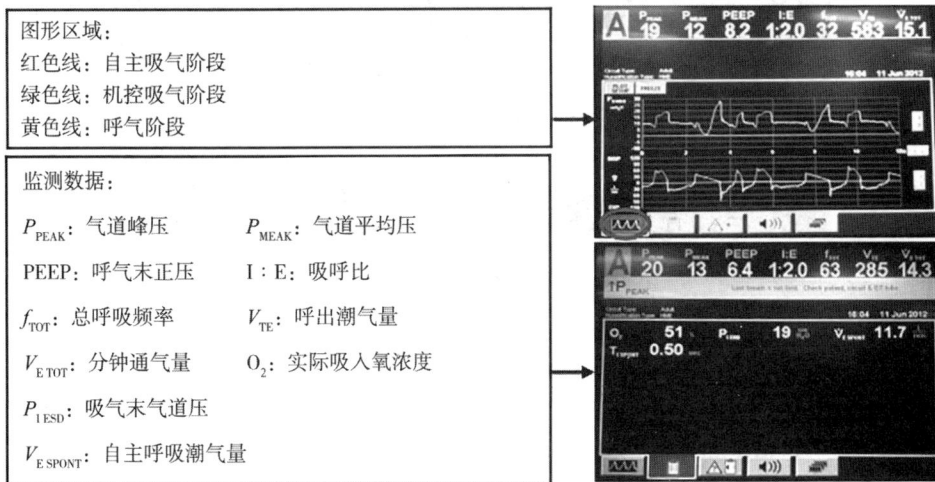

图 9-27　参数监测

之前的报警记录，包含： 报警时间、报警事件、报警等级、报警显示、报警分析	
参数监测区左上方按键： Plot Setup（图形选择设置键）：按此键后，转动旋钮以选择所需要的各种波形图，点击continue确定。 Freeze（波形冻结键）：观察到异常波形时，按此键可冻结波形，以便仔细查看。 各种波形图： Volume-Time：容量时间曲线 Press-Time：压力时间曲线 Flow-Time：流速时间曲线 Press-Volume：压力容量环 Flow-Volume：流速容量环	

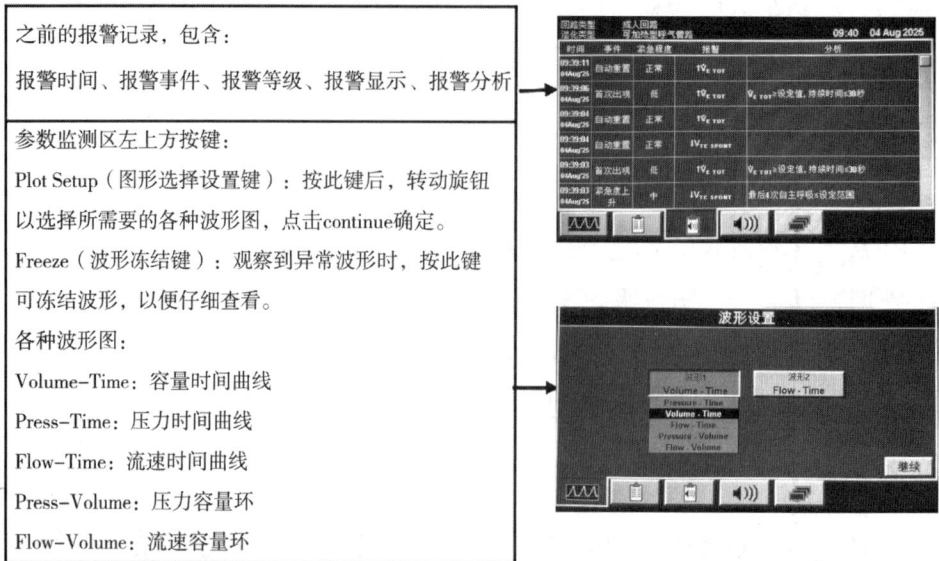

图9-28　报警记录和波形选择

8. 其他各常用键的作用

1）点击参数设置区下方的多项选择键（More Settings）（图9-29）。

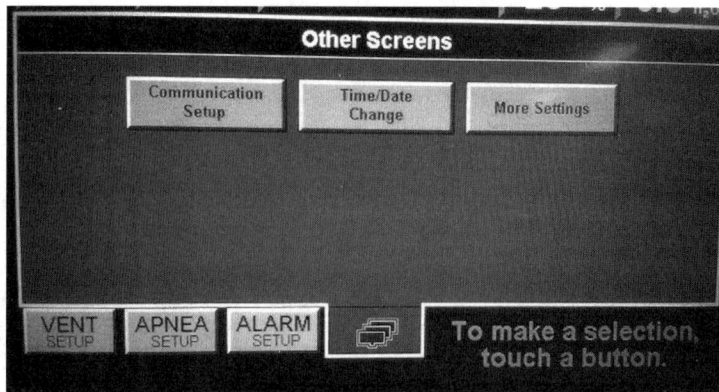

图9-29　设置区

2）选择需调节的项目

（1）湿化类型（Humidification Type）：非加热型管道（Non-heated exp tube）、加热型管道（Heated tube）、人工鼻（HME）。

（2）氧流量灵敏度开关（O_2 Sensor）：打开氧流量灵敏度开关（Enabled）、关闭氧流量灵敏度开关（Disabled）。

（3）管道脱落灵敏度设置（Dsens）：管道漏气量达到设置的百分比量即报警，

提醒检查管路漏气的原因。

（三）结束步骤

1. 人机分离，患者予氧气吸入。

2. 关机，切断电源，脱开气源。

3. 拆卸呼吸回路、湿化罐、吸入和呼出端过滤器，一次性呼吸回路按医疗废物处理，非一次性呼吸回路、湿化罐、吸入及呼出端过滤器送供应室消毒处理。

4. 重新安装新的呼吸回路，快速自检（SST），备用。

5. 记录患者病情、停机时间、使用时间、患者生命体征变化，评价治疗效果。

四、常见不良反应与并发症的观察及处理

（一）肺部感染

1. 发生原因

（1）人工气道的建立影响了患者正常的防御系统及吸痰等操作，增加了病原体侵入的机会。

（2）分泌物排出不畅。

（3）患者机体抵抗力下降和全身营养状态减退。

（4）广谱抗生素的应用等。

2. 临床表现 患者气道分泌物增加、发热、X线检查见新增的浸润性改变等。

3. 预防及处理

（1）保持周围环境清洁，每日2次使用消毒毛巾擦拭床单元及周围物品。

（2）严格执行手卫生和无菌操作。

（3）床头抬高30°～45°，血流动力学不稳定、腰椎穿刺后6 h内等有禁忌时除外，脊柱骨折、骨盆骨折（未行固定手术）应取斜坡位。

（4）每日唤醒和评估患者能否脱机拔管。

（5）按需吸痰。

（6）预防应激性溃疡。

（7）预防深静脉血栓形成。

（8）氯己定口腔护理（每日4次）。

（9）及时清除呼吸机管路的冷凝水。

（10）维持气囊压力在25～30 cmH$_2$O。

（11）定期做呼吸道分泌物的细菌培养和药物敏感试验，以指导和有效使用抗生素。

（二）气压伤

1.发生原因　气道压力或潮气量过高，导致肺泡过度膨胀，以致出现气胸、肺气肿、皮下气肿等。

2.临床表现　患者突然大汗、焦虑不安、呼吸急促，甚至气管移位、颈静脉怒张、血压下降。

3.预防及处理

（1）合理设置通气参数，严密监测气道平均压，使之维持在 35 cmH$_2$O 以下。

（2）如发现患者有气压伤表现，立即通知医师，准备好抢救用物，配合处理。

（三）气道黏膜损伤

1.发生原因　负压过高或吸痰管局部停留时间过长，湿化不足致气道干燥、痰液黏稠。

2.临床表现　血性分泌物，纤维支气管镜检查可见黏膜水肿、溃烂。

3.预防及处理　充分湿化，规范吸痰操作。

第六节　心电监护仪

心电监护仪 – 操作视频

心电监护仪 – 微课

心电监护仪是可对患者的生理参数进行实时、连续监测的医用仪器，常用于病情危重和需要连续、实时观察并分析心脏电活动情况的患者。使用心电监护仪不间断地监测心搏的频率和节律、呼吸、血压、脉搏、经皮血氧饱和度、体温、中心静脉压等，通过正确使用，可以及时发现危急情况，直观地了解患者生命体征的变化，对病情进行及时、正确地判断及处理，使患者得到及时救治，降低病死率，减少并发症。心电监护仪主要用于重症监护室、手术室、抢救室以及其他一些需要长时间监测患者生理参数的场合。

一、基本结构

心电监护仪通常有便携式和插件式两种，便携式主要由显示屏、操作键和配件组成，插件式增加了插件区和监护模块。

（一）心电监护仪的结构（图 9-30）

模块插　　　　　　波形

参数

热键

按键

图 9-30　心电监护仪的结构

（二）心电监护仪常用配件（图 9-31）

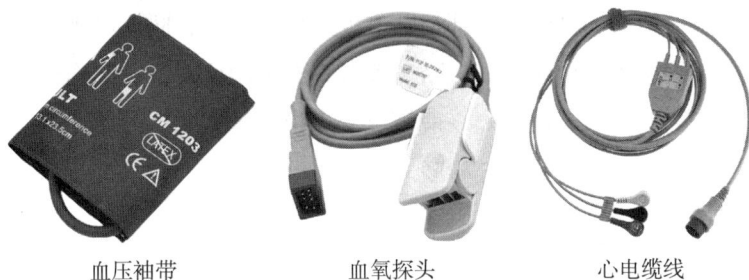

血压袖带　　　　　血氧探头　　　　　心电缆线

图 9-31　心电监护仪常用配件

二、适应证与禁忌证

（一）适应证

病情危重和需连续、实时观察并分析心脏电活动情况，不间断地监测心搏的频率和节律、呼吸、血压、脉搏、经皮血氧饱和度、体温、中心静脉压等患者的各项指标。

（二）禁忌证

无绝对禁忌证，皮肤破损处避免粘贴电极片，伤肢、动静脉造瘘及循环不良的肢体严禁测量血压及夹血氧探头。

三、操作流程

（一）准备步骤

1.用物准备　心电监护仪，心电、血压、血氧套头插件连接导联线，电极片，配套血压袖带，生理盐水棉球。检查心电监护仪和模块等是否有机械损坏，外部电缆和配件的连接是否正确。

2. 患者准备

（1）评估病情，向患者及家属解释操作目的。

（2）将患者置于舒适卧位。

（3）注意观察患者胸部皮肤情况。

（4）评估患者上肢有无手术或偏瘫、面积较大的伤口，术侧、偏瘫侧不能监测血压。

（5）评估患者有无灰指甲、涂指甲油、末梢循环不良等影响血氧饱和度监测的情况。

（二）操作步骤

1. 核对患者身份信息。

2. 连接心电监护仪电源，打开主开关电源键。

3. 用生理盐水棉球擦拭患者胸部粘贴电极片处的皮肤，防止电极片接触不良。

4. 将电极片连接心电导联线，粘贴于患者胸部正确位置，避开伤口及除颤位置，屏幕上可看到心电监护示波出现。一般情况下选择 3 导联（RA、LA、LL），大型心脏手术或恶性心律失常时可选择 5 导联。

1）3 导联可监护：Ⅰ、Ⅱ、Ⅲ。

2）5 导联可监护：Ⅰ、Ⅱ、Ⅲ、AVR、AVL、AVF、V。

3）5 个电极安放位置

（1）RA（白）：安放在锁骨下，靠近右肩。

（2）LA（黑）：安放在锁骨下，靠近左肩。

（3）LL（红）：安放在左下腹。

（4）RL：安放在右下腹。

（5）V：安放在胸壁上。

5. 选择合适（成人、儿童）的袖带，将袖带绑在距肘窝上二横指处，袖带上的⊙记号应正好位于动脉血管上，松紧程度应以能够插入一指为宜，根据病情需要设置自动测量时间，每 4 ~ 8 h 更换测量部位。

6. 安放脉搏血氧探头，应选择具有良好脉搏搏动的血管甲床部位。选择手指或足趾时，应将光源放在甲床一侧；避开测血压的肢体，以免测血压时阻断血流，使屏幕上心电监护血氧波形出现异常。

7. 当患者血流动力学不稳定或病情危重，需严密监测血压时，建议行有创压力监测，将有创压力监测传感器与心电监护仪模块连接，测压管连接三通接头，将测压管、三通接头充满生理盐水，压力传感器安置在与心脏同高的位置，调节零点，打开测压管与传感器相同，测压力，适用于有动脉留置且需要监测有创血压的患者。其他有创压力监测，如中心静脉压监测等。

8. 为了有效监测肺通气情况，需监测呼气末二氧化碳，将二氧化碳模块与心电监护仪连接，气体采集管置于患者鼻孔并固定好，有创机械通气连接在呼气管路上，适用于呼吸不稳定且需要监测呼气末二氧化碳分压的患者。

9. 根据患者病情设置心电监护仪报警范围。设置患者床号、姓名、年龄、性别等基础资料；设置导联的波形、振幅；设置血压自动监测的时间；设置相应合理的报警界限及报警音量，不能关闭报警声音。

10. 告知患者及其家属使用心电监护仪的注意事项。

（三）结束步骤

1. 根据病情，医师下达停止监护医嘱，给予停止心电监护。

2. 按开关键，切断电源，关机。

3. 将电极导联和血压袖带、血氧探头从患者身上撤除，将使用的传感器及其连接从心电监护仪上取下。

4. 整理床单位，清理电极片等用物，按医疗垃圾处理。

5. 记录患者病情、开机及关机时间、患者生命体征的变化。

四、常见不良反应与并发症的观察及处理

（一）电极部位皮肤痒、红、肿、破损

1. 原因　患者为过敏体质、电极片引起皮肤过敏、电极片未及时更换、取电极片时撕破皮肤。

2. 处理

（1）护士每班均应评估患者的皮肤情况。

（2）24 h 更换电极片及改变电极位置。

（3）定时询问患者的不适主诉。

（4）每日更换电极片和粘贴部位，在过敏部位涂莫匹罗星软膏（百多邦）或者聚维酮碘（碘伏），保持皮肤清洁和干燥以减轻症状，避免抓挠。有条件时，使用脱敏电极。取电极片时要小心，防止撕破皮肤，必要时使用液状石蜡湿润。

（二）指端皮损、缺血及缺氧坏死

1. 原因　长时间未更换血氧探头位置。

2.处理

（1）定时更换血氧探头位置，每 2 ~ 4 h 更换不同指端，避免指端缺血、缺氧。

（2）皮损指端不能再夹血氧探头，皮损轻微的应加强观察指端血运情况。

（3）皮损严重或指端坏死时，应及时向医师报告并协助处理。

（三）肢体肿胀、回流不畅

1.原因　测量血压的袖带导致局部受压时间过长或者松紧不当，血液循环受阻。

2.处理

（1）严密观察受压部位局部血液循环情况。

（2）定时放松，至少每班更换部位，加强交班。

（3）抬高患处，如肿胀明显、无皮肤破损，可行湿热敷。

小结

1.急救医疗设备应用过程中，护理工作范围主要包括快速识别适应证和禁忌证，为患者正确地使用各医疗设备，在使用过程中严密观察，及时调整参数，预防并发症，进行应急处理等。

2.急救医疗设备种类多，操作较复杂，为保障正确、有效使用，需要护理人员在掌握相关理论的基础上反复操练。

（陶艳玲　何　茹　张晓瑜）

本章内容精要

主要介绍了急救医疗装备的使用，包括口咽或鼻咽导气管、简易呼吸器和面罩、除颤仪、心肺复苏机和呼吸机等设备的基本结构、适应证与禁忌证、操作流程以及常见不良反应与并发症的观察及处理。

一、口咽或鼻咽导气管

用于呼吸道梗阻或分泌物多的患者，以及癫痫发作时保护舌、齿。详细介绍了基本结构、适应证与禁忌证、操作流程。讨论了常见不良反应与并发症，如口唇破裂或鼻腔黏膜破损、频繁恶心、呕吐等。

二、简易呼吸器和面罩

用于无氧、无电情况下的现场救护，或医院内急性呼吸衰竭或呼吸停止者。描述了基本结构、适应证与禁忌证、操作流程。常见不良反应与并发症，包括胃胀气、误吸和吸入性肺炎。

三、除颤仪

用于电复律或电除颤，以恢复心电活动至窦性心律。介绍了基本结构、适应证与禁忌证、操作流程。讨论了常见不良反应与并发症，如心律失常、低血压、心肌损伤等。

四、心肺复苏机

用于成人心搏骤停患者的抢救，替代徒手心肺复苏。描述了基本结构、适应证与禁忌证、操作流程。可能出现的机械性损伤，如肋骨及胸骨骨折、气胸等。

五、呼吸机

用于呼吸功能不全的患者提供呼吸支持，改善通气，纠正缺氧，防止 CO_2 潴留。

介绍了基本结构、适应证与禁忌证、操作流程。讨论了常见不良反应与并发症，如肺部感染、气压伤、气道黏膜损伤等。

六、心电监护仪

用于实时、连续监测患者的生理参数，如心搏频率和节律、呼吸、血压等。描述了基本结构、适应证与禁忌证、操作流程。常见不良反应与并发症，如电极部位皮肤瘙痒、红、肿、破损等。

思考题

1. 描述在什么情况下，医护人员会选择使用口咽导气管而不是鼻咽导气管，以及相反情况的决策依据是什么？

2. 根据患者的心电图表现，解释何时应选择非同步电除颤，何时应选择同步电复律，并讨论这两种方法的主要区别及其对患者治疗结果的潜在影响。

3. 讨论在不同临床情况下（如心肌梗死、心律失常、休克等），如何合理设置心电监护仪的报警参数，以确保既能及时预警危急情况，又不至于因误报而干扰临床决策。

4. 以呼吸机相关肺炎（VAP）为例，讨论在临床实践中可以采取哪些措施来预防这一并发症的发生。

本章习题

第十章

心肺复苏

学习目标

识记 1.简述引起成人心搏骤停的常见病因。

2.简述心搏骤停的临床表现和高质量心肺复苏的操作要点。

3.简述创伤性心搏骤停的处理流程。

理解 1.说出高级心肺复苏的关键要点。

2.说出心搏骤停后自主循环恢复患者的护理要点。

运用 演示成人心肺复苏的基本步骤。

学习难点

1.心搏骤停后治疗的复杂性：心搏骤停后综合性治疗涉及多个方面，包括目标温度管理、神经功能监测与保护、体外膜氧合（ECMO）等。这些治疗手段的选择和实施都需要高度的专业知识和临床经验，对于学习者来说是一大挑战。

2.高质量CPR的操作要点：高质量CPR的技术要求，如正确的按压频率、深度、胸廓回弹以及按压与通气的比例，这些都需要在实际操作中精确执行。这些操作要点对于非专业人士来说有一定的难度。

3.特殊情况下的CPR调整：在特殊环境（如溺水、低温环境）和特定人群（如孕妇、老年人）中，需要根据患者的特殊情况进行个性化调整，这对学习者的判断力和应变能力提出了更高的要求。

4.CPR的终止决策：决定何时终止CPR是一个复杂的过程，需要综合判断患者的反应、自主循环的恢复情况以及心电图的变化。这个决策需要临床经验和专业知识，对于学习者来说是一个难以掌握的技能。

5.心搏骤停后自主循环恢复患者的护理：心搏骤停后患者需要的护理措施非常复杂，包括优化心肺功能、重要器官灌注、识别和治疗心搏骤停的诱发因素等。需要深入的医学知识和细致的护理技能，对于学习者来说是一大挑战。

患者，男，42 岁。因交通事故受到撞击，致胸腹部、会阴部、右下肢疼痛 2 h，由救护车送入急诊科。急诊科护士护送其进行 CT 检查，在等待过程中，患者突然出现意识丧失。

请思考：

1. 该患者可能出现了什么状况？如何评估？

2. 如何为患者施救？如何评估施救效果？

随着社会的发展，城市建设步伐不断加快，全球气候逐渐变暖，自然或人为灾害事故频繁发生，需急救人员快速反应，紧急施救，尤其是对心搏骤停患者，"生存链"的迅速启动是起死回生的关键。

第一节　概述

心肺复苏（CPR）是心搏骤停最重要的治疗手段，是应用暂时的人工循环与人工呼吸，以达到恢复心脏自主循环、自主呼吸和自主意识，以挽救生命为目的的技术。大力提升临床急救的施救能力，实施高质量心肺复苏，是心搏骤停抢救成功的关键和根本保证。

心肺复苏术 – 微课

古代，人们很早就认识到心脏停搏、呼吸停止，并开始运用复苏方法，如加温法、刺激法、呼唤法等。1956 年，美国首次报道应用电除颤成功抢救一例心室颤动患者。1908 年，彼得·塞弗（Peter Safer）发明了一对一人工呼吸。1960 年，威廉·高文霍夫（William Kouwenhoven）报道了闭胸心脏按压，首先创立并倡导"不开胸心脏按压术"，开创了以心脏按压为基础的心肺复苏，被称为心肺复苏的里程碑。自此之后，口对口呼气法、闭胸心脏按压人工循环法及体外心脏电除颤法构成了现代复苏术的三大要素。1992 年 10 月，美国心脏协会（American Heart Association，AHA）正式提出生存链（chain of survival）的概念。成人生存链（adult chain of survival）是指对突然发生心搏骤停的成人患者所采取的一系列规律有序的步骤、规范有效的救护措施，将这些抢救环节以环链的形式连接起来，就构成了一个挽救生命的生存链。生存链中各个环节必须环环相扣，中断任何一个环节，都可能影响患者的预后。《2020AHA 心肺复苏及心血管急救指南更新》将成人生存链按院内和院外出现心搏骤停的患者进行划分，以明确患者获得救治的不同途径（图 10-1、图 10-2）。但无论心搏骤停在何处发生，均应立即进行心肺复苏，尽快恢复自主循环，最终实现脑神经功能良好的存活。

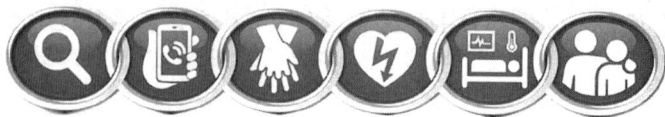

图 10-1　院内心搏骤停生存链

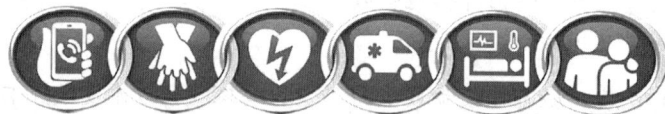

图 10-2　院外心搏骤停生存链

为成功抢救心搏骤停患者的生命，美国心脏协会与国际复苏联络委员会（ILCOR）一直致力于完善急救医疗服务体系和持续提高心肺复苏质量。多名国际复苏专家和美国心脏协会心血管急救委员会及专业分会经过深入探讨和讨论后，编写了《心肺复苏与心血管急救指南》，并定期修订。2015 年，国际复苏联络委员会开始采用持续证据评估心肺复苏流程，美国心脏协会心血管急救委员会根据评估情况出版《关于心肺复苏及心血管急救指南的重点更新》。成人心肺复苏流程图（图 10-3）、成人心肺复苏环形流程图（图 10-4）均于 2018 年更新。

相关知识链接

关于 2018 年更新的成人心肺复苏流程图与成人心肺复苏环形流程图说明如下。

1. 心肺复苏质量

（1）用力快速按压，按压深度至少 5 cm，速率为 100 ~ 120 次 /min，并确保胸廓完全回弹。

（2）尽量减少中断闭胸心脏按压的时间。

（3）避免过度通气。

（4）每 2 min 更换 1 次按压者，如按压者感觉疲劳，可提早更换。

（5）如果未建立高级气道，按压与通气的比例为 30 : 2。

（6）定量二氧化碳波形图：如果呼气末二氧化碳（$ETCO_2$）< 10 mmHg，应设法改善心肺复苏质量。

1 开始心肺复苏
·给氧
·连接监护仪 / 除颤器

是否为可电击心律?
是 否

2 室颤 / 无脉性室性心动过速

9 心搏停止 / 无脉性电活动

3 电击

4 心肺复苏 2 min
·建立静脉 / 骨内通路

是否为可电击心律?
否

5 电击

6 心肺复苏 2 min
·每 3 ~ 5 min 给予肾上腺素
·考虑建立高级气道并描计二氧化碳波形图

10 心肺复苏 2 min
·建立静脉 / 骨内通路
·每 3 ~ 5 min 给予肾上腺素
·考虑建立高级气道并描计二氧化碳波形图

是否为可电击心律?
否

7 电击

是否为可电击心律?
是 否

8 心肺复苏 2 min
·胺碘酮或利多卡因
·治疗可逆性病因

11 心肺复苏 2 min
·治疗可逆性病因

是否为可电击心律?
否 是

12
·如果没有自主循环恢复（ROSC）的体征，请转至 10 或 11
·如果自主循环恢复，请转至 "心搏骤停恢复自主循环后治疗"

转至 5 或 7

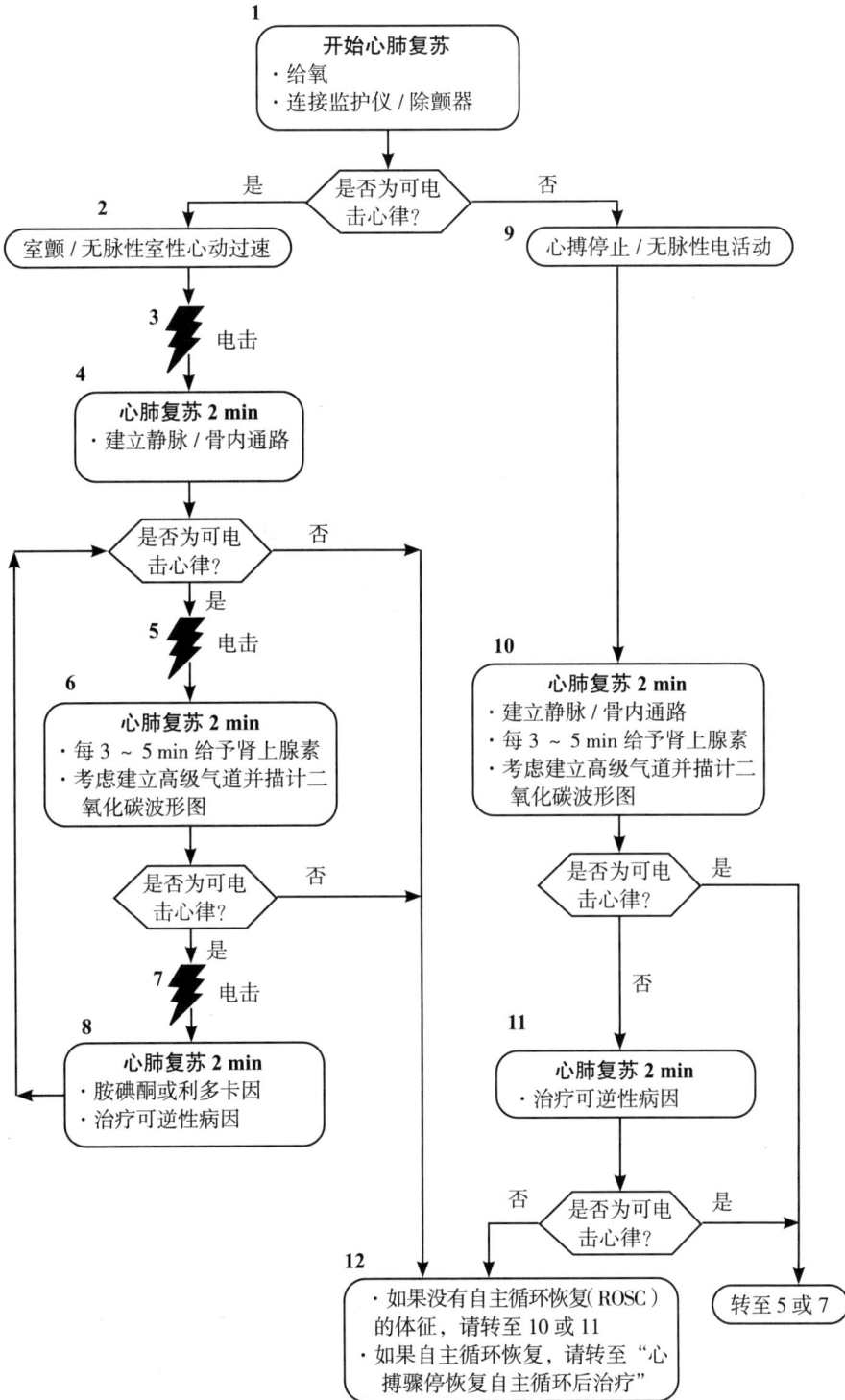

图 10-3 成人心肺复苏流程图

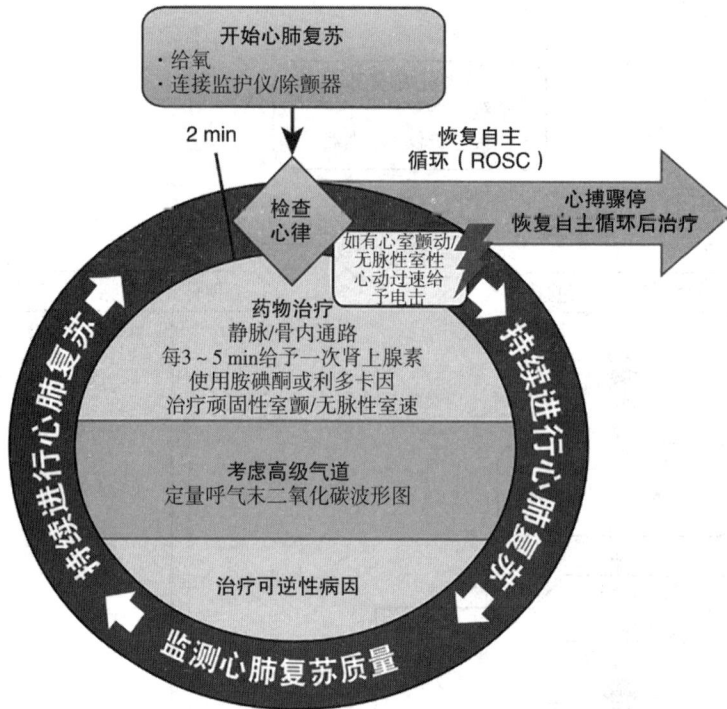

图 10-4　成人心肺复苏环形流程图

（7）动脉内血压监测：如果舒张期血压（舒张压）< 20 mmHg，应设法改善心肺复苏质量。

2. 除颤的电击能量

（1）双相波除颤器：使用制造商推荐的能量（如初始能量为 120 ~ 200 J）；如果未知，请使用可用的最高能量，后续能量应相当，而且可考虑使用更高能量。

（2）单相波除颤器：360 J。

3. 药物治疗

（1）肾上腺素静脉 / 骨内注射剂量：每 3 ~ 5 min 1 mg。

（2）胺碘酮或利多卡因静脉 / 骨内注射剂量：胺碘酮第一剂 300 mg 静脉注射；第二剂 150 mg。利多卡因第一剂 1 ~ 1.5 mg/kg；第二剂 0.5 ~ 0.75 mg/kg。

4. 高级气道

（1）气管内插管或声门上高级气道。

（2）通过二氧化碳波形图或二氧化碳测定确认及监测气管内插管的放置。

（3）建立高级气道后，每 6 s 给予 1 次呼吸（每分钟 10 次呼吸），同时持续闭胸心脏按压。

5.心搏骤停后自主循环恢复（return of spontaneous circulation，ROSC）

（1）脉搏和血压。

（2）呼气末二氧化碳分压（pressure of end-tidal carbon dioxide，PETCO$_2$）突然持续升高（通常＞40 mmHg）。

（3）动脉内监测到自主动脉压波形。

6.可逆性病因　①低血容量。②缺氧。③氢离子(酸中毒)。④高钾血症或低钾血症。⑤体温过低。⑥张力性气胸。⑦心脏压塞。⑧毒素。⑨肺栓塞。⑩冠状动脉血栓。

第二节　基础生命支持

基础生命支持（basic life support，BLS）又称为初级心肺复苏，是指采用徒手和（或）辅助设备来维持心搏骤停患者的循环和呼吸的最基本的抢救方法。其关键步骤包括闭胸心脏按压、开放气道、人工通气，有条件时，可考虑实施电除颤治疗。

如果操作者未经过专业心肺复苏培训，则应持续进行单纯闭胸心脏按压，直至急救人员或其他相关施救者接管患者，或自动体外除颤器到达且可供使用。如果施救者经过培训，则应根据情况按标准流程实施心肺复苏。

一、基础生命支持的基本步骤

（一）判断患者意识

评估环境，如不存在危险并适合抢救，应就地抢救。急救人员在患者身旁快速判断有无损伤和反应，可轻拍或摇动患者，并大声呼叫："喂，您怎么了？"判断患者有无反应。如果患者有头颈部创伤或怀疑有颈部损伤，应避免对患者不适当的搬动，以防损伤脊髓，造成截瘫。

（二）判断患者的呼吸和脉搏

非医务人员只判断呼吸即可。如患者无反应，应立即检查呼吸和大动脉搏动情况。通过直接观察胸廓的起伏来确定患者的呼吸状况；也可以通过患者鼻、口有无气流或在光滑物体表面产生雾气等方法来参考判断。患者心脏停搏后，会出现呼吸减慢、停止，甚至出现濒死叹息样呼吸，也称为喘息；而部分心搏骤停的原因正是呼吸停止或窒息，因此一旦患者出现呼吸异常（停止、过缓或喘息），即可认定出现心搏骤停，应该立即予以心肺复苏。对于经过培训的医务人员，建议判断呼吸的同时，应该判断患者的循环征象。循环征象包括颈动脉搏动和患者的任何发声、肢体活动等。检查成人和儿童的颈动脉时，将患者或患儿的头后仰，急救人员找到甲状软骨，沿甲状软骨外侧 0.5 ~ 1.0 cm，气管与胸锁乳突肌间沟内侧，用示指和中指的指尖平齐并拢轻触颈动脉搏动；婴儿可检查其肱动脉。注意判断呼吸、脉搏的时间限定在 5 ~ 10 s。

（三）启动急救医疗服务体系（EMSS）

在院外，如发现患者无反应、无意识、无呼吸，且只有 1 人在现场，要先拨打"120"，启动 EMSS，以求助于专业急救人员，并快速携带除颤器到达现场。如果有其他人在场，第一反应者应该指定现场某人拨打急救电话，获取自动体外除颤器，自己马上开始实施心肺复苏。EMSS 是贯穿院外心搏骤停患者抢救全程的关键，是整个生存链串联、稳固的核心。在院内，判断患者无反应、无呼吸、无大动脉搏动时，应立即启动院内应急反应体系，包括呼救、组织现场医务人员实施心肺复苏、快速获取除颤仪等急救物品，同时启动院内专有的应急体系，呼叫负责院内心肺复苏的复苏小组或团队。

（四）实施高质量心肺复苏

一旦判断患者发生心搏骤停，或不确定有无脉搏时，都应立即开始心肺复苏。

1. 闭胸心脏按压的技术标准　实施心肺复苏时，为保证组织和器官的血流灌注，必须实施有效的闭胸心脏按压。闭胸心脏按压必须快速、有力，按压频率为 100 ~ 120 次 /min，按压深度成人不少于 5 cm，但不超过 6 cm，每次按压后胸廓应完全恢复，按压与放松比大致相等。尽量避免闭胸心脏按压中断，按压分数（即闭胸心脏按压时间占整个心肺复苏时间的比例）应 ≥ 60%。在建立人工气道前，成人单人心肺复苏或双人心肺复苏，按压与通气比都为 30∶2，建立高级气道（如气管插管）以后，按压与通气可不同步，通气频率为 10 次 /min。儿童按压深度控制在 5 cm 左右，按压与通气比例应为 15∶2。为婴儿实施心肺复苏时，判断患儿意识采用拍打足底的方法，闭胸心脏按压时采用二指垂直按压（单人）或双拇指环抱法（双人），按压深度约为 4 cm，按压与通气的比例应为 15∶2。

单人法心肺复苏术–
操作视频

2. 闭胸心脏按压的实施方法　患者仰卧于硬质平面，施救者位于其身旁。若闭胸心脏按压在床上进行，应在患者背部垫以硬板。按压部位在胸骨下半段，按压点位于双乳头连线中点。用一只手掌根部置于按压部位，另一只手掌根部叠放在其上，双手指紧扣，以手掌根部为着力点进行按压，注意保持手掌根部用力于胸骨上，避免发生肋骨骨折。按压时，身体稍向前倾，双臂绷紧、伸直，使肩、肘、腕位于同一轴线上，与患者身体平面垂直。用上身重力按压，按压与放松时间相同。每次按压后胸廓完全恢复，但放松时手掌不离开胸壁。按压暂停间歇，施救者不可双手倚靠患者。如果施救者未经过心肺复苏培训，则持续实施单纯闭胸心脏按压，直至自动体外除颤器到达且可供使用，或者急救人员及其他相关施救者已接管患者。经过培训的非专业施救者应至少为心搏骤停患者进行闭胸心脏按压，如果有能力进行人工呼吸，应按照闭胸心脏按压与人工呼吸的比例为 30：2 进行。经过培训的专业施救者，则应按照闭胸心脏按压与人工呼吸的比例为 30：2 进行。

（五）开放气道

开放气道有利于患者自主呼吸，也便于心肺复苏时进行口对口呼气。如果患者无反应，急救人员应判断患者有无呼吸或是否为异常呼吸，先使患者取复苏体位（仰卧位），先行 30 次闭胸心脏按压，再开放气道。如无颈部创伤，可以采用仰头抬颏法或托颌法开放气道，因托颌法较难学习，非专业人员不推荐采用。对怀疑有颈椎脊髓损伤的患者，专业急救人员为避免患者头颈部的延伸，应使用托颌法。如果患者义齿松动，应取下，以防其脱落阻塞气道。气道完全开放的判断标准：成人下颌角和耳垂连线与患者身体的长轴垂直（成 90° 角）；儿童（1 ~ 8 岁）下颌角和耳垂连线与身体的长轴成 60° 角；婴儿（1 岁以内）下颌角和耳垂连线与患者身体的长轴成 30° 角。

1. 仰头抬颏法（图 10-5）　施救者位于患者头部，一只手置于患者前额，用手掌将额头用力向后推，使头部向后仰；另一只手的手指置于下颌骨处，向上抬颏，使下颌角和耳垂连线与地面垂直，勿用力压迫下颌软组织，以免造成气道梗阻，也不要用拇指抬下颏。

2. 托颌法（图 10-6）　施救者位于患者头部，双手分别放置于患者头部两侧，肘部支撑在患者躺的平面上，托紧下颌角，用力向上托下颌，如患者紧闭双唇，可用拇指将口唇分开。如果需要行口对口呼气，则将下颌持续上托，用面颊贴紧患者的鼻孔。此法效果肯定，但费力，有一定技术难度。对于灾害致伤的患者，尤其是怀疑有头部和颈部创伤时，应首先考虑此方法，因此法更安全，不会因颈部活动而加重损伤。

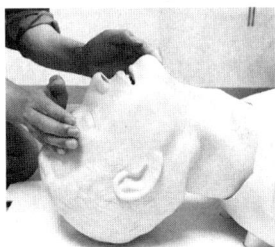

图 10-5　仰头抬颏法

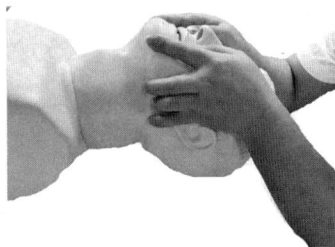

图 10-6　托颌法

（六）人工通气

如患者没有呼吸或不能正常呼吸，应立即进行人工呼吸。人工呼吸时，每次通气必须使患者的肺充分膨胀，可见胸廓上抬即可，但应避免过度通气。在建立高级气道后，实施连续通气的频率统一为每次 6 s（每分钟 10 次）。儿童和婴儿的复苏，应该更加重视人工通气的重要性，不建议对儿童实施单纯闭胸心脏按压的复苏策略。

1. 口对口呼气　要确保气道通畅，施救者捏住患者的鼻孔，用口将患者的口完全罩住，呈密封状以防止漏气，缓慢吹气，每次吹气应持续 1 s 以上，确保通气时可见患者胸廓起伏。吹气毕，施救者应立即脱离患者口部，放松捏住患者鼻孔的手，使患者用鼻子呼气。口对口呼气常会导致患者胃胀气，并可能出现严重的合并症，如胃内容物反流导致误吸或吸入性肺炎、胃内压升高后膈肌上抬而限制肺的运动。因此，施救者在实施人工通气之前，应正常吸气，不要深吸气，应缓慢吹气，不可过快或过度用力。口对口呼气时应注意应用合适的通气防护装置（如面罩等），既可保证通气效果，又可保护施救者。

2. 简易呼吸器　使用简易呼吸器可提供正压通气，但容易导致胃膨胀，需要缓慢送气，潮气量控制在可见胸廓起伏。单人实施心肺复苏时，施救者位于患者一侧，完成 30 次闭胸心脏按压之后，确认气道处于开放状态，将面罩置于患者口鼻部，采用"CE"手法实施通气，左手拇指和示指（"C"）将面罩紧扣于患者口鼻部，中指、环指和小指（"E"）放在患者耳垂下方下颌角处，将下颌向前、向上托起，用右手挤压气囊至患者胸廓抬起，然后放松挤压和面罩，使患者呼出气体（图 10-7）。如果气道开放不漏气，挤压成人球囊（容量为 1000 mL）1/2 ~ 2/3 量或成人球囊（容量为 2000 mL）1/3 量可获得满意的潮气量。每次通气时间持续 1 s，使气流速度缓慢，从而降低最大吸气压。如果患者已经发生胃胀气，施救者可用手轻按患者上腹部，以促进胃内气体排出。如有反流或呕吐，要将患者头偏向一侧，防止呕吐物误吸。

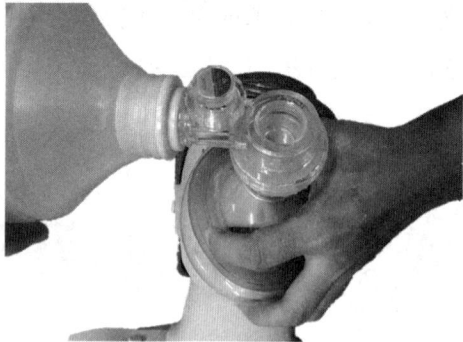

图 10-7　"CE"手法行简易呼吸器通气

3. 通气技术标准　每 30 次按压后，通气 2 次，每次通气应持续 1 s，使患者胸廓明显起伏，保证有足够的气体进入肺内，但应注意避免过度通气。如果患者存在自主循环，但需要呼吸支持，人工通气频率为 10 ~ 12 次 /min，婴儿或儿童的通气频率为 12 ~ 20 次 /min。

4.人工通气有效的观察要点　①患者的口唇与面部颜色有好转。②患者胸部上升与下降，随着吹气和挤压球囊而起伏。③球囊单向阀工作正常。④面罩内可见雾气。

（七）电除颤

电除颤的机制是利用除颤仪在瞬间释放高压电流，经患者胸壁到心脏，使心肌细胞瞬间同时除极，终止导致心律失常的异常折返或异位兴奋灶，从而恢复窦性心律。由于大多数成人突发非创伤性心搏骤停的原因是心室颤动，而电除颤是救治心室颤动最有效、最迅速的方法，所以心肺复苏的关键起始措施是闭胸心脏按压和除颤。研究证实，对于心室颤动患者，每延迟 1 min 除颤，抢救成功率降低 7% ~ 10%，尽早除颤可显著提高复苏成功率。

1.除颤的实施　心律分析证实为心室颤动/无脉性室性心动过速，应立即行电除颤，之后做 5 组心肺复苏，再检查心律，必要时再次除颤，除颤能量应与前一次相当或更高。心室静止（心电图呈直线）与肺动脉内膜剥脱术（pulmonary endarterectomy，PEA）患者不可电除颤，而应立即实施心肺复苏。单相波除颤首次电击能量选择 360 J，双相波除颤首次电击能量选择可根据除颤仪的品牌或型号推荐，一般为 120 J 或 150 J。目前，婴儿与儿童除颤的理想能量尚不清楚，但认为合理的除颤能量是 2 ~ 4 J/kg，首次剂量可考虑 2 J/kg，后续电击能量为 4 J/kg 或更高级别能量，但不能超过 10 J/kg 或成人剂量。

2.自动体外除颤器（AED）　能够自动识别可除颤心律，适用于各种类型的施救者使用。院外发现心搏骤停患者，且现场有自动体外除颤器，施救者应从闭胸心脏按压开始心肺复苏，并尽快使用自动体外除颤器。院内发现心搏骤停患者，医务人员应立即先进行心肺复苏，并且尽快使用准备好的自动体外除颤器。对于有心电监护的患者，从心室颤动到给予电击的时间不应超过 3 min，在等待自动体外除颤器就绪期间，应行心肺复苏。除颤后，应立即再行心肺复苏 2 min，使心肌恢复供氧后再分析心律，决定是否再除颤。

二、自动体外除颤器的使用

自动体外除颤器（automated external defibrillator）用于抢救急性心搏骤停患者。

（一）机器准备

确认机器功能正常，开启自动体外除颤器，自动体外除颤器快速自检确认系统正常。

（二）操作步骤

按照自动体外除颤器提示（一种或多种提示方式：液晶屏显示提示文字，语音提示，提示灯闪烁）完成操作步骤。

1. 检查患者的反应。

2. 确认患者出现心搏骤停后立即呼叫救援。

3. 安放电极片。

1）迅速敞开患者上衣，裸露胸部。

2）如胸毛过多，剃除电极片粘贴位置的胸毛，用湿巾清洁皮肤，再擦干皮肤。

3）取出并展开电极片，电极片有一体式（图 10-8）和两片式（图 10-9）两种。

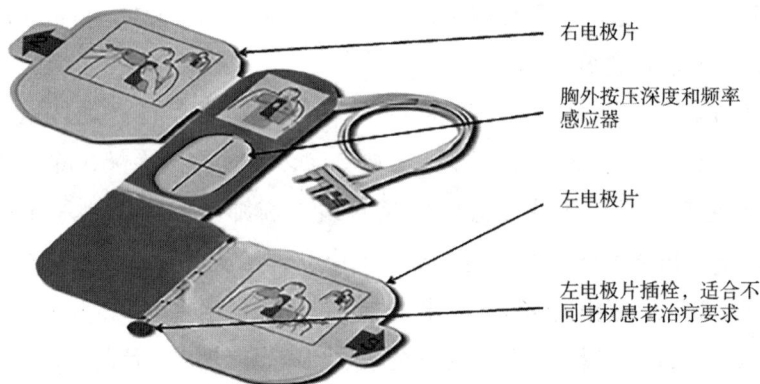

图 10-8　一体式电极片

4）粘贴方法

（1）一体式电极片：将电极片平放于患者胸前，电极片上贴位示意图人的图形与患者方向一致，红色十字线横线位于双乳头连线上，竖线位于前胸骨中心线，撕下患者右胸前电极的垫片，紧密压贴电极片在右胸前皮肤上；同法粘贴左侧电极片在心尖位置，对于身材魁梧、体表面积较大的患者，应拔出红色电极栓，移动左端电极片，确保粘贴在心尖位置。

（2）两片式电极片：按电极片上贴位示意图对应紧密压贴电极片，分别位于右锁骨下方和以左腋中线为中点的左乳外下方（图 10-10）。

5）除颤：电极片贴好后，机器立即收到患者心电信号，开始进行分析，设备提示"不要触摸患者，正在进行分析"。如果检测到心室颤动，提示"建议电除颤，不要接触患者"，操作者口头警告任何人不能接触患者，环视确认没有人接触患者后，根据提示按下电击 / 除颤键。

6）完成电击，继续 2 min 心肺复苏。

7）2 min 心肺复苏后，再次开启自动体外除颤器，分析患者心律，按提示选择是否除颤及后续操作。

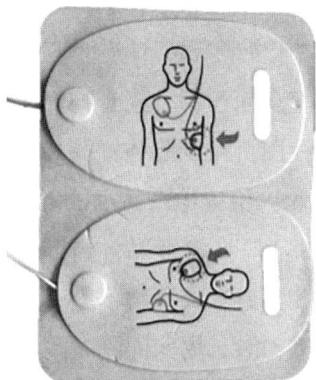

图 10-9 两片式电极片

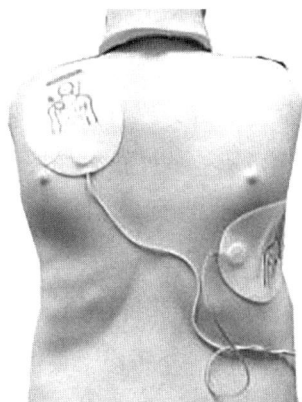

图 10-10 两片式电极片粘贴法

（三）操作结束

机器提示无电除颤指征，撤除电极片，清理用物，清洁、检查设备，保障处于备用状态。

三、个性化心肺复苏

实施心肺复苏时，应充分考虑灾害的种类、现场环境、人力和设备等多重因素，并结合不同国家、不同地区、不同社会、不同人群等诸多差异加以灵活运用。因地制宜、因人而异地进行个性化心肺复苏，在标准心肺复苏的基础上进行适当调整，根据"个体化"的治疗原则对这些患者采取更为有效的心肺复苏策略和流程，以提高心肺复苏的抢救成功率。

（一）针对病因的个性化心肺复苏

1.缺氧　洪灾淹溺、地震创伤、火灾等灾害事件可能引起窒息性缺氧，出现心搏骤停，此类患者复苏后神经功能损害较重，预后较差。心肺复苏的关键是在保证高质量闭胸心脏按压的同时优先补充氧气，有效通气。

2.高钾血症、低钾血症及其他电解质异常　高钾血症是诱发心搏骤停的常见病因，心肺复苏的同时应处理高钾血症，包括保护心肌，转移钾离子进入胞内，排钾，监测血钾、血糖以及预防复发。低钾血症也是临床常见的恶性心律失常和心搏骤停的诱因，因此进行心肺复苏时，低钾血症处理的关键是快速补钾，同时也应补镁。

3.体温过高与体温过低

（1）体温过高：患者如出现心搏骤停，常预后不良，神经功能损害较重。心肺复苏时，除遵循标准方法外，应进行持续降温。

（2）体温过低：雪崩、暴风雪袭击、海上或高空飞机失事、坠入冰水等意外事件可能引起严重的体温过低，低温对大脑和心脏具有保护作用，所以对体温过低患者，进行心肺复苏的时间应延长，不能轻易宣告患者临床死亡。院前条件下，除非确认患者心搏骤停是因为致命伤、致死性疾病、长时间窒息而引起，或者胸廓无法按压，否则心肺复苏不应该停止。如按压困难，可以考虑使用机械复苏装置。如有指征，应该及时行气管插管，但要小心插管刺激引起心室颤动。检查生命体征的时间不少于 1 min，可结合心电监护、心脏彩色多普勒超声等判断心脏血流情况，如有疑问，应立即进行心肺复苏。低温状态下心脏对电治疗（起搏和除颤）及药物不敏感，因此当核心体温 < 30℃时，不考虑上述治疗。复温在 30 ～ 35℃时，用药间隔时间翻倍。复温是抢救该类患者的重要措施，可采用被动复温方式（如皮肤保暖），或主动复温方式（如温盐水输注、体腔灌洗、体外循环装置等）。

4.低血容量　是心搏骤停的可逆病因。复苏时，首先应尽快恢复有效循环容量（使用大量常温血液制品或晶体液快速输注），同时立即针对病因治疗及控制出血。

（1）过敏反应：抢救成功的关键在于早期发现、正确诊断及正确处理。①体位：如存在呼吸困难，取坐位；如存在低血压，取平卧位，抬高下肢。②去除诱发因素：例如停止补液，拔出昆虫的螫针等。③ CPR：出现心搏骤停，立即进行心肺复苏，同时立即给予 1：1000 盐酸肾上腺素注射液 0.3 ～ 0.5 mL 肌内注射，注射最佳部位为大腿前外侧 1/3 中部。④开放堵塞的气道（气管插管、气管切开等）：高流量吸氧。⑤尽快补液：成人 500 ～ 1000 mL 起，儿童 20 mL/kg 起，必要时可增加。⑥监测：心电图、血压、血氧饱和度等。⑦使用糖皮质激素（初始复苏措施后）：甲泼尼龙琥珀酸钠或醋酸地塞米松注射液。⑧应用抗组胺药（二线药物）：盐酸苯海拉明等。⑨其他药物：支气管扩张药、血管活性药等。

（2）创伤性心搏骤停（traumatic cardiac arrest，TCA）：是灾害发生时最常见心搏骤停的类型。TCA 病死率较高，但一旦恢复自主循环，患者预后较其他原因心搏骤停患者要好。为 TCA 患者实施心肺复苏时，除按照标准复苏流程外，无论院前和院内急救阶段，流程应强调快速处理各种可逆病因（低血容量、心脏压塞、张力性气胸等），尽快纠正低血容量。如闭胸心脏按压无法有效实施，也可以酌情考虑其他有效的复苏方法，如腹部提压心肺复苏。纠正低血容量的措施包括对可压迫的外出血加压包扎或应用止血带，对不可压迫的出血使用骨盆夹板、输注血液制品（混合浓缩红细胞、新鲜冰冻血浆和血小板配比 1：1：1）、氨甲环酸（tranexamic acid，TXA）和输液。对大出血患者，损伤控制性复苏的治疗原则是同步的损伤控制性手术、止血药复苏和大容量输注策略（massive transfusion protocols，MTP）。心肺复苏成功后，允许收缩压的目标是 80 ～ 90 mmHg，但维持时间不应超过 60 min，颅脑损伤患者因颅内压升高而血压要求应更高。氨甲环酸（先予负荷量 1 g，静脉注射 10 min；后接维持量 1 g，静脉滴注 8 h）能够提高创伤性出血的生存预后，建议入院前就开始使用。创伤患者易因为气道堵塞和创伤性窒息引起缺氧而诱发心搏骤停，因此应该早期进行有效的气道管理和通气。对存在心脏压塞引起 TCA 的患者，应该实施复苏性开胸术，包括钝性创伤且院前心肺复苏时间 < 10 min 的患者或者穿通伤且院前心肺复苏时间 < 15 min 的患者，开胸手术越快，效果越好。对于引发 TCA 的张力性气胸，处理方式详见下文。

知识链接

1. TCA 处理流程　摘自《欧洲复苏委员会复苏指南—2015》（图 10-11）。

2. 腹部提压心肺复苏　腹部提压心肺复苏突破了传统的复苏理念，是我国自主研发的创新性复苏技术。该技术依据"腹泵""心泵""肺泵"和"胸泵"的原理，采用腹部提压心肺复苏仪对腹部进行提拉与按压，通过使膈肌上下移动改变胸腔及腹内压力，建立有效的循环和呼吸支持。实施时（图 10-12），通过底板吸盘吸附于患者中上腹部，以 100 次 / 分的频率连续交替对腹部实施向下按压（按压压力 40 ~ 50 kg）和向上提拉（提拉拉力 20 ~ 30 kg），同步建立人工循环和通气，以实现自主循环恢复（ROSC）。该技术需要施救者持续循环往复，直至患者 ROSC 或复苏终止。其适应证包括：开放性胸外伤或心脏贯通伤、胸部挤压伤伴心脏停搏且无开胸手术条件；胸部重度烧伤及严重剥脱性皮炎伴心脏停搏；大面积胸壁不稳定（连枷胸）、胸壁肿瘤、胸廓畸形伴心脏停搏；大量胸腔积液及严重胸膜病变伴心脏停搏；张力性及交通性气胸、严重肺大疱和重度肺实变伴心脏停搏；复杂先天性心脏病、严重心包积液、心脏压塞以及某些人工瓣膜置换术（闭胸心脏按压加压于置换瓣环可导致心脏创伤）；主动脉缩窄、主动脉夹层、主动脉瘤破裂继发心脏停搏；纵隔感染或纵隔肿瘤伴心脏停搏；食管破裂、气管破裂和膈肌破裂伴心脏停搏；胸椎、胸廓畸形，颈椎、胸椎损伤伴心脏停搏；标准心肺复苏过程中出现胸骨及肋骨骨折。腹部外伤、腹主动脉瘤、膈肌破裂、腹腔器官出血、腹腔巨大肿物为禁忌证。鉴于传统心肺复苏法（STD-CPR）通常并发胸骨及肋骨骨折，而影响闭胸心脏按压的深度及胸廓回弹幅度，不能保证高质量的心肺复苏，腹部提压心肺复苏弥补了标准心肺复苏的不足，尤其在创伤、灾害及窒息等特殊条件下的心脏停搏抢救中已逐步显现出特别的优势，与标准心肺复苏协同，在完善高质量心肺复苏中发挥重要的作用。

```
                    ┌─────────────────────────┐
                    │        创伤患者          │
                    └─────────────────────────┘
                               ⇓
        ┌──────────────────────────────────────────────────┐
        │ TCA/ 濒临 TCA：心血管不稳定、低血压、非创伤区域     │
        │ 外周脉搏消失和无明显中枢神经系统原因者意识恶化      │
        └──────────────────────────────────────────────────┘
                               ⇓
                                          很可能
        ┌──────────────────────────┐  ═════════⇒  ┌─────────────────┐
        │      考虑非创伤性原因      │             │  通用 ALS 处理流程 │
        └──────────────────────────┘             └─────────────────┘
                               ⇓
                            不大可能
```

缺氧：建立气道、维持氧供

张力性气胸：双侧第 4 肋间穿刺减压、哈壳状剖胸

心脏压塞：哈壳状剖胸

低血容量：手术止血、放射介入止血

⇐ 同步处理可逆转的原因

开始/持续 ALS

1. 大量外出血控制
2. 气道控制与给氧
3. 双侧胸腔减压
4. 缓解心脏压塞
5. 手术止血或近端主动脉压迫
6. 大量输血方案和输液

TCA < 10min

专业技能：训练有素、经验丰富的医师团队

设备：监护、复苏设备、超声、RT 专用设备、药物、液体等

环境：手术室

终止 CPR ⇐ 自主循环恢复 ⇐ 立即复苏性剖胸探查

⇓
是
⇓

院前：

仅实施救命性处理；

立即转运至合适的医院；

院内：

损伤控制性复苏（DCR）；

确定性止血

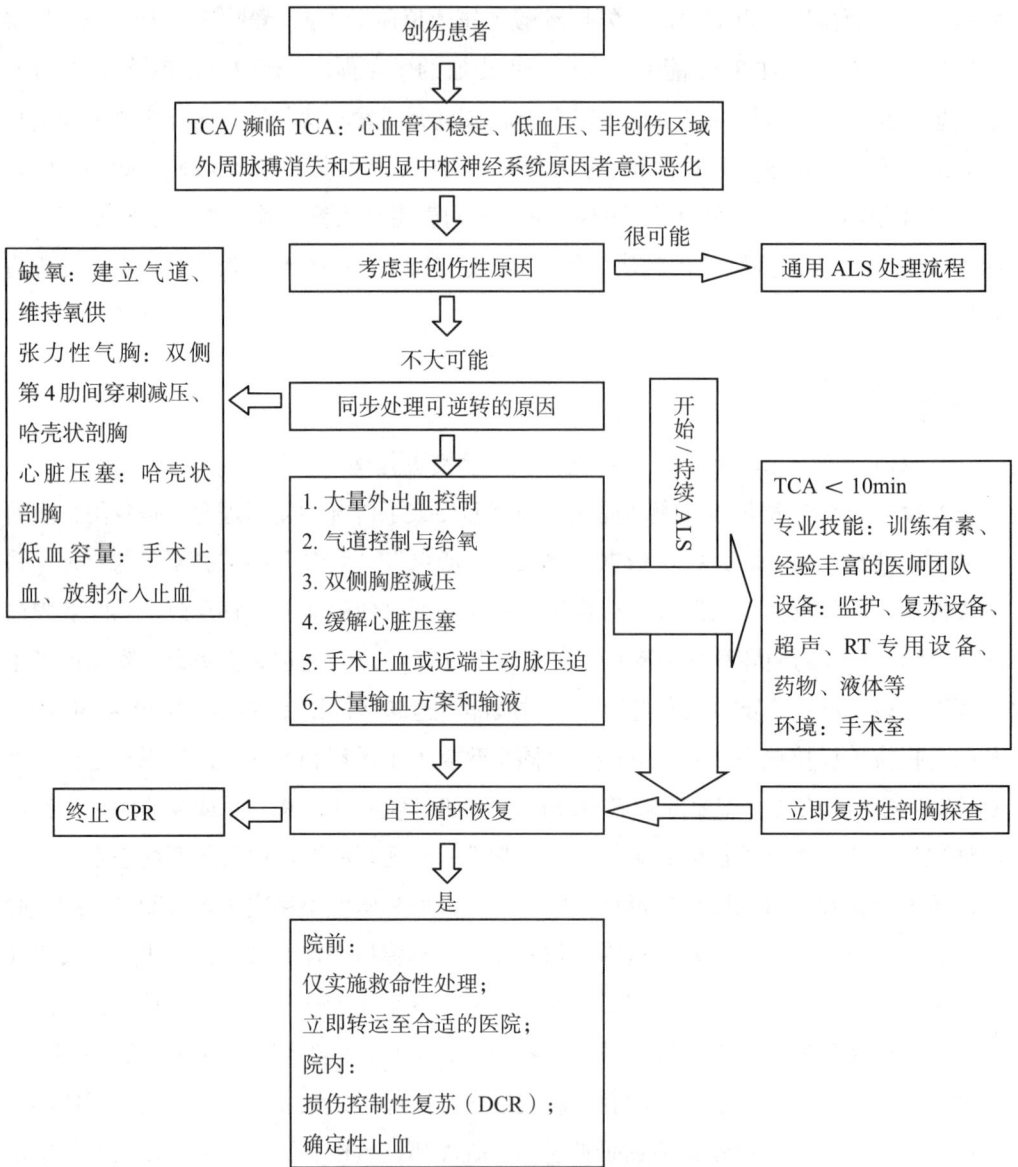

图 10-11 创伤性 TCA 处理流程

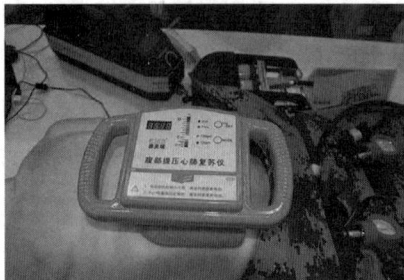

图 10-12 腹部提压心肺复苏

3. 机械复苏装置心肺复苏 当灾害来临时，面对的可能是批量患者，人力稀缺，可考虑用机械复苏装置代替施救人员行心肺复苏。机械复苏装置可始终保持一定的按压频率和按压幅度，从而消除了施救者疲劳或其他因素引起的操作变动，延长了高质量闭胸心脏按压的时间，但仅限于应用于成人患者。然而，所有机械复苏装置都有一个缺点，即在安装和启动仪器时需中断闭胸心脏按压，这也是多项大规模临床随机对照试验未能获得较理想的实验结果支持机械复苏的主要原因。目前，尚无证据显示机械复苏在改善血流动力学指标和存活率方面比标准心肺复苏有更好的优势，因此不推荐常规使用，但在进行人工闭胸心脏按压困难时或危险时的特殊条件下（如转运途中在救护车内、野外环境、长时间、人员不足或者在血管造影室内心肺复苏等），机械复苏可以替代标准心肺复苏。目前，较成熟的机械复苏装置有活塞式机械复苏装置、主动式胸部按压 - 减压复苏装置、压力分布带式复苏装置和微型机械复苏装置。

4. 张力性气胸 创伤等多种病因会引发张力性气胸，严重时出现心搏骤停。应紧急行针刺减压法，随后尽快行胸腔闭式引流。TCA 时，如闭胸心脏按压无法有效实施，可以酌情考虑其他有效的心肺复苏方法，如开胸心脏按压。开胸心脏按压是一种特殊的心肺复苏方法，可能会为脑和心脏提供接近正常的血流灌注。该方法多在胸部外伤、心脏压塞、心胸外科手术等特殊的条件下使用。研究表明，心脏停搏早期，经短期体外心肺复苏无效后，开胸心脏按压可提高患者的存活率；急诊开胸心脏按压是有创的，可能会导致部分患者死亡，因此进行这一操作需要有经验的抢救团队，并能在事后给予最佳护理。不提倡常规实施开胸心脏按压的心肺复苏。今后，有必要进行相关的临床研究以评价其对心脏停搏的复苏效果。开胸心脏按压心肺复苏可用于某些特殊情况，但不应作为复苏后期的最后补救措施。目前心脏停搏开胸心脏按压的指征包括：胸部穿透伤引起的心脏停搏；体温过低、肺栓塞或心脏压塞；胸廓畸形，体外心肺复苏无效；穿透性腹部损伤，病情恶化并发心脏停搏。

5. 心脏压塞 应针对不同的病情采用复苏性开胸术或超声引导下心包穿刺术处理。如闭胸心脏按压无法有效实施，亦应酌情考虑其他的心肺复苏方法，如开胸心脏按压等。

6. 血栓 ①肺栓塞：引起心搏骤停的总体生存率不高，心肺复苏的同时可考虑静脉溶栓治疗。溶栓治疗可能有效，但要尽快实施。一旦开始溶栓治疗，心肺复苏的时间应该维持 60 ~ 90 min，为保障心肺复苏质量，可以考虑进行机械复苏。复苏成功后，应注意长时间复苏后出现的复苏相关性损伤。②冠状动脉栓塞：院外心搏骤停绝大多数是由冠状动脉粥样硬化性心脏病（冠心病）引起的。如果初始心律为心室颤动，诱发心搏骤停的原因最有可能的是冠状动脉血栓形成。心肺复苏成功后，应尽快将患者转运至能行冠状动脉造影的医院实施介入治疗；如大血管堵塞，可考虑在机械复苏装置的协助下尽快转运患者，并在导管室完成冠状动脉的再灌注治疗。如果具备条件，甚至可以在体外心肺复苏（extracorporeal cardiopulmonary resuscitation，ECPR）支持下将患者尽快转运到院内实施冠状动脉再通的治疗。

7. 中毒　中毒引起的心搏骤停，应立即进行心肺复苏，怀疑阿片类中毒的患者应及时给予纳洛酮（肌内注射 0.4 mg，或鼻内使用 2 mg，可在 4 min 后重复给药）。怀疑中毒引起的心搏骤停患者复苏时应注意：对于原因不明的心搏骤停，特别是不止一例患者时，应警惕中毒的可能，且应注意施救者个人安全；避免为化学品中毒患者实施口对口呼气；使用电治疗方式处理致命性心律失常；尝试鉴别中毒类型；测量体温；做好长时间心肺复苏的准备，尤其对年轻患者；对于严重中毒的患者给予超剂量用药，非标准药物治疗、长时间心肺复苏、ECPR、血液透析等方法可能有效；向当地中毒中心咨询；利用网络资源。

（二）特殊环境中的心肺复苏

1. 医疗场所内心搏骤停　灾害事件发生后，患者在院处理期间，在很多场所都可能发生心搏骤停。

（1）围手术期心搏骤停：预后较好。心肺复苏时，遵循标准复苏流程；调节手术台至最佳的心肺复苏位置；辨识心搏骤停原因并处理。

（2）心导管室内心搏骤停：主要原因是急性心肌梗死，也可能是血管造影时的并发症。处理的关键是及时发现心室颤动并快速除颤。与标准复苏流程不同，在心导管室的严密监测下，可采用连续除颤策略，如果连续 3 次除颤不成功，则应立即实施心肺复苏，同时尽快并继续完成介入检查和治疗，开通堵塞的血管后再予电除颤。如果心电监测是无脉性电活动（PEA），则应立即使用心脏超声确认是否发生了心脏压塞。

（3）血液透析室内心搏骤停：血液透析室内发生心搏骤停应考虑电解质代谢紊乱等可逆的病因，应立即呼叫复苏团队或寻找专业人士；遵循标准复苏流程；血液透析室护士终止透析但保持血液透析通道畅通，以备给药。

2. 转运途中的心搏骤停　地震、海啸等重大灾害事件发生后，可能需要快速转运患者。在飞机上遇到心搏骤停患者时，应遵循步骤为：主动向空乘人员表明个人身份；立即将患者移至过道或紧急出口处行闭胸心脏按压和复苏球囊供氧；要求备降附近的机场，将患者转运至当地医院；向空乘人员寻求空中医疗咨询支持；带监视器的自动体外除颤器可用于心律监测；在法律上只有医师能够宣布飞机上患者死亡。

3. 淹溺引起的心搏骤停　洪水等灾害来临时，可能引发淹溺性心搏骤停，在遵循标准心肺复苏流程的同时，对溺水者复苏还应该注意：确认患者没有意识和呼吸后，启动应急反应系统；开放气道；给予抢救性呼吸：连续给予 5 次通气，如有可能，应给氧；实施高质量心肺复苏；在使用自动体外除颤器前，应擦干患者胸部；在心肺复苏过程中，患者口周会有大量泡沫产生，不必急于清理，待急救人员到达，进行气管插管后，再使用吸引器清除口腔异物，有时需要持续吸引。临床中难以对溺水患者做出终止复苏的决定，没有单一的指标能够准确确定生存预后。因此，应该持续复苏，直到有明确证据证实复苏尝试无效（如严重的创伤、尸僵、腐烂等）或者无法将患者快速转交给医疗机构。

（三）特殊人群的心肺复苏

1. 孕妇　妇女妊娠时，生理上会有显著性的改变，包括心排血量、血容量、每分通气量和氧耗量的增加，而且孕妇平卧时，增大的子宫会对髂部和腹部的血管产生明显的压力，导致心排血量下降及低血压，最终容易引发心搏骤停。一旦孕妇出现心搏骤停，复苏时应该注意尽早寻求产科和新生儿科专家的帮助；进行标准流程的心肺复苏，但闭胸心脏按压的部位应比标准位稍靠近患者头部；使孕妇平卧于质硬平面，双手将子宫移向产妇的左侧，减轻对腹腔的压迫；随时准备行剖宫产术终止妊娠。对于明确无法复苏的严重创伤孕妇，应该立即（4 min 内）行剖宫产术。但在临床，行紧急剖宫产术的决策往往较复杂，应该取决于患者因素，如心搏骤停的原因、胎龄及抢救团队的临床能力以及系统资源等。

2. 老年人　对老年人实施心肺复苏时，应采用标准流程，但容易出现肋骨骨折等复苏相关并发症，为保证高质量心肺复苏，可选择腹部提压心肺复苏。

四、心肺复苏的终止

目前，对于心肺复苏的持续时间没有严格的规定。一般情况下，患者心搏骤停行心肺复苏 30 min 后，患者对任何刺激仍无反应、无自主呼吸、无自主循环征象、心电图呈一直线，则宣告终止心肺复苏。但不应该单纯依据复苏的持续时间来决定继续或停止心肺复苏，影响心肺复苏患者预后的因素包括患者的一般状况、心搏骤停病因的可逆性、心肺复苏开始的时间、心肺复苏质量以及体外膜氧合（extracorporeal membrane oxygenation，ECMO）的应用等。随着对疾病的认识和现代科技的进步，对部分心搏骤停患者，通过适当延长心肺复苏时间，可成功挽救患者的生命。考虑实施超长时限心肺复苏的情况包括：特殊病因导致的心搏骤停，例如淹溺、低温、强光损伤、药物中毒等；特殊群体出现的心搏骤停，尤其是 5 岁以下儿童终止心肺复苏时需特别谨慎，因小儿对损伤的耐受力较成人强，即使神经系统检查已经出现无反应状态，某些重要的脑功能仍可恢复；特殊条件下发生的心搏骤停，例如手术室内在手术麻醉状态下实施心肺复苏，心搏骤停患者一直使用机械复苏装置保持高质量的心肺复苏，使用 ECPR 等。

五、不实施心肺复苏的情况

通常，如发现心搏骤停患者，应立即实施心肺复苏。但在下列情况下可以不实施心肺复苏：①施救者施救时可能造成自身严重损伤或处于致命的危险境地（如感染传染性疾病）。②存在明显不可逆性死亡的临床特征（如尸僵、尸斑、身体横断、尸体腐烂）。③患者生前有拒绝心肺复苏的遗愿等。

六、心肺复苏效果的判断

心肺复苏有效指征：①大动脉搏动可触及。②可能恢复自主呼吸。③瞳孔由散大开始回缩，瞳孔对光反射与瞬目反射出现。④颜面、口唇、甲床由发绀变为红润。⑤可能出现手足抽动，肌张力增加。

第三节　高级生命支持

高级生命支持（advanced cardiovascular life support，ACLS）是在基础生命支持的基础上，通过辅助设备、特殊技术和药物等所提供的更有效的呼吸、循环支持，以恢复自主循环或维持循环和呼吸功能的进一步支持治疗。可归纳为"ABCD"，即 A（airway）：开放气道；B（breathing）：氧疗和人工通气；C（circulation）：循环支持；建立液体通道，使用血管收缩药及抗心律失常药；D（differential diagnosis）：鉴别诊断，即发现一些可以逆转的病因。

一、开放气道

对于有自主呼吸的患者，可能仅需要正确开放气道。但对于无意识、没有咳嗽反射或咽反射的患者，还需要一些用物（如口咽导气管、鼻咽导气管等）来保持气道开放。

（一）口咽导气管

口咽导气管为 J 形装置，用于防止舌或呼吸道肌肉松弛引起气道梗阻，或简易呼吸器通气时保持气道通畅，主要用于无意识患者，对于有意识或半清醒患者，可能会导致恶心或呕吐，甚至引发喉痉挛。注意选择合适长度的口咽导气管（长度从门齿到耳垂或下颌角），如过大，可能会阻塞喉头或引起喉部结构创伤；如过小或插入不正确，可能会向后推动舌底并阻塞气道。详细内容见第九章第一节。

（二）鼻咽导气管

鼻咽导气管可作为口咽导气管的替代用物，可在鼻孔和咽部之间提供气流通道，比口咽导气管易于耐受。当置入口咽导气管有技术困难或危险时，可选用鼻咽导气管，如有咽反射、破伤风、口角大面积创伤或使用牙齿矫治器的患者，也可用于神经受损伴有咽部肌张力和协调不足导致上呼吸道梗阻的患者。但对于有严重面部创伤的患者，应谨防通过骨折的筛板误插入颅腔的危险。鼻咽导气管不宜过粗，长度由鼻尖到耳垂。详细内容见第九章第一节。

在插入口咽或鼻咽导气管后，应随时检查自主呼吸，没有呼吸或呼吸不充分时，应立即使用合适的装置开始正压通气。

（三）气管内插管

当患者没有自主呼吸，简易呼吸器又不能提供足够的通气时，首选的人工气道是气管内插管（endotracheal intubation）。气管内插管不但利于清除气道内分泌物，保持气道通畅，且能与简易呼吸器或呼吸机相连接，给予正压通气以保障更有效的呼吸。但在心肺复苏早期，医务人员必须权衡放置气管插管等高级气道装置的好处与中断按压的不良影响，尤其是在心肺复苏开始的最初几分钟，闭胸心脏按压比通气更重要，因此应尽量优先保证胸部按压和尽快除颤，直至患者自主循环恢复后再行气管插管。气管导管置入后，应立即评估气管插管的位置并妥善固定，评估位置最常用的方法是听诊双肺呼吸音及观察双侧胸廓的起伏情况，如有条件，可持续监测呼气末二氧化碳波形图。但在心肺复苏过程中，评估时亦应注意不要过久中断胸部按压。自主循环恢复后，也可通过 X 线检查、纤维支气管镜检查等确定气管插管的位置。呼气末二氧化碳波形图监测、X 线检查、纤维支气管镜检查等被认为是确定和监测气管插管位置正确性较为可靠的方法。

气管插管的配合 – 微课

气管插管的配合 – 操作视频

由于必须通过肺部循环血液中的二氧化碳才能被呼出并对其进行测量。所以，$P_{ET}CO_2$ 也可以作为判断闭胸心脏按压质量的生理指标，并用于监测患者自主循环是否恢复。无效闭胸心脏按压时，$P_{ET}CO_2$ 较低（< 10 mmHg），如 $P_{ET}CO_2$ 突然增加至 40 mmHg 以上，提示患者自主循环恢复。$P_{ET}CO_2$ 与冠状动脉灌注压、脑灌注压变化呈正相关。在未使用血管活性药物的情况下，$P_{ET}CO_2 < 10$ mmHg 提示预后不良。

（四）其他声门上部高级气道

其他声门上部高级气道包括喉罩、喉导管、食管 - 气管联合导气管等，在心肺复苏过程中可作为选择性替代气管插管的通气方法。

二、氧疗和人工通气

行心肺复苏时，如果患者在建立高级气道后仍无法维持足够的通气氧合，可给予简易呼吸器或呼吸机支持，最初予高流量（10 ~ 15 L/min）或纯氧吸入，通气频率为 10 次 /min（每 6 s 进行 1 次通气）。通气的目标是维持正常的通气：动脉血二氧化碳分压（arterial partial pressure of carbon dioxide，$PaCO_2$）35 ~ 45 mmHg，$P_{ET}CO_2$ 维持于 30 ~ 40 mmHg。患者自主循环恢复后，呼吸机参数应根据患者的血气分析、$P_{ET}CO_2$ 及是否存在心功能不全等因素进行设置和调节，避免出现过度通气。吸入氧浓度可根据患者的脉搏血氧饱和度（pulse oxygen saturation，SpO_2）调整，选择能维持 $SpO_2 \geqslant 94\%$ 的最小值，但应关注外周循环不佳导致的 SpO_2 测量误差，参考血气分析的结果进行调节。

三、循环支持

患者自主循环恢复后，应该严密监测患者的生命体征和心电图等，优化患者的器官和组织灌注，尤其是维持血流动力学稳定。

（一）心电、血压监测

在心肺复苏时，应及时连接心电监护仪或除颤仪等心电示波装置或心电图机，持续监测患者心率及心律，积极处理影响血流动力学稳定的心律失常。在监测中，还应注意结合患者的临床实际情况来分析心电图，例如观察到规律心律也可能为无脉性电活动。并连续监测患者血压，建议维持复苏后患者的收缩压 $\geqslant 90$ mmHg，平均动脉压（mean arterial pressure，MAP）$\geqslant 65$ mmHg。对于血压值低于上述目标值，存在休克表现的患者，应该积极给予容量复苏并纠正酸中毒，同时关注患者心功能情况。在容量复苏效果不佳时，应该考虑使用适当的血管活性药物维持目标血压。

（二）建立给药途径

在心搏骤停时，在不中断心肺复苏和快速除颤的前提下，应迅速建立静脉或骨髓通道，但不可因建立通道而中断心肺复苏和影响除颤。如无静脉通道，应首选外周静脉建立静脉通道，常选用肘前静脉（如肘正中静脉或贵要静脉）、颈外静脉，尽量不用手部或下肢静脉。一般药物经由外周静脉到达心脏需要 1 ~ 2 min，注药后可再注射 20 mL 液体，以协助药物进入中心循环并快速起效。已建立中心静脉通道者，优选中心静脉给药。无法建立静脉通道者，可建立骨髓通道进行液体复苏、给药和采集血液标本，因骨髓腔内有不塌陷的血管丛。无法建立静脉和骨髓通道者，某些药物（如肾上腺素、阿托品、利多卡因、纳洛酮和抗利尿激素等）可经气管插管注入气管，其剂量应为静脉给药的 2 ~ 2.5 倍，使用 5 ~ 10 mL 生理盐水或蒸馏水稀释后注入气管。

（三）心肺复苏常用药物

在不中断心肺复苏和除颤的前提下，在闭胸心脏按压过程中和检查心律后，应尽快遵医嘱给予下列复苏药物。详细内容见第八章。

1. **盐酸肾上腺素注射液** 肾上腺素是心肺复苏的首选药物。主要药理作用有：增强心肌收缩力，增加冠状动脉及脑血流量，增加心肌自律性和使心室颤动易被电复律等，可用于电击无效的心室颤动、无脉性室性心动过速、心脏停搏或无脉性电活动。盐酸肾上腺素注射液的用量及用法：1 mg 静脉注射，每 3 ~ 5 min 重复 1 次。每次从周围静脉给药后使用 20 mL 生理盐水冲管，以保证药物能够到达心脏。如果无法经静脉或骨髓通道给药，可经气管内给药，剂量为 2 ~ 2.5 mg。

2. **硫酸阿托品注射液** 阿托品是 M 胆碱受体阻断药，可以解除迷走神经对心脏的抑制，从而提高窦房结的自律性，促进心房和房室结的传导，加快心率，可用于治疗窦性心动过缓、窦房阻滞、房室传导阻滞等缓慢型心律失常和心搏骤停。首次静脉注射 0.5 ~ 1 mg，每间隔 3 ~ 5 min 静脉注射 1 次，至总量 0.04 mg/kg（约 3 mg）。

3. **盐酸胺碘酮注射液** 胺碘酮属Ⅲ类抗心律失常药，可延长各部心肌组织的动作电位及有效不应期，抑制心房及心肌传导纤维的快钠离子内流，减慢传导速度，减低窦房结自律性，延长 Q-T 间期，引起 T 波改变。胺碘酮是广谱抗心律失常药，当心肺复苏、2 次电除颤以及给予血管升压素后，如心室颤动 / 无脉性室性心动过速仍持续时，应优先选用盐酸胺碘酮静脉注射，初始剂量为 300 mg 溶于 20 ~ 30 mL 葡萄糖注射液内快速静脉注射，3 ~ 5 min 后再静脉注射 150 mg；维持剂量为 1 mg/min，持续静脉滴注 6 h，一般建议每日最大剂量不超过 2 g。胺碘酮有负性心肌收缩力和扩血管的作用，可引起低血压和心动过缓，这常与给药的剂量和速度有关，应注意给药速度，尤其是对心功能明显障碍或心脏明显扩大者，并监测血压。

4. **盐酸利多卡因注射液** 利多卡因属Ⅰb类抗心律失常药，可减低心室肌及心肌传导纤维的自律性和兴奋性，可作为胺碘酮的替代药物，用于治疗对心肺复苏、除颤和血管升压素治疗无反应的心室颤动和无脉性室性心动过速，初始剂量为 1.0 ~ 1.5 mg/kg 静脉注射。如心室颤动 / 无脉性室性心动过速持续，可给予额外剂量 0.50 ~ 0.75 mg/kg，每 5 ~ 10 min1 次，最大剂量为 3 mg/kg。如无禁忌，在证明治疗复发性心室颤动 / 无脉性室性心动过速有挑战性时，可考虑在特定情况（如急救医疗服务转运期间）预防性使用利多卡因。

5. **硫酸镁注射液** 不建议在心搏骤停患者中常规使用，仅用于尖端扭转型室性心动过速和伴有低镁血症的心室颤动和室性心动过速以及其他心律失常。用法：尖端扭转型室性心动过速，紧急情况下可用硫酸镁注射液 1 ~ 2 g 稀释后静脉注射，5 ~ 20 min 注射完毕；或 1 ~ 2 g 硫酸镁注射液加入 50 ~ 100 mL 液体中静脉滴注。硫酸镁注射液快速给药有可能导致严重低血压和心搏骤停，应严格控制输液速度并严密观察。

6. 碳酸氢钠注射液　在心搏骤停时，足量的肺泡通气和组织血流的恢复是控制酸碱平衡的基础，因此首先要进行闭胸心脏按压，迅速恢复自主循环。而只有在患者原有代谢性酸中毒、高钾血症、三环类或苯巴比妥类药物过量等情况下，应用碳酸氢钠才有效。此外，对于心搏骤停时间较长的患者，应用碳酸氢钠治疗可能有益，但只有在除颤、闭胸心脏按压、气管插管、机械通气和血管收缩药治疗无效时方可考虑应用。用法：根据患者的临床状态使用，以 1 mmol/kg 作为起始剂量，在持续心肺复苏过程中每 15 min 给予 1/2 量，最好根据血气分析结果调整补给量，防止产生碱中毒。

第四节　心搏骤停后治疗

心肺复苏后自主循环恢复的患者，预后与脑损伤、心功能障碍、全身缺血再灌注损伤（多器官功能损伤）及原发病的严重程度密切相关。经积极复苏后，可提高心搏骤停患者的出院存活率及减少神经系统后遗症，因此心搏骤停后综合性治疗至关重要。

一、心搏骤停后治疗目标

1. 初始目标　包括：①优化心肺功能和重要器官灌注。②将患者转运到拥有心搏骤停后综合治疗系统的综合医院或重症监护病房。③识别并治疗心搏骤停的诱发因素，防止心搏再次骤停。

2. 后续目标　包括：①目标温度管理，优化生存和神经功能的恢复。②识别并治疗急性冠脉综合征（acute coronary syndrome，ACS）。③优化机械通气，尽量减少肺损伤。④降低多脏器损伤的风险，根据需要支持脏器功能。⑤客观评估预后恢复情况。⑥需要时协助生存者进行康复。

二、心搏骤停后治疗措施

心搏骤停后治疗措施包括维持有效的循环、呼吸与神经系统的功能，特别是脑灌注，及时提供目标温度管理和经皮冠状动脉介入治疗等。

1. 急诊冠状动脉血管造影　急性冠脉综合征是成人心搏骤停患者（尤其是院外心

搏骤停）的常见病因之一。心搏骤停患者自主循环恢复后，应尽快完成十二导联或十八导联心电图检查，以判断是否存在 ST 段抬高。研究表明，对怀疑有心源性病因或心电图有 ST 段抬高的院外心搏骤停患者，无论昏迷或清醒，都应尽快行急诊冠状动脉造影。对怀疑有心源性病因的院外心搏骤停且昏迷的特定成人患者（如心电或血流动力学不稳定），即使心电图未见 ST 段抬高，急诊冠状动脉造影仍是合理的。早期的急诊冠状动脉造影和开通血管治疗可显著降低心源性心搏骤停患者的病死率，改善神经功能预后。

2. 目标温度管理　是公认的可改善心搏骤停患者预后的治疗手段之一。复苏成功后，所有处于昏迷状态（不能遵从声音指示活动）的成年患者，都应尽快采用多种方法控制体温。目标是将患者的核心体温控制在 32 ~ 36℃，并至少维持 24 h，控制温度的方法包括使用降温毯、冰袋、新型体表降温设备、冰生理盐水输注、鼻咽部降温设备和血管内低温设备等，医务人员可根据工作条件和患者实际情况灵活选择。由于院前给予冰冻生理盐水快速输注降温可增加体温过低并发症的发生率，目前已不推荐该方法在院前条件下常规使用。目标温度管理治疗期间，核心温度的监测应该选择食管、膀胱或肺动脉等处，肛门和体表温度易受环境因素影响，不建议作为首选监测部位。目标温度管理治疗过程中，患者可能会出现寒战、心律失常、水及电解质代谢紊乱、凝血功能障碍和感染等并发症，应进行严密监测和对症处理，以免加重病情。复温时，应将升温速度控制在 0.25 ~ 0.5℃ / h。复温后的发热可加重心搏骤停患者的神经功能损伤，因此目标温度管理结束后 72 h 内应尽量避免患者再次发热。

3. 神经功能的监测与保护　心搏骤停后，最常发生神经功能损伤，是患者致死、致残的主要原因，应重视对复苏后患者的神经功能连续监测和评价，积极保护神经功能。

（1）神经功能监测：目前使用的监测方法有临床症状及体征（瞳孔、昏迷程度、肌阵挛等）、神经电生理检查（床旁脑电图、体感诱发电位等）、影像学检查（CT、MRI）及血液标志物（星形胶质源性蛋白、神经元特异性烯醇化酶）等。如条件许可，可以对复苏后心搏骤停患者进行脑电图等连续监测。对于实施目标温度管理患者的神经功能预后评估，应在体温恢复正常 72 h 后再进行。对于未接受目标温度管理治疗的患者，应在心搏骤停后 72 h 开始评估，为了防止镇静药、肌松药等因素干扰评估，可适当推迟评估时间。在评价患者最终的神经功能预后时应特别慎重和周全。

（2）神经功能的保护：主要措施包括目标温度管理、维持血压、防治脑缺氧和脑水肿等。①维持血压：在缺氧状态下，脑血流的自主调节功能丧失，主要依靠脑灌注压来维持脑血流，因此，在心搏骤停患者的救治中，应维持收缩压 ≥ 90 mmHg

和（或）平均动脉压 ≥ 60 mmHg，如果发生低血压，应立即纠正。②防治脑缺氧和脑水肿：脱水，配合目标温度管理，以减轻脑组织水肿和降低颅内压。有条件者可早期应用高压氧治疗，通过增加血氧含量及其弥散功能提高脑组织氧分压，改善脑缺氧，降低颅内压。

4. 体外膜氧合（ECMO） 是一种将静脉血从体内引到体外，经体外膜氧合器氧合后再由驱动泵将血液泵入人体内的短期心肺辅助技术。对于部分难治性心搏骤停（refractory cardiac arrest，RCA）患者，如传统心肺复苏无效，可考虑采用 ECMO 和体外膜肺心肺复苏（ECPR）。心搏骤停患者主要使用静脉 - 动脉（V-A）模式 ECMO 治疗。由于 ECPR 的实施需要建立大血管通道和使用专用设备，目前仅推荐用于为救治心搏骤停可逆性病因（如急性冠脉综合征、肺栓塞、难治性心室颤动、深低温、心脏损伤、心肌炎、心肌病、充血性心力衰竭和药物中毒等）赢得时机及为等待心脏移植的复苏后患者提供短期机械心肺支持治疗。由于 ECPR 治疗操作和维护过程较为复杂，可能引起多种并发症，必须由具有资质和接受过专业培训的团队进行。

5. 器官捐献 心搏骤停接受复苏治疗继而死亡或脑死亡的患者，可评估器官捐献的可能性。心搏骤停后，治疗的目标是优化全身灌注，恢复代谢平衡，支持器官及系统功能，以增加完整无损神经功能幸存的可能性。

小结

1. 心肺复苏是在充分理解心搏骤停的发病原因、病理生理变化和临床表现的基础上，展开的闭胸心脏按压、人工通气、电除颤、脑保护等一系列抢救和挽救濒危患者生命的措施。

2. 心肺复苏护理的工作范围主要包括及时、快速识别心搏骤停，基础生命支持、高级心血管生命支持、心搏骤停后治疗几个方面。

3. 在灾害发生期间，批量心搏骤停患者的救治工作（包括心肺复苏）是对护理人员的巨大挑战，要求护士具备较全面的知识和技能，还需具备良好的心理素质，能快速反应、沉着应对。

（何 茹 陶艳玲）

📝 本章内容精要

全面而深入地探讨了心肺复苏（CPR）的理论与实践，从基础概念到具体操作，再到特殊情况下的应对策略，为医疗专业人员提供了一套完整的心搏骤停患者抢救和护理指南。

一、心肺复苏（CPR）的基本概念与重要性

心肺复苏是一种紧急医疗手段，用于对心搏骤停和呼吸停止的患者进行临时的人工循环和呼吸，以恢复患者的心脏自主循环、自主呼吸和意识，最终挽救生命。CPR是心搏骤停最重要的治疗手段，其目的是通过人工方法暂时维持血液循环和呼吸，为患者争取宝贵的抢救时间。

二、心搏骤停的原因与生存链

心搏骤停可能由多种原因引起，包括心脏病、电解质紊乱、缺氧、低温、中毒等。了解这些原因有助于在实施CPR时采取针对性措施。美国心脏协会（AHA）提出的生存链包括早期识别和求救、早期心肺复苏、早期电除颤和早期高级生命支持，这些环节构成了挽救生命的连续过程。

三、CPR的操作要点与技术要求

高质量的CPR需要遵循一系列操作要点，包括用力快速按压、减少按压中断、避免过度通气、定期更换按压者、保持正确的按压与通气比例、使用呼气末二氧化碳监测和动脉内压力监测等。这些要点有助于提高CPR的效果，增加患者生存的机会。

四、基础生命支持（BLS）与高级生命支持（ACLS）

基础生命支持（BLS）是CPR的初级阶段，包括徒手进行的闭胸心脏按压、开放气道和人工通气。在某些情况下，还可使用自动体外除颤器（AED）进行电除颤。高级生命支持（ACLS）在BLS的基础上，通过使用辅助设备、特殊技术和药物来提供更高级的呼吸和循环支持。

五、特殊情况下的CPR

在不同病因、环境和特定人群（如孕妇、老年人）中实施CPR时，需要考虑的特殊因素。例如，孕妇由于生理变化，可能需要调整按压部位，而老年人则可能需要特别注意肋骨骨折的风险。

六、心搏骤停后治疗

心搏骤停后，患者需要综合性治疗，包括维持有效的循环、呼吸与神经系统功能，目标温度管理，以及经皮冠状动脉介入治疗等。这些措施有助于优化患者的预后，减少神经系统后遗症。

七、CPR的终止与效果判断

CPR的终止需要综合考虑患者的反应、自主循环的恢复情况以及心电图的变化。判断CPR效果的指标包括大动脉搏动的触及、自主呼吸的恢复、瞳孔反应的出现等。

八、心搏骤停后自主循环恢复患者的护理

心搏骤停后自主循环恢复的患者需要特别的护理，以优化心肺功能、重要器官灌注、识别和治疗心搏骤停的诱发因素，防止心脏再次骤停。

九、CPR 的培训与教育

对医疗专业人员和公众进行 CPR 培训的重要性不言而喻，这不仅能提高心搏骤停患者的生存率，还能在紧急情况下挽救更多的生命。

十、心肺复苏的科学研究

心肺复苏领域的最新研究进展为 CPR 实践提供了科学依据，包括 CPR 技术、药物使用、设备改进等方面的创新，这些都有助于提高 CPR 的成功率和患者的预后。

？／思考题

1. 列举引起成人心搏骤停的常见病因，并讨论在实施心肺复苏时，如何针对这些不同的病因采取相应的急救措施。

2. 描述"生存链"的各个环节，并思考在实际急救场景中，如何确保这些环节能够迅速且有效地连接，以提高心搏骤停患者的抢救成功率。

3. 心搏骤停后，患者常常需要目标温度管理。讨论在实施目标温度管理时需要注意的关键点，以及如何平衡降温与避免低温并发症之间的关系。

本章习题

第十一章

外科急救

📖 学习目标

识记 1. 说出不同部位或脏器损伤的临床表现或特点。

2. 说出伤情初级评估和进一步评估的内容。

3. 说出伤口处理的原则、烧伤面积九分法。

理解 举例说明不同部位或脏器损伤的伤情评估方法及现场救护、转运途中救护和急症入院后的急救护理措施。

运用 运用本章知识，准确评估患者伤情，并进行现场、转运途中、入院后的紧急救治和护理。

📖 学习难点

1. 多发性损伤的快速识别与处理：难点在于如何迅速准确地识别多发性损伤，并立即采取有效的急救措施，同时避免因处理不当导致的二次损伤。

2. 格拉斯哥昏迷评分（GCS）的应用：需要熟练掌握 GCS 评分的具体操作方法，并能够根据评分结果准确地判断颅脑损伤的严重程度，这对于非专业人员来说可能较为复杂。

3. 伤口管理的全面性：包括伤口的分类、评估、清洗、清创术和敷料选择等多个方面，需要理解每种方法的适应证和操作技巧，以及如何根据伤口的具体情况选择合适的处理方法。

4. 脊柱损伤的正确固定与搬运：脊柱损伤的处理需要极高的精确性和技巧，必须掌握正确的固定方法和搬运技巧，以防止脊髓的进一步损伤。

5. 胸部损伤的紧急处理：胸部损伤可能涉及多种紧急情况，如张力性气胸、开放性气胸等，需要掌握这些紧急情况的处理原则和操作技巧。

6. 腹部损伤的诊断与护理：腹部损伤可能涉及实质性脏器或空腔脏器的损伤，需要学会如何快速评估和处理这些损伤，以及如何观察和处理可能的并发症。

7.眼球损伤与鼓膜损伤的特殊护理：这些损伤需要特殊的护理技巧和知识，如眼球损伤后的视力保护和鼓膜损伤后的听力保护，这些内容可能对于非眼科或耳鼻喉科的护理人员来说较为陌生。

8.骨折与关节损伤的固定技术：需要掌握各种骨折和关节损伤的固定方法，包括使用不同的固定材料和技术，以及如何在没有专业设备的情况下进行临时固定。

9.烧伤面积与深度的准确评估：烧伤的面积和深度评估对于治疗方案的制定至关重要，需要熟练地掌握中国新九分法和手掌法，以及烧伤深度的三度四分法。

第一节　多发性损伤

案例导读

患儿，男性，12 岁。因从四楼摔下致伤头部等处，意识不清，流血 1 小时余，急诊入院。入院体格检查：意识中度昏迷，体温（T）37.4℃，脉搏（P）131 次 /min，呼吸（R）25 次 /min，血压（BP）114/68 mmHg。右颧、下颌肿胀，左外耳道、鼻腔见血性液流出。左侧瞳孔直径约 2 mm，对光反射迟钝，右侧瞳孔直径约 8 mm，对光反射消失。左手腕肿胀明显，全身见多处皮肤软组织挫伤，四肢刺痛、屈曲，肌张力高，其余未见异常。

请思考：

1.该患儿属于多发性损伤吗？

2.该患儿最严重的损伤是什么？

3.如何进行急救救护？

一、概述

多发性损伤简称多发伤（multiple injury），是指在同一致伤因素作用下，人体同时或相继有两个或两个以上的解剖部位的损伤，其中至少一处损伤危及生命。

二、急救与护理

（一）现场救护

1.尽快脱离危险环境，放置合适体位，排除可能继续造成伤害的原因。如将患者从倒塌的建筑物或战场中抢救出来，转移到通风、安全、防雨的地方进行急救。

2. 对已经存在严重脊柱骨折、脊髓损伤或怀疑有脊柱损伤者，应立即予以制动，使用颈托固定，保证有效气体交换，避免脊柱及脊髓继发性损伤而造成瘫痪。在不影响急救的前提下，救护人员要协助患者取舒适、安全的体位。

3. 注意保暖，对已经有体温过低或伴有明显出血、休克的患者，要积极采取被动加毛毯、棉絮、隔绝材料等覆盖的方法。

4. 保存好断肢，患者离断的肢体应先用无菌敷料或干净布包好后，置于无菌或洁净的无漏孔塑料袋内，扎紧袋口，再放入注满冰水混合液的塑料袋内，低温（0～4℃）保存，以减慢组织的变性和防止细菌繁殖。冷藏时，防止冰水浸入离断创面，切忌将断肢浸泡在任何液体中。断肢应随同患者一起送往医院，以备再植手术。

5. 进行伤口处理，保护伤口，减少污染，压迫止血，固定骨折。不随意去除伤口内异物或血凝块；创面中有外露的骨折断端、肌肉、内脏，严禁现场回纳；脑组织脱出时，应先在伤口周围加垫圈保护脑组织，不可加压包扎。

（二）转运途中救护

根据患者伤情有计划地进行转运，可望存活的危重患者首先转运。决定患者转运的基本条件是在搬动及运送途中，确保患者不会因此而危及生命或使病情急剧恶化。

（三）院内救护

经现场急救，患者被送到医院急诊科后，分诊护士应立即确定分诊分级，开通绿色通道，对患者进行创伤评估，迅速采取有针对性的措施进行救治，配合医师明确诊断，尽快手术。在评估和处理严重多发伤患者时，应特别注意遵守标准预防措施，如穿保护衣，戴手套、眼镜、面罩等。

1. 创伤气道的建立 低氧血症和失血是创伤患者早期死亡的最常见原因。气道损伤或梗阻与创伤患者低氧血症的发生密切相关。在创伤救治过程中，应注意保持气道通畅，确保有效的氧供。若气道已出现局部或全面阻塞，则在保护患者颈椎的同时开放气道，并清除口中异物或呕吐物，但要尽量避免刺激呕吐。

2. 循环支持、控制出血 大部分多发伤患者存在不同程度的休克，尤其当患者已经血压偏低时，应尽快进行液体复苏以恢复有效血量。迅速用 16～18 G 留置针建立两条及以上静脉通道，常选用肘前静脉（如肘正中静脉或贵要静脉）、颈外静脉，注意不要在受伤肢体的远端选择静脉通道，以避免补充的液体进入损伤区。常用的复苏液体可分为晶体液、胶体液和混合液，晶体液又分为等渗液和高渗液。此外，需要控制显在的外部出血，加压包扎伤口。大血管损伤经压迫止血后，应迅速做好手术止血的准备。尽快备血及输血，补充有效循环血量。遵医嘱留置导尿管，观察每小时尿量。若患者出现创伤性呼吸、心搏骤停，立刻进行心肺复苏，并尽快找出原因，如多发肋骨骨折或胸骨骨折、张力性气胸或大出血，必要时行开胸手术。若出现心脏压塞，协助医师进行心包穿刺术。

3. 保温和复温　体温过低、弥散性血管内凝血（disseminated intravascular coagulation，DIC）、酸中毒是导致严重创伤患者死亡的三大主要原因。其中，体温过低又会在很大程度上导致或加重 DIC 和酸中毒的发生，是创伤患者重要的损伤机制之一，应积极采取被动复温及主动复温相结合的综合性复温方法，帮助患者恢复到正常体温。

4. 监测生命体征，关注辅助检查　获取患者的血压、脉搏、呼吸频率、血氧饱和度和体温参数，同时配合医师进行诊断性操作或辅助检查，如描记心电图、监测血氧饱和度、抽血化验、配血、行育龄妇女妊娠试验等。必要时，可置胃管以预防呕吐，减轻对肺部的压力，进行超声及影像学检查等。

5. 注重人性化关怀　无论患者是否清醒，护士在评估过程中均应注重患者疼痛评估及内心感受。疼痛是创伤征兆的一部分，如处理不当，会引发心率加快、浅表血管收缩、面部肌肉收缩、恶心、呕吐等。应注意，昏迷患者仍可能感到疼痛，受伤和检查过程可导致疼痛。护士应观察患者的体征、面部表情、流泪等情况，及时发现患者的不适及不安情绪。鼓励家属陪同患者，共同参与创伤患者救治及知情同意，评估及了解家庭成员的需求和愿望。

6. 防治感染　遵循无菌操作原则，按医嘱使用抗菌药物，开放性创伤需加用破伤风抗毒素进行治疗。

7. 支持治疗　主要是维持水、电解质代谢和酸碱平衡，保护重要脏器功能，并给予营养支持。

8. 医护配合　配合医师对各脏器损伤的治疗。

9. 信息沟通　协助创伤团队中辅助科室人员、会诊人员沟通与联系，与指挥者及时沟通，参与并监测严重多发伤患者的转运过程。

第二节　伤口管理

✎ **案例导读**

患者，女性，72 岁。因被车撞倒致右腿部疼痛，无法行走，膝部流血 1 h，急诊入院。入院诊断：右腓骨近端骨折，膝部皮肤、软组织挫裂伤。

请思考:

1. 如何紧急处理患者膝部伤口?

2. 10天后患者膝部伤口出现脓性分泌物,该如何进行护理?

一、概述

皮肤是人体最大的器官。伤口护理始终是护理工作中的一个重要内容,预防和处理伤口的结果常作为衡量护理质量的一项重要指标。

(一)伤口的定义及分类

1. 定义

(1)伤口:是指皮肤组织的完整性受到破坏,并常伴有机体物质的缺失。

(2)复合伤口:是皮肤完整性受损,并累及肌肉、骨骼及内部器官的深伤口。

2. 分类 根据受伤时间,可分为急性伤口和慢性伤口;根据受伤累及皮肤的深度,可分为部分皮层损伤伤口和全层伤口;根据受伤的原因,可分为机械性伤口或创伤性伤口、热损伤伤口和化学性损伤伤口、溃疡性伤口、放射性损伤伤口;根据颜色,可分为红色伤口、黄色伤口、黑色伤口和混合伤口。

(二)伤口护理的原则

1. 清除刺激源 如为热烧伤、化学烧伤,必须立即终止烧伤源,将伤口置于自来水下冲洗 30 min,去除附着于伤口和皮肤表面的刺激源。每次更换敷料时,要仔细去除黏附于伤口表面的坏死组织和感染性渗出液,注意勿将棉织纤维遗留在伤口内,使之成为异物,影响伤口愈合。

2. 清除坏死组织 现代伤口护理的观点认为,对坏死组织应尽早清除。清除坏死组织的方法有 4 种:外科清创(使用刀剪剪除坏死组织)、机械清创(用外力擦拭,使用镊子钳除坏死组织)、酶解清创(使用水解酶、枯草杆菌酶等分解坏死组织)、自溶清创(使用封闭敷料截住伤口水分,软化坏死组织,伤口渗出中的酶溶解液化性坏死组织,在更换敷料时清除)。

3. 预防和控制感染 包括清洁伤口(用无菌生理盐水清洗伤口,清洗范围包括伤口周围 2.5 cm,理想的冲洗压力是用 35 mL 空针抽取生理盐水,用 19 号针头冲洗,减少局部细菌数量);加强营养支持,纠正低蛋白血症;更换敷料时戴无菌手套,专物专用,预防交叉感染;每周做一次伤口微生物培养,监测感染情况等。

4. 保护伤口及其周围组织 使用减压垫减轻伤口及其周围组织的压力;保持伤口局部的密闭性,预防分泌物、排泄物污染;采取保护性体位或放置保护性支架等。

5. 为伤口愈合提供一个湿润环境 根据伤口大小、深度、颜色及渗液量等情况,选择恰当的封闭敷料敷贴伤口，为伤口愈合提供一个低氧、湿润的愈合环境。

6.控制流出的液体和气体　如渗液量较多（＞10 mL/24 h），特别是感染性渗液伤口，应采用吸收渗液的敷料。如采用藻酸盐敷料，可吸收自身重量20倍的伤口渗液；或采用湿性敷料，在吸除渗液的同时吸除创面细菌。对于洞穴性伤口，可用封闭式负压吸引技术，吸出流出的液体和气体，以免对伤口造成不良刺激和浸渍。

7.使患者感到舒适　不管采用何种方式，伤口护理都不应给患者带来或加重疼痛，应采取减轻疼痛的方法，尽可能地使患者感到舒适，这种舒适包括躯体上的和心理上的，因此伤口护理中应重视做好身心整体护理。

二、伤口护理技术

（一）伤口评估

1.伤口评估的方法　在伤口评估中主要使用的方法有观察法、交谈法、测量法和实验室检查法。

（1）观察法：是通过对局部症状、体征的观察来获取相关信息资料的方法。观察内容包括伤口局部的颜色（除红色、黄色、黑色、混合型外，还需观察分泌物的颜色、性状，例如绿色分泌物常表示有铜绿假单胞菌感染）、有无肿胀及肿胀的特征、有无伤口下积脓及脓液的特征、伤口的出血或渗血或渗液的方式、伤口是干燥还是湿润、伤口所在的部位及其对功能的影响、伤口的形状（圆形、椭圆形、不规则形等）及其愈合的方式、伤口所伤及的皮层（表皮、真皮、皮下组织、肌层，甚至累及骨质）及其肉芽生长的情况和上皮化的方式与速度。

（2）交谈法：即通过语言交流获取患者相关性主观资料的方法。主要采用的技巧有开放性提问与闭合性提问、诱导、总结与归纳的技巧相结合的方法，与患者及其家属进行正式交谈（预先制订一个交谈计划，明确方法、技巧、步骤，在20 min左右完成）和非正式交谈（每日询问患者的睡眠、饮食、伤口的感觉等），主要了解伤口形成的原因、持续时间及其在院内、外所接受的治疗及护理情况与效果。了解患者既往营养状况及当前身心反应，还要了解患者的期望、价值观和经济情况，以便在制订伤口护理计划时综合考虑其可用资源。

（3）测量法：指应用一定的测量工具来获取相关参数资料的方法。目前较多应用于伤口评估中的方法有应用照相机、米尺测量伤口的范围和深度，摄取相关照片。用米尺还可测量上臂中点周径（cm），卡尺测量上臂三角肌皮肤褶皱厚度（cm），以判断患者的营养状况。测量身高、体重，可计算体重指数（body mass index，BMI），BMI＝体重（kg）/身高（m²）。伤口渗液可用称重法测量其渗出液量，有引流管的伤口可用量杯直接测量其毫升数。

（4）实验室检查法：定期抽血（急性伤口每周一次，慢性伤口每2周一次），检查血清蛋白、前蛋白、纤维连接蛋白及血红蛋白，以了解患者的营养状况及评价营养干预的效果，这些参数与伤口愈合密切相关，因此需要动态监测和检查。为评估伤口有无感染、感染的细菌种类及药物敏感结果，需每周做一次伤口细菌培养。收集伤口分泌液时，需使用无菌棉签，采用"十点法"采样，具体示意见图11-1。

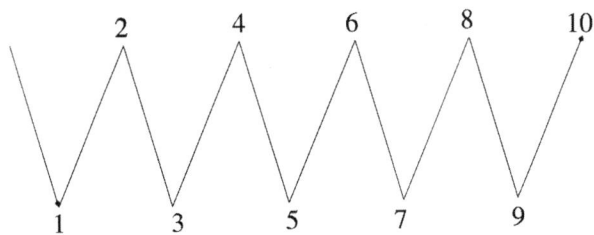

图11-1　"十点法"采样示意图

2. 评估的结果与记录　通过上述评估，可对伤口当前状况和预后做出判断。如急性期红色浅层伤口，如果各项营养评估指标均正常，伤口细菌培养无致病菌生长，那么可以判断其愈合时间为7～10天。如果是混合型全层伤口，伤口培养为二重感染或多重感染，即使营养指标正常，至少也需2～3个月才能以瘢痕方式愈合。如果营养指标均提示有营养不良，则愈合时间一般大于4个月，甚至可迁延不愈半年以上，有的可激发全身病情加重、营养衰竭、皮肤衰竭，导致死亡。

（1）一般性描述与记录：主要描述伤口的部位、形状、颜色、范围及深度，如骶尾部、不规则形、黑黄红混合型伤口、范围5 cm×6 cm×1.5 cm。

（2）钟表式描述及记录：除了一般性描述外，重点描述伤口的特征，特别适用于有窦道和腔洞的伤口，如把伤口作为一个钟表面，将头端方向的伤口顶点设定为12点，相反方向的顶点设定为6点，连接两点，水平平分连接线的顶点分别为3点和9点。

（3）伤口渗出液的描述：性状（血性、浆液性、脓性），颜色（黑色、红色、淡红色、淡黄色、黄色、黄绿色、绿色等），气味（腥臭、恶臭、腐臭），量（少量、中等量、大量）。24 h伤口渗出液量小于5 mL为少量，5～10 mL为中等量，大于10 mL为大量。

（二）伤口清洗

1. 伤口清洗方法　采用"涡流式水流冲洗法"，用20～25 mL注射器抽取所需冲洗液，从伤口中心环形向外冲洗，形成"涡流"，反复冲洗3～4次，再抽取生理盐水反复冲洗3～4次，以每秒1 mL的流速冲洗，直至伤口洁净，可有效地预防再次污染。

2. 伤口渗液的清除　伤口渗液在伤口清洁中起着积极的作用，因而除非渗液过量或导致患者不适和影响愈合，或是有明显的感染，否则应保留渗液不予清除；失活组织可成为良好的培养基，促使细菌生长，故应去除；如果伤口被异物、细菌、腐肉或坏死组织大量污染，则每次换药时需清洁伤口，以防止延迟愈合。

（三）清创术

1. 外科清创　又称为器械清创，即使用手术刀、剪、有齿镊等手术器械将坏死组织或失活的组织从伤口剪除或切除的方法。

2. 机械清创　用镊子靠机械性外力清除伤口的坏死组织，适用于坏死组织已经软化、自溶，容易去除的伤口。

3. 自溶清创　自溶清创是近几年才被提出并得到应用和发展的，主要与湿性愈合理论研究和封闭敷料的应用有关。

（四）敷料的选择

1. 清创期　在炎症反应期（伤后 1～6 天），所有伤口均有初期渗出液，富含坏死组织和细胞、组织碎片、污物和细菌，若伤口有大量渗出，其愈合过程将受阻，且增加感染的风险。因此，选择的敷料需能吸收过多的渗液，如藻酸盐敷料、水凝胶敷料，这些敷料支持并加速伤口的清洁过程，保护伤口免受污染，防止微生物入侵引起感染，敷料需每 24 h 更换一次。

2. 肉芽期　伤口多为红色伤口，护理原则是保护肉芽组织，需选用水胶体或水凝胶封闭敷料封闭伤口，且超过伤口边缘 2 cm，每 3～5 天更换一次。

3. 上皮形成期　成熟的肉芽组织及湿润、光滑的创面是上皮最终形成的必要条件，因此敷料必须维持伤口适度湿润，需选择水活性的无创伤口敷料保护创面，防止干燥并避免更换敷料时对上皮细胞的剥脱或机械性损伤，如用水胶体或水凝胶敷料封闭伤口，每 5～7 天更换一次，直至全部愈合。

第三节　颅脑损伤

案例导读

患儿，12 岁，男性。因从 3 m 高处坠落，致头部等处受伤，意识不清 1 h 入院。CT 检查示：弥漫性蛛网膜下腔出血，右颞部和枕部硬膜外血肿，脑挫裂伤，颅骨骨折。入院体格检查：刺痛无睁眼，刺痛能发单音，刺痛左侧肢体过伸，右侧肢体可定位。

左侧瞳孔直径约为 2 mm，对光反射迟钝，右侧瞳孔直径约为 3 mm，对光反射消失。右颞、枕部可触及头皮血肿，耳、鼻未见流血。

请思考：

1. 该患儿最主要的护理诊断 / 问题是什么？

2. 请描述该患儿格拉斯哥昏迷量表评分与意识障碍程度。

3. 入院后的急救护理措施包括哪些？

一、概述

颅脑损伤（traumatic brain injury，TBI）是指颅脑受到外界暴力作用而造成脑组织解剖及生理上的损伤。由于造成颅脑损伤的原因各不相同，可以通过各种有关颅脑损伤的评估、CT 征象以及患者的意识状态等分类方法，从不同层面对颅脑损伤进行评估。最常用的有按损伤的解剖部位分类法、按创伤性质分类法、按临床病理分类法以及国际上普遍采用的格拉斯哥昏迷评分（Glasgow coma scale，GCS）等。

格拉斯哥昏迷评分是通过检查颅脑损伤患者的睁眼反应（1 ~ 4 分）、语言反应（1 ~ 5 分）、运动反应（1 ~ 6 分）三项指标，将其得分累计后作为伤情判断的依据。格拉斯哥昏迷评分较适合成人颅脑损伤的评估，但不适用于醉酒、儿童及癫痫后短时间内的患者（表 11-1、表 11-2）。

表 11-1 格拉斯哥昏迷评分

睁眼反应	计分	语言反应	计分	运动反应	计分
自动睁眼	4	回答正确	5	遵嘱运动	6
呼唤睁眼	3	回答错误	4	刺痛定位	5
刺痛睁眼	2	胡言乱语	3	刺痛躲避	4
不能睁眼	1	只能发音	2	刺痛肢体屈曲	3
		不能言语	1	刺痛肢体过伸	2
				不能运动	1

表 11-2 格拉斯哥昏迷评分分型

类型	定义
轻型	（1）伤后昏迷时间在 30 min 以内，GCS 13 ~ 15 分。
	（2）有头痛、头晕、恶心、呕吐、逆行性遗忘，神经系统检查无明显阳性体征。
	（3）CT 检查无异常发现。
	（4）腰椎穿刺脑脊液压力及生化检查正常。
中型	（1）伤后昏迷时间 < 12 h，GCS 8 ~ 12 分。
	（2）有头痛、头晕、恶心、呕吐，或伴有癫痫，神经系统检查有肢体瘫痪或失语，有轻度脑受压及生命体征改变。
	（3）CT 检查可有局限性的小出血灶及血肿，脑水肿，中线结构移位 < 3 mm。

类型	定义
	（4）腰椎穿刺脑脊液压力中度增高，达 200 ~ 350 mmH$_2$O，脑脊液为血性。
重型	（1）伤后昏迷时间＞12 h，GCS 6 ~ 8 分。
	（2）有偏瘫、失语或四肢瘫，有脑受压及生命体征改变。
	（3）CT 检查有蛛网膜下腔出血及颅内散在出血灶，血肿＞60 mL，脑池变窄或封闭，中线结构移位＞3 mm。
	（4）颅内压显著增高（350 mmH$_2$O 以上），脑脊液为血性。
特重型	（1）伤后昏迷时间＞12 h，GCS 3 ~ 5 分。
	（2）临床表现已有脑疝、四肢瘫痪、脑干反射消失。
	（3）CT 检查有广泛性蛛网膜下腔出血及颅内血肿或大面积脑梗死，环池封闭，中线结构移位 5 ~ 10 mm。
	（4）颅内压显著增高（≥ 500 mmH$_2$O），脑脊液为血性。

二、急救与护理

（一）体位

休克或术后麻醉未清醒者应取平卧位；怀疑颈部损伤患者使用颈托固定头颈部；有脑脊液耳漏、鼻漏的患者应取患侧卧位，也可取头高斜坡位或半卧位，防止脑脊液逆流造成的颅内感染；颅内压增高者取头高位（床头抬高 30°），有利于静脉回流和减轻脑水肿；躁动患者加床挡或约束带，派专人看护，必要时可选用镇静药及镇痛药控制。

（二）保持呼吸道通畅

及时清除呼吸道异物，开放气道，吸氧，以维持适当的血氧饱和度。如气道不通畅或呼吸功能障碍，应紧急建立人工气道，必要时使用呼吸机辅助呼吸。

（三）迅速建立有效的静脉通道，遵医嘱使用各种药物

休克患者建立两条有效的静脉通道，快速补充血液和液体；颅内高压、脑疝患者常使用脱水药、利尿药、肾上腺皮质激素等减轻脑水肿，降低颅内压；疼痛时给予镇静药及镇痛药，但禁用吗啡等麻醉镇静药，以免抑制呼吸中枢。

（四）保护伤口

外露的脑组织周围用消毒纱布卷保护，再用纱布架空包扎，避免脑组织受压。对插入颅腔的异物，不可贸然拔出或晃动，以免引起大出血。

（五）严密观察病情变化

每 10 ~ 15 min 观察神志、瞳孔、生命体征、伤口敷料渗血及渗液情况，进行格拉斯哥昏迷评分，观察有无剧烈头痛、频繁呕吐、躁动等症状，并做好护理记录，如发现病情变化，及时向医师报告并协助处理；观察患者排尿情况，对无法自行排尿者，

给予留置导尿。

（六）术前准备

手术患者遵医嘱做好术前准备，备皮、采血、配血等。

第四节　脊柱损伤

📝 **案例导读**

患者，男性，42 岁。30 分钟前工作时不慎从 3 m 高处摔下，背部着地，即感腰背部疼痛，由同事拨打"120"。体格检查：患者意识清楚，生命体征正常，颈部、背部疼痛，双上肢肌力减弱，双下肢疼痛，无法活动。

请思考：

1. 护士评估该患者时，应重点关注哪些内容？

2. 如您在现场，应如何为该患者进行固定？

一、概述

脊柱损伤包括脊柱骨折和脊髓损伤，常见于各类突发灾害中，如地震、塌方、车祸、高处坠落、火器伤等。

脊柱骨折约占全身骨折的 64%，其中以胸腰椎骨折最多见。脊髓损伤是脊柱骨折的严重并发症，由于椎体移位或碎骨片突出于椎管内，使脊髓或马尾神经产生不同程度的损伤，多发生于颈椎下段或胸腰椎。脊髓损伤如果不能被识别并合理治疗，就会对脊髓造成无法逆转的损伤，导致患者终身瘫痪。不正确地移动或允许脊柱损伤患者移动均可能导致未受伤的脊髓严重损伤。因此，受伤后得到及时、正确的固定和搬动显得尤为重要。

二、常见固定方法

怀疑有脊柱骨折或脊髓损伤者，应尽量避免对其搬动，若必须搬动，可使用平托法将患者移至硬担架、脊柱固定板、木板或门板上。

脊柱固定常需硬担架、脊柱固定板或门板，另备颈托、头部固定器、腰围带等。

（一）颈椎骨折

立即评估患者的呼吸情况，务必使患者头部固定于伤后位置，不屈、不伸、不旋转，专人保护头颈部（图11-2），数人合作将患者置于硬板上，颈部用颈托固定制动（图11-3），或用沙袋、布袋等置于颈部两侧，防止颈部向两侧晃动，检查后颈部及腰背部伤情时使用轴线翻身法进行翻身（图11-4），用数条宽带将患者缚扎在木板上（图11-5），搬动时颈部与人体保持同一水平位并略向头顶方向牵引，否则有引起脊髓压迫的危险，会造成患者高位截瘫。

（二）胸腰椎骨折

疑有胸腰椎骨折者，不能轻易移动患者，应依照伤后的姿势进行固定（参照颈椎骨折的躯干固定）。

三、急救与护理

（一）紧急救治

脊柱损伤患者伴有颅脑、胸部、腹腔脏器损伤或并发休克时，应首先处理紧急问题，抢救生命，待病情稳定后再处理脊柱骨折。

（二）一般救治处理步骤

①脱离危险环境、安置体位。②止血。③包扎。④固定。⑤治疗。⑥转运。

（三）即刻护理措施

1. 抢救生命　是急救的首要原则。判断患者意识状态，如为昏迷患者，应保持其呼吸道通畅，及时清除呼吸道异物；对休克患者，必须尽快给予处理。

2. 固定　①就地检查，不宜搬动，固定损伤部位，简要检查有无其他复合伤。②固定物可为颈托、腰部固定带、头部固定器、脊柱固定板、门板、木板等，固定物与肢体之间垫松软物品，如毛巾、衣物等。③方法：参照上述固定方法。④患者取仰卧位。

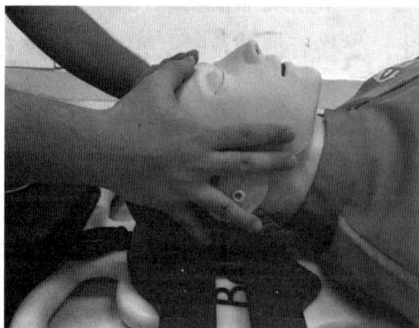

图11-2　专人固定头部

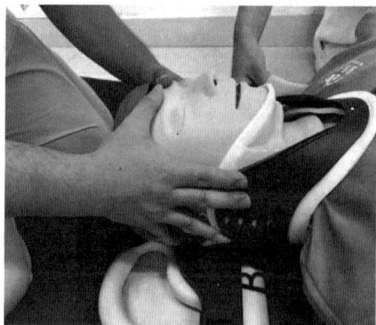

图11-3　检查颈托的松紧度

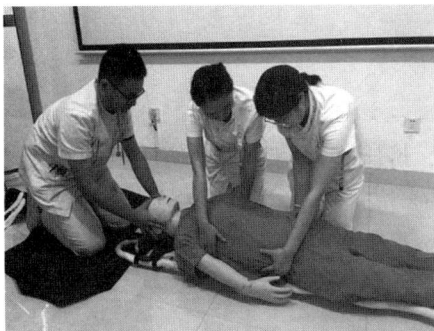

图 11-4 轴线翻身法翻身

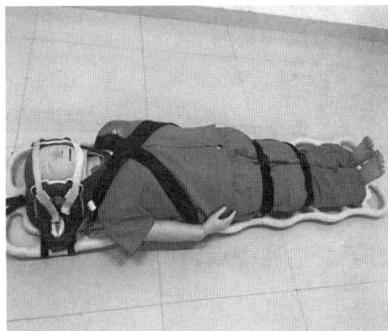

图 11-5 使用数条宽带将患者缚扎在木板上

3. **体位** 颈椎损伤者根据受伤机制保持颈部中立位或过伸位、屈曲位，并且维持颈椎、胸椎、腰椎于同一直线；胸椎和腰椎损伤者保持胸椎、腰椎于同一直线，各肢体处于功能位。

4. **病情观察** 脊柱损伤（特别是脊髓损伤）后容易出现脊髓水肿，表现为患者躯体感觉、运动情况的变化，所以需密切观察，当出现截瘫平面上升、肌力减弱、肢体麻木感增强时，需立即向医师报告并协助处理。

5. **转运** ①目的：使伤者能够快速、安全、及时被送往安全地带或医院，以防加重损伤，进一步救治。②方法：协助患者佩戴颈托后，由一人固定患者头颈部，其余三人分别站于左右两侧，由护颈者喊"1、2、3"，至"3"时，同侧的两人将患者往两人方向翻起，对侧的另外一人则将脊柱固定板或门板塞入患者身下，再由护颈者喊"1、2、3"，至"3"时，同时将患者放平，再将患者调整置于合适位置，使用绑带绑好进行转运，如无颈椎损伤，则不用专人护颈，在转运过程中注意患者的病情，随时与患者进行沟通。

三人搬运法 – 操作视频

第五节　胸部损伤

✎ **案例导读**

患者，男性，22 岁。因车祸致伤胸部，疼痛、心悸、气促 1 h 急诊入院。呼吸困难，大汗淋漓，P 118 次/min，R 32 次/min，BP 112/67 mmHg，T 36.2 ℃。

请思考：

1. 如何快速评估患者的伤情？

2. 应采取哪些相应的护理措施?

一、概述

胸部损伤 (thoracic trauma) 是指由车祸、挤压、摔伤和锐器伤所致的损伤。胸部由胸壁、胸膜和胸腔内各脏器组成,它是呼吸和循环等重要器官所在的部位。由于胸腔的解剖生理特点,严重胸部损伤常引起呼吸、循环功能障碍,病情危急,死亡率较高。

二、急救与护理

处理原则:以救命为首要原则,其次是修复损伤的组织、器官及恢复生理功能。

(一)急救护理

1. 基本生命支持   维持呼吸道通畅,必要时持续进行闭胸心脏按压。给氧、止血、包扎、建立静脉通道、补充血容量、镇痛、固定长骨骨折、保护脊柱,并迅速转运。

2. 致命性胸部损伤的处理   现场实行特殊急救处理,张力性气胸需行胸腔穿刺排气,并放置具有单向活瓣作用的胸腔穿刺针或行胸腔闭式引流术;开放性气胸需迅速包扎和封闭胸部伤口;对大面积胸壁软化的连枷胸有呼吸困难者,应予以机械辅助呼吸,并进行有效的镇痛治疗。如发生严重的心律失常、心力衰竭,应迅速纠正。对怀疑有心脏压塞者,立即配合医师给予心包穿刺术减压。

3. 止血   迅速采取止血措施。

4. 补液   迅速建立2条以上静脉输液通道,遵医嘱及时输液,必要时输血。

5. 胸部伤口处理   有开放性胸部损伤者,妥善处理伤口。在整个急救过程中应密切观察病情变化。

(二)非手术治疗的护理/术前护理

1. 病情观察   ①生命体征:每15～30 min测量1次生命体征。②皮肤及黏膜、意识情况、中心静脉压、末梢血氧饱和度、尿量及有无心脏压塞等表现。③实验室检查:每30～60 min采集1次静脉血测定红细胞计数、白细胞计数、血红蛋白和血细胞比容,了解其变化,以判断胸腔内有无活动性出血。④协助医师行诊断性胸腔穿刺术,并及时留取穿刺液送检,及时查看检验结果。

2. 休息与体位   绝对卧床休息,协助患者取舒适体位,若病情稳定,可取半卧位。不随意搬动患者。

3. 保持呼吸道通畅   及时清除呼吸道分泌物和呕吐物。

4. 维持有效的血容量   建立静脉通道,根据病情及时输血、输液,防止休克。

5. 镇痛和预防感染　疼痛剧烈患者可使用镇痛药，对开放性损伤患者给予伤口换药。

6. 术前准备　一旦决定手术，应争取时间尽快完善术前准备。

第六节　腹部损伤

✎ 案例导读

　　患者，男性，40岁。下腹部被重物撞击后2h，主诉满腹疼痛并呕吐1次胃内容物。体格检查：T 36.8 ℃、R 20 次 /min、P 88 次 /min、BP 90/60 mmHg，全腹肌紧张，有明显的压痛、反跳痛，以下腹部为主，肠鸣音消失，肝浊音消失。收治入院后，暂采取保守治疗。

请思考：

1. 如何护理该患者？

2. 病情观察中出现哪些征象提示病情变化并需要进一步处理？

一、概述

　　腹部损伤是指各种机械性致伤因素引起的腹壁和（或）腹内脏器的损伤，在外科急症中常见。腹腔实质性脏器或大血管损伤时，患者可因大出血而死亡；空腔脏器损伤时，患者常并发腹腔感染而威胁生命。腹部损伤可分为开放性和闭合性两大类。降低腹部损伤患者病死率的关键是早期、正确的诊断和及时、有效的处理。

二、急救与护理

（一）紧急救治

　　首先处理对生命威胁最大的损伤。对最危急的病例，应积极进行心肺复苏，其中解除气道梗阻是最重要的一环。其次，控制明显的外出血，处理开放性气胸或张力性气胸，迅速恢复循环血容量，控制休克和进展迅速的颅脑损伤。如无上述情况，则立即处理腹部创伤。实质性脏器损伤常发生威胁生命的大出血，比空腔脏器损伤处理应更为紧急。

（二）即刻护理措施

　　1. 急救护理　腹部损伤多合并多发性损伤，应先做好急救护理。首先，给予基本生命支持，维持呼吸道通畅，必要时持续闭胸心脏按压；其次，止血包扎，建立静脉通道，补充血容量；最后，协助固定长骨骨折、保护脊柱，并迅速转运。

2. 妥善处理伤口　如伴腹腔内脏器或组织自腹壁伤口突出，可用消毒碗覆盖保护，切勿强行回纳，在整个急救过程中应密切观察病情变化。

3. 严密观察　注意患者的生命体征、皮肤、黏膜及意识情况。

4. 严密观察腹部症状与体征　每 30 min 进行 1 次腹部评估，注意腹痛、腹膜刺激征的程度和范围变化。

5. 胃肠减压、禁食、禁灌肠　腹部损伤患者可能有胃肠道穿孔或肠麻痹，故诊断未明确之前应绝对禁食、禁饮和禁灌肠，可防止肠内容物进一步漏出而造成腹腔感染和病情加重。

6. 维持体液平衡　补充足量的液体、电解质等，防止水、电解质代谢紊乱，纠正酸碱平衡失调，维持有效循环血量，收缩压维持在 90 mmHg 以上，必要时监测中心静脉压以评估体液不足的程度。

7. 术前准备　一旦决定手术，应争取时间尽快完善术前准备。

第七节　眼球损伤与鼓膜损伤

✎ 案例导读

患者，男性，38 岁，个体户。3 日前与顾客发生纠纷，被拳击中左眼，经治疗后自诉左眼视力下降。9 月 1 日验伤：左眼视力眼前手动，左眼上、下眼睑皮下淤血，结膜充血，角膜不规则裂口，长约 5 cm，虹膜脱出，前房浅，瞳孔变形，尖端指向破裂口。

请思考：

1. 导致眼球损伤的因素有哪些？

2. 眼球损伤的护理措施有哪些？

一、眼球损伤

（一）概述

眼球是视器的主要部分，位于眶内，后端由视神经连于间脑。人的眼球近似球形，前后径为 24～25 mm。眼球前面角膜的正中点为前极，后面巩膜的正中点为后极，连结前、后两极的直线为眼外轴。眼球损伤是眼球及其附属器受到外来的机械性、物理性或化学性伤害而引起的各种病理性改变，是造成失明的主要原因之一。

眼球损伤（本节主要指眼球穿孔伤）是指眼球被锐利器刺破或异物击穿所致。

（二）急救与护理

1. 有休克和重要脏器损伤时，首先抢救生命。

2. 眼球穿孔伤后切忌挤压，眼球上的异物和血痂不应随便清除。滴抗生素滴眼液后，包扎双眼，送急诊手术治疗及处理。

3. 开放性眼外伤 24 h 以内者，应皮试后肌内注射破伤风抗毒素。

4. 角膜创口小于 3 mm 且无眼内容物嵌顿者，可不缝合；创口较大者，应直接缝合，立即做好术前准备。

5. 病情观察

（1）严密观察患者视力的变化。

（2）前房积血者注意观察眼内压及每日积血的吸收情况。眼内压高时，及时遵医嘱给予降眼内压药、止痛药。

二、鼓膜损伤

（一）概述

鼓膜又称为耳膜，为一椭圆形的半透明状薄膜，由上皮层、纤维层和黏膜层构成，位于中耳鼓室与外耳道交界处，构成鼓室的外侧壁，由其将外耳道与中耳腔进行分隔，并阻挡保护外耳道的异物、细菌等进入中耳腔。鼓膜损伤是因外伤、炎症、巨大的声响和气流引起的鼓膜结构破坏和功能丧失的病理性改变，是听力受损的主要原因之一。

鼓膜损伤多指直接或间接外力作用导致的损伤。临床上以左耳多见，主要为掌击。

（二）急救与护理

1. 做好外耳道的消毒，外耳道口可放置一个消毒棉球，污染时及时更换，以免污物进入中耳，保持清洁、干燥。若伴有脑脊液耳漏，禁止堵塞外耳道。

2. 眩晕者，应卧床休息，防跌倒。

3. 外伤 3 周内勿进行洗耳、滴耳等操作，避免外耳道进水，勿用力擤鼻、打喷嚏，避免感冒。

4. 遵医嘱使用抗生素预防感染。

5. 病情观察

（1）注意观察患者耳鸣、听力下降等症状有无改善，如发现异常，及时向医师报告并协助处理。

（2）单纯鼓膜穿孔者一般于伤后 3 ~ 4 周自行愈合，在愈合期间，应注意是否发生感染，是否有脓性分泌物，有无发热，耳痛是否加重等。如出现鼓膜感染，一般外耳道可见积脓，此时可按急性化脓性中耳炎处理。

（3）如为较大的鼓膜穿孔不能自愈，可行鼓膜修补术。

第八节　骨折、关节损伤与肢体离断伤

✎ 案例导读

患者，男性，30 岁。20 min 前骑电动车与行驶中的小汽车相撞，当时电动车与小汽车车速均较快，患者被撞后飞出约 2 m，小汽车司机拨打急救电话。体格检查：患者意识清楚，测生命体征正常，头面部有少许擦伤，患者主诉左上肢、右下肢疼痛，无法活动。

请思考：

1. 护士评估该患者时，应重点关注哪些内容？

2. 在现场，应如何为该患者进行固定？

一、骨折、关节损伤

（一）概述

1. 骨折（fracture）　是指骨的完整性和连续性中断。所有的骨折均应先进行固定，再进行转运。

2. 关节损伤　包括关节脱位及开放性关节损伤。关节脱位是指由于直接或间接暴力作用于关节，或关节有病理性改变，使骨与骨之间相对关节面失去正常的对合关系。失去部分正常对合关系的称为半脱位。开放性关节损伤多由外向内的直接暴力造成，也可因骨折端的继发暴力穿破关节囊形成。

（二）常见部位骨折、关节损伤的固定方法

1. 颅骨骨折　详见颅脑损伤章节。

2. 面部骨折　清理呼吸道，保持气道通畅，健侧卧位，用无菌棉垫或干净的毛巾覆盖伤口，吸出口、鼻流出的血或唾液，禁止填塞，避免逆行感染。配合医师检查头部和颈部。

3. 锁骨骨折　如仅为一侧锁骨骨折，可用三角巾将患侧手臂悬

固定 – 头、肩锁分
解动作 – 操作视频

吊于胸前，限制上肢活动即可。如为双侧锁骨骨折，则在双肩腋下填上软布团或棉垫，然后将三角巾或宽带绕过患者双肩在背后打结呈"8"字形，拉紧三角巾的两头在背后打结，尽量使双肩后展（图 11-6）。

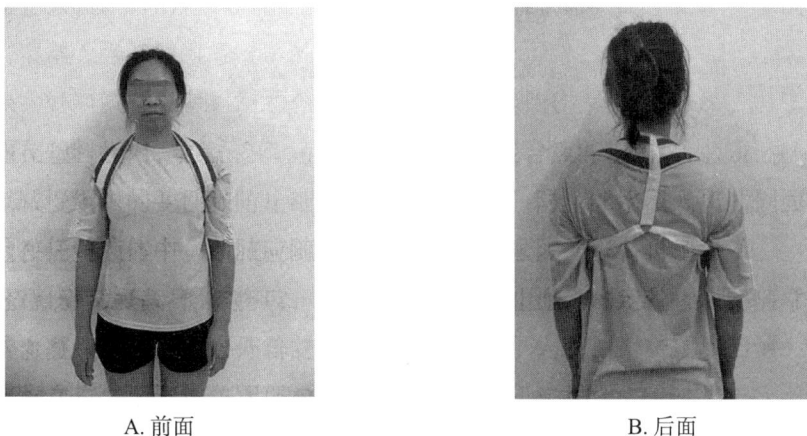

A. 前面　　　　　　　　　　　　　　　　　　B. 后面

图 11-6　锁骨骨折固定方法

4. 上臂骨折　用 2 块长短及宽窄适宜的夹板或木板、木棍，长夹板置于上臂的后外侧，短夹板置于上臂的前内侧，然后用绷带或绳子分别在骨折部位的上、下两端固定，再将肘关节屈曲 90°，使前臂呈中立位，用三角巾将上肢悬吊固定在胸前。在无夹板的情况下，也可用两块三角巾，第一块三角巾将上臂成 90° 角悬吊于胸前，于颈后打结，第二块三角巾叠成带状，环绕伤肢上臂包扎固定于胸前（用绷带根据同样的方法包扎也可取得相同效果，图 11-7）。

5. 前臂骨折　协助患者屈肘 90°，拇指向上，取两块合适长度的夹板或木板（长度为超过肘关节至腕关节的长度），分别放在前臂的掌侧和背侧，然后用绷带、绳子或带状三角巾在两端固定，再用三角巾将前臂悬吊在胸前。

6. 手腕部骨折　将一块夹板放在前臂和手的掌侧，手握绷带卷，再用绷带或绳子在骨折的上下端固定，然后用三角巾将前臂悬吊于胸前。

7. 大腿骨折　协助患者仰卧，伤腿伸直，将一块长夹板、木板或扁担置于伤肢的外侧，另一块长夹板、木板置于伤肢内侧，然后用绷带、绳子在骨折上端和下端固定夹板，足部与小腿成 90° 角（图 11-8）。

8. 小腿骨折　将两块夹板置于小腿的内、外侧，

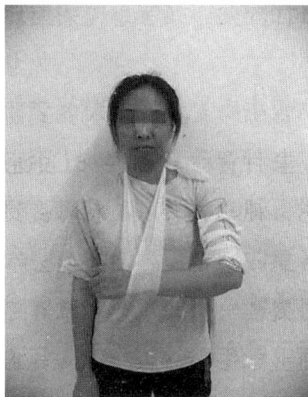

图 11-7　上臂骨折固定方法

然后用绷带、绳子在骨折上端和下端固定夹板。紧急情况下无夹板时，可将患者的两下肢并拢，两足部对齐，然后将两下肢用绷带、绳子分段固定在一起，注意在关节和两小腿之间的空隙处加棉垫或其他软织物（毛巾、纸巾、衣服等），以防包扎后骨折部弯曲（图 11-9）。

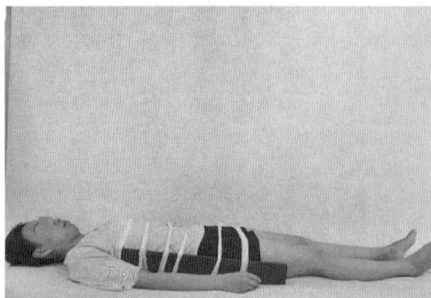

图 11-8　大腿骨折固定方法

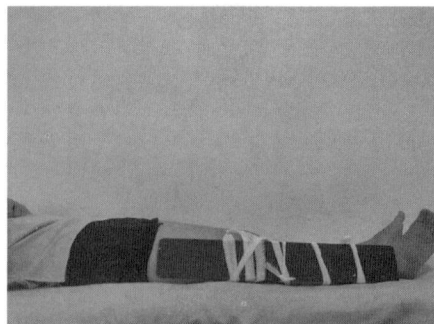

图 11-9　小腿骨折固定方法

9. 踝足部骨折　取一块直角夹板，置于小腿后侧，用棉花或软布在踝部和小腿下部垫妥后，用宽带分别置于膝下，在踝上和足跖部缚扎固定。

10. 颈椎骨折　详见脊柱损伤章节。

11. 胸腰椎骨折　详见脊柱损伤章节。

12. 骨盆骨折　先将患者双下肢或双足用绷带或者布条绑紧，骨盆处用三角巾或大毛巾、床单等作环形包扎，双足部固定，让患者仰卧于门板或硬质担架上（图 11-10）。

13. 肋骨骨折　详见胸部损伤章节。

14. 肘关节、肩关节脱位　单纯脱位者，可参照上臂骨折固定方法（见 4. 上臂骨折）。

15. 髋关节脱位　可用绷带将双踝暂时捆扎在一起，参照骨盆骨折足部固定方法。

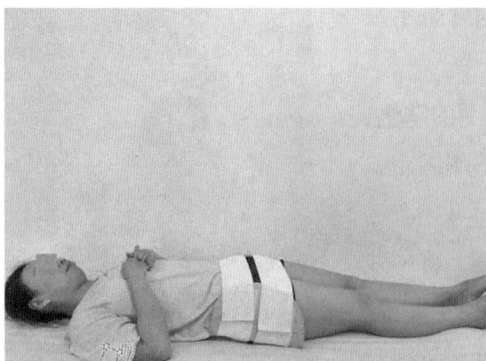

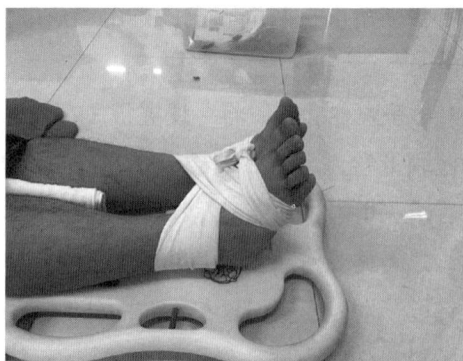

图 11-10　骨盆骨折固定

（三）急救与护理

1. 紧急救治　骨折患者伴有颅脑、胸腔、腹腔脏器损伤或并发休克时，首先处理紧急问题，抢救生命，待病情稳定后再处理骨折肢体的固定。

2. 一般救治处理步骤　脱离危险环境、安置体位、止血、包扎、固定、治疗、转运。

3. 即刻护理措施

1）抢救生命：对昏迷患者，应保持呼吸道通畅，及时清除呼吸道异物；对急性大出血患者，必须尽快明确诊断，采取有效措施，防止失血性休克而死亡；对有生命危险的骨折患者，应尽快运往医院救治。

2）止血、包扎：①若为轻度无伤口的骨折，尚无肿胀时，在有条件的情况下，应先进行冷敷处理，使用冰袋敷于骨折部位，防止肿胀。冰袋和皮肤之间使用毛巾或布分隔，禁止冰袋直接与皮肤接触，以免冻伤。②对有伤口的开放性骨折患者，可用干净的消毒纱布压迫，压迫止不住血时，可用止血带环扎伤口的近心端止血。务必记录扎止血带的时间，每隔 40 ~ 60 min 放松 1 次，每次 1 ~ 2 min，以免扎止血带时间过长导致肢体缺血坏死。③若遇到骨折端外露的情况，应继续保持外露，勿将骨折端放回原处，以免将细菌带入伤口引起感染。

3）固定［固定方法见（二）常见部位骨折、关节损伤的固定方法］：①妥善固定可以防止骨折断端活动，从而避免其对周围血管、神经或内脏等重要组织的损伤，减轻疼痛，便于搬运。②凡疑有骨折者，均应按骨折处理。③固定物可以为特制的夹板，或就地取材，可用树枝、擀面杖、雨伞、硬纸板等物品代替。木板和肢体之间垫松软物品，夹板的长度要超过受伤部位，并能够超过或支撑伤口上方和下方的关节。④若找不到固定的硬物，也可用布带将伤肢绑在身上。骨折的上肢可固定在胸壁上，使前臂悬吊于胸前；骨折的下肢可同健肢固定在一起。

4）体位：如无其他异常情况，骨折肢体固定后应抬高，使其高于心脏，以促进血液回流，减轻肢体肿胀。

5）搬运

（1）担架搬运：最常用，适用于颅骨骨折、脊柱骨折、肋骨骨折、骨盆骨折、髋关节脱位、大腿骨折、小腿骨折等患者。搬运时由 4 人组成一组，将患者搬运上担架，足部向前、头部朝后，尽量使患者处于水平状态。

（2）徒手搬运：适用于紧急抢救、短距离运送、排除脊柱损伤的患者。徒手搬运分为单人搬运法及双人搬运法，其中单人搬运法有扶行法、背负法、手抱法。

扶行法：适用于清醒且能行走的患者，如面部骨折、锁骨骨折、上臂骨折、前臂骨折、手腕部骨折，救护者站在患者一侧，将患者近侧手臂揽着自己的头颈处，救护者一只手扶住其腰部，另一只手搀住其手腕，扶着行走。

背负法：适用于清醒、可站立、无法行走、体重较轻者，如足踝部骨折。救护者站在患者前面，微微弯曲背部将患者背起。

手抱法：适用于体重较轻的患者，救护者一只手托患者背部，另一只手托其大腿，将患者抱起。

双人搬运法：较适用于病情较轻，可行走，上肢无骨折或损伤者，双人搀扶患者行走。

（3）轮椅搬运：适用于清醒，脊柱无损伤、骨盆及下肢无骨折的患者。

（4）脊柱固定板：适用于怀疑脊柱损伤的患者。

6）病情观察：密切观察患者的病情、生命体征情况，患肢固定情况，固定肢体的血运、感觉、活动等。早期应注意防止休克、脂肪栓塞、骨筋膜隔室综合征等并发症，晚期则应预防下肢深静脉血栓、关节僵硬、肌肉萎缩、感染等并发症。如果出现，应立即向医师报告并协助处理。

二、肢体离断伤

（一）概述

肢体离断伤包括肢体完全离断和肢体不完全离断。

肢体离断伤多由外伤所致，可见于各种灾害中，如自然灾害、事故灾害、突发事件等。肢体完全离断是指离断的肢体完全与人体分开，无任何组织粘连，或断肢（指、趾）上有少许组织相连，但在清创过程中必须将这部分组织切断再植。肢体不完全离断是指离断的远端肢（指、趾）虽有少量皮肤和软组织与近端相连，但主要血管断裂或栓塞，只有吻合血管才能使离断的肢体存活。

（二）急救与护理

1. 紧急救治

（1）止血和包扎：首先需控制近端出血。一般采用加压包扎止血法，用无菌敷料或者清洁布料包扎好，勿做任何处理。如为大动脉（如肱动脉、腘动脉）出血，采用止血带止血法，可用止血带或布带捆扎出血动脉。院前急救时，止血带一旦使用，则不建议松开，除非得到可以替代的彻底止血的救治。院内急救松开止血带前应建立有效静脉通道，予以输液、输血，并备有有效的可替代止血带的止血器材及止血方法，止血带最长使用时间不应超过 2 h，低温或可延长止血带使用时间。

（2）断肢（指、趾）保存：肢体完全离断，一般不做任何无菌处理，禁忌用任何液体冲洗。对于近距离运送的，可将断肢（指、趾）用干净的布料包扎，与患者一起送往医院；远距离运送的，可用干燥冷藏法保存，将断肢（指、趾）用无菌或干净布料包扎好，放入塑料袋内，做好标记，再放入加盖的容器中保存，容器外周放水和冰块各一半，避免断肢（指、趾）与冰块直接接触而冻伤。对不完全断肢（指、趾），包扎止血后，用夹板固定（可参照骨折肢体的固定方法），以减轻疼痛及避免二次损伤。如为多指（趾）离断，则需分别包好，做好标记。

（3）迅速转运：迅速将患者与断肢（指、趾）送往医院，力争在 6 h 内接受再植手术。

2. 即刻护理措施

（1）迅速建立静脉通道，纠正休克等对症支持治疗，应用抗生素、止血药、止痛药，肌内注射破伤风抗毒素（TAT）等。

（2）迅速检查伤口，评估病情以及再植的可能性。如患者无再植禁忌证，则应立即实施再植手术，对于不适合再植手术的患者，则应立即行清创手术。

（3）严密监测患者生命体征，观察有无合并其他器官损伤以及断肢（指、趾）的局部情况；做好术前准备以及心理护理。

第九节　烧伤

案例导读

患者，女性，35 岁，体重 55 kg。因室内着火，被烧伤头、面、颈、背及臀部，以"多处烧伤 1 h 余"入院。体格检查：意识模糊，P 120 次 /min，R 29 次 /min，BP 83/59 mmHg，头、面、颈、背部有大量较小水疱，臀部皮肤干燥如皮革样。

请思考：

1. 请评估该患者烧伤的面积和深度。

2. 入院后应采取的急救护理措施有哪些？

一、概述

烧伤（burn）泛指由热力电流、化学物质、激光、射线等所造成的组织损伤。热伤（thermal injury）是指由火焰、热液、蒸气、热固体等引起的组织损伤，是通常所称的烧伤，也指狭义上的烧伤，本节主要介绍热伤的相关内容。

（一）烧伤面积的估计

1. 中国新九分法　将全身体表面积划分为 11 个 9% 的等份，另加 1%，其中头颈面部为9%（1个9%）、双上肢为18%（2个9%）、躯干（包括会阴）为27%（3个9%）、双下肢（包括臀部）为46%（5个9% + 1%），列于表11-3。

表 11-3　烧伤面积中国新九分法

部位	成人各部位面积（%）	小儿各部位面积（%）
头额	9×1=9（发部3 面部3 颈部3）	9+（12-年龄）
双上肢	9×2=18（双手5 双前臂6 双上臂7）	9×2
躯干	9×3=27（腹侧13 背侧13 会阴1）	9×3
双下肢	9×5+1=46（双臀5 双大腿21 双小腿13 双足7）	46-（12-年龄）

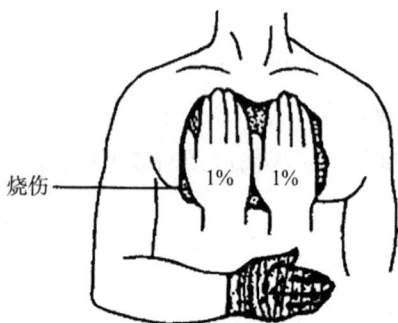

图 11-11　手掌法

2.手掌法　用患者自己的手掌测量其烧伤面积。不论年龄或性别，若将五指并拢、单掌的掌面面积占体表面积的1%。此法适用于小面积烧伤的估计，也可辅助中国九分法评估烧伤面积（图11-11）。

（二）烧伤深度的估计

烧伤深度目前普遍采用三度四分法，即一度、浅二度、深二度、三度。其中一度及浅二度烧伤属于浅度烧伤；深二度和三度烧伤属于深度烧伤。烧伤深度判断方法见表11-4。

表 11-4　烧伤深度判断方法

深度	局部体征	局部感觉	预后
一度（红斑）	仅伤及表皮，局部红、肿、干燥，无水疱	灼痛感	3～5天愈合不留瘢痕
浅二度	伤及真皮浅层，水疱大、壁薄，创面红、肿	感觉过敏	2周愈合不留瘢痕
深二度	伤及真皮深层，水疱较小，皮温稍低，创面呈浅红色或红白相间，可见网状栓塞血管	感觉迟钝	3～4周愈合后留有瘢痕
三度	伤及皮肤全层，甚至可达皮下、肌肉、骨等，形成焦痂。创面无水疱、蜡白或焦黄，可见树枝状栓塞血管，皮温低	消失	肉芽组织生长后形成瘢痕

二、急救与护理

（一）现场急救

正确地施行现场急救，去除致伤原因，迅速抢救随时危及患者生命的损伤，如窒息、大出血、开放性气胸、中毒等。若心脏停搏、呼吸停止，立即就地实施心肺复苏。

1.迅速脱离致热源　如为火焰烧伤，应尽快脱离火场，脱去燃烧衣物，就地翻滚或是跳入水池灭火。互救者可就近用非易燃物品（如棉被、毛毯）覆盖，以隔绝灭火。

忌奔跑或用双手扑打火焰。小面积烧伤后立即用冷水连续冲洗或浸泡，既可减轻疼痛，又可防止余热继续损伤组织。

2. 保护创面　剪开、取下伤处衣裤，不可剥脱；创面可用干净敷料或布类简单包扎后送医院处理，避免受压，防止创面再损伤和污染。避免使用有色药物涂抹，以免影响对烧伤深度的判断。

3. 保持呼吸道通畅　火焰烧伤后呼吸道受热力、烟雾等损伤，引起呼吸困难、呼吸窘迫，应特别注意保持呼吸道通畅，必要时放置通气管，行气管插管或气管切开。如合并一氧化碳中毒，应将患者移至通风处，给予高流量氧气或纯氧吸入。

4. 其他救治措施　应尽快建立静脉通道，给予补液治疗，避免过多饮水，以免发生呕吐及水中毒，可适量口服淡盐水、烧伤饮料。安慰与鼓励患者，使其保持情绪稳定。疼痛剧烈者可酌情使用镇静药及止痛药。

（二）转运途中救护

在转运途中，根据患者病情采取合适体位，保持气道通畅、注意保暖、保持输液以维持有效血容量、严密监测和记录生命体征和病情的变化。密切与接收医院保持联系，随时告知患者的情况，以便提前准备所需物品。

（三）院内救护

1. 维持有效呼吸

（1）保持呼吸道通畅：及时清除呼吸道分泌物，鼓励患者深呼吸、用力咳痰；如患者气道分泌物多，定时帮助其翻身、叩背、改变体位，以利分泌物排出，定时吸痰。密切观察呼吸情况，若患者出现刺激性咳嗽、咳黑痰、呼吸困难、呼吸增快、血氧饱和度下降、血氧分压下降等表现时，应积极做好气管插管或气管切开的准备，并加强术后护理。

（2）给氧：吸入性损伤患者多有不同程度的缺氧，一般用鼻导管或面罩给氧，浓度为 40% 左右，氧流量为 4 ~ 5 L/min。如合并一氧化碳中毒，可经面罩给高浓度氧或纯氧吸入，有条件者应积极采用高压氧治疗。

2. 维持有效循环血量，防治休克

（1）烧伤较轻者：可口服淡盐水或烧伤饮料（100 mL 液体中含食盐 0.3 g、碳酸氢钠 0.15 g、糖适量）。

（2）重度烧伤者：迅速建立 2 ~ 3 条能快速输液的静脉通道，以保证各种液体及时输入。严重烧伤（特别是大面积烧伤）患者，防治休克至关重要，液体疗法是防治休克的主要措施。

（3）液体复苏有效的指标：①成人每小时尿量 30 ~ 50 mL，小儿每千克体重每小时尿量不低于 1 mL。②患者安静，无烦躁不安，呼吸平稳。③无明显口渴。④脉搏、心搏有力，成人脉率在 120 次 /min 以下，小儿脉率在 140 次 /min 以下。⑤收缩压维持在 90 mmHg、脉压在 2 mmHg 以上，中心静脉压为 5 ~ 12 cmH$_2$O。

3. 处理创面，加强创面护理，促进愈合　主要目的是清洁、保护创面，防治感染，促进创面愈合，减少瘢痕产生，最大限度恢复功能。

1）初期清创：在控制休克之后尽早清创，即清洗、消毒、清理创面。浅二度烧伤的小水疱可不予处理，大水疱可用无菌注射器抽吸，如疱皮破裂，应剪除；深二度水疱及创面坏死表皮应去除。清创后创面根据烧伤的部位、面积及医疗条件等选择采用包扎疗法或暴露疗法。

2）包扎疗法：包扎有保护创面、减少污染和及时引流创面渗液的作用，适用于面积小或四肢的浅二度烧伤。创面清创后，用油性纱布覆盖创面，再用多层吸水性强的干纱布包裹，包扎厚度为 2 ~ 3 mm，包扎范围应超过创面边缘 5 cm，包扎应松紧适宜，压力均匀，为避免发生粘连或畸形，指（趾）之间要分开包扎。

3）暴露疗法：将患者暴露在清洁、温暖、干燥的空气中，使创面的渗液及坏死组织干燥结痂，以暂时保护创面，适用于头面部、会阴部烧伤及大面积烧伤或创面严重感染者。创面可涂 1% 磺胺嘧啶银霜、聚维酮碘等。

4）手术疗法：对深度烧伤创面，应尽早手术治疗，包括切痂（切除烧伤组织达深筋膜平面）或削痂（削除坏死组织至健康平面），并立即植皮。小面积深度烧伤者，可采用自体游离皮片移植、皮瓣移植等方法，以修复皮肤与组织的严重缺损，减轻功能障碍。大面积烧伤者，因自体供皮区不足，可采用大张异体皮开瓣嵌植，小块自体皮、异体皮下移植微粒自体皮、网状皮片移植等方法，以尽量覆盖创面，减少感染机会，减轻瘢痕挛缩，降低致残率。

5）特殊烧伤部位的处理

（1）眼部烧伤：及时用无菌棉签清除眼部分泌物，局部涂烧伤膏或用烧伤膏纱布覆盖加以保护，以保持局部湿润。

（2）耳部烧伤：及时清理流出的分泌物，在外耳道入口处放置无菌干棉球并经常更换；耳周部烧伤应用无菌纱布铺垫，尽量避免侧卧，以免耳郭受压，防止发生中耳炎或耳软骨炎。

（3）鼻烧伤：及时清理鼻腔内分泌物及痂皮，鼻黏膜表面涂烧伤膏以保持局部湿润、预防出血；合并感染者用抗菌药液滴鼻。

（4）会阴部烧伤：多采用暴露疗法。及时清理创面分泌物，保持创面干燥、清洁；在严格无菌操作下留置导尿管，并每日行膀胱冲洗及会阴擦洗，预防尿路及会阴部感染。

4.防治感染　烧伤感染来源有外源性与内源性感染,常见病原菌有铜绿假单胞菌、金黄色葡萄球菌、大肠埃希菌、白色葡萄球菌等。近年来真菌感染逐渐增多。

第十节　咬伤

案例导读

患者,男性,60 岁。1 h 前在小区散步时被冲出的宠物狗咬伤,未做任何处理,由家人送至急诊科。体格检查:生命体征正常,左小腿见一长约2 cm 的伤口,少许流血。

请思考:

1.医务人员应如何对患者进行处理?

2.医务人员应如何对该患者进行犬咬伤相关知识的宣传教育?

一、犬咬伤

(一)概述

自然界中的动物常会用其锋利的爪子、牙齿、角、刺等对人类进行攻击,对人类造成不同程度的损伤,称为咬伤(bite),多见于犬、猫、狼等食肉动物咬伤。目前,狂犬病尚无有效的治疗方法,一旦发病,病死率接近100%,因此如何有效地预防狂犬病的发生显得极为重要。

(二)急救与护理

1.即刻护理措施　现场立即用大量清水或肥皂水反复冲洗伤口,并尽快送到医院进行清创。

2.局部处理　患者被犬咬伤后,迅速、彻底清洗伤口极为重要。浅小伤口用2%碘酊和75% 乙醇溶液常规消毒处理;深大伤口需立即清创,用大量生理盐水、稀释的聚维酮碘溶液冲洗伤口后再用 0.1% 苯扎溴铵或 3% 过氧化氢溶液充分清洗,伤口应开放引流,不予缝合或包扎。

3.全身治疗

(1)免疫治疗:于伤后第1、3、7、14、28 天各注射 1 剂狂犬病疫苗。严重咬伤(如头、面、颈、上肢等),经彻底清创后,在伤口底部及其四周注射狂犬病免疫血清或狂犬病免疫球蛋白,同时按上述方法全程免疫接种狂犬病疫苗。可联合使用干扰素,以增强保护效果。

（2）防治感染：常规使用破伤风抗毒素，必要时使用抗生素防止伤口感染。

4. 保持呼吸道通畅　协助清除患者口腔及呼吸道分泌物，必要时吸痰，做好气管插管或气管切开的准备。

5. 预防和控制痉挛

（1）预防：保持病房安静，拉上窗帘，清理不必要的陪护人员，避免声、光刺激；输液时注意遮挡液体；条件允许时，专人护理，各种检查、治疗、护理操作尽量集中进行，或应用镇静药后进行。

（2）处理：床头备镇静类药物，一旦发生痉挛，立即遵医嘱镇静。如为狂躁型患者，在与家属沟通好的情况下，必要时进行约束，以防受伤或坠床。

6. 营养支持

（1）静脉输液：患者常因发作期大量出汗、流涎，呈缺水状态，需通过静脉补液补充能量，维持水、电解质代谢平衡。

（2）鼻饲：在发作间歇期，可将食物用鼻饲管道注入胃内，保证营养摄入。

7. 预防感染

（1）早期使患肢处于下垂状态，保持伤口充分引流，加强伤口的护理。

（2）接触患者时，应严格执行接触性隔离制度，接触患者时应穿隔离衣，戴口罩、手套；患者更换的被服应用黄色垃圾袋装好并做好标记，送供应室特殊消毒处理；患者的分泌物、排泄物均需严格消毒。

8. 健康教育

（1）加强犬的管理：呼吁人们养犬、遛犬时为犬戴上头套，牵上项圈、绳子；按规范为犬注射疫苗；宣传狂犬病的预防知识。

（2）教育儿童：勿接近、抚摸、挑逗猫和犬等动物，以防被抓伤、咬伤；万一被犬抓伤，但伤痕不明显，或被犬舔已破损的皮肤，或与病犬密切接触，应尽早彻底处理伤口，注射狂犬病疫苗。

二、蛇咬伤

（一）概述

蛇分为无毒蛇和有毒蛇两类。全世界共有蛇类 3340 多种，毒蛇超过 600 种，其中我国有 210 多种蛇，其中毒蛇有 60 余种。蛇咬伤（snake bite）临床表现不尽相同，无毒蛇咬伤只在局部皮肤留下两排对称的细小齿痕，轻微刺痛，无生命危险。毒蛇咬伤后，伤口局部常有一对大而深的齿痕，蛇毒注入体内，引起严重的全身中毒症状，甚至危及生命。

（二）急救与护理

原则：及早防止毒素扩散和吸收，尽可能减少局部损害，蛇毒在 3 ~ 5 min 即被吸收，故急救越早，效果越好。

1. 即刻护理措施　现场用大量清水或肥皂水反复冲洗伤口及周围皮肤，挤压伤口周围以挤出毒液，采用吮吸、拔罐等方法，促进毒液排出。

（1）脱离：立即远离被蛇咬的地方，如果蛇咬住不放，可用棍棒或其他工具促使其离开；如在水中被蛇（如海蛇）咬伤，应立即将受伤者移送至岸边或船上，以免发生淹溺。

（2）解压：去除伤肢的各种受限物品，如戒指、手镯、手表、脚链及较紧身的衣服、裤子、鞋子等，以免因后续肢体肿胀导致无法取出或脱出，加重局部伤害。

（3）制动：蛇咬伤后，忌奔跑、快走，尽量全身完全制动，尤其受伤肢体制动，可用夹板固定伤肢，伤肢放置于低位（保持在心脏水平以下），使用担架或门板等替代物将患者抬送至可转运的地方，尽快将患者送往医院。

（4）包扎：在距伤处近心端约 5 cm 处用布带或止血带等绑扎，松紧度为以阻断淋巴、静脉回流为度，每隔 15 ~ 30 min 放松 1 ~ 2 min，以免引起肢体循环障碍致坏死。

（5）冷敷：局部冷敷可以减轻疼痛，减慢毒素吸收，降低毒素中酶的活性。将伤肢浸入 4 ~ 7 ℃的冷水中，3 ~ 4 h 后改用冰袋冷敷，持续 24 ~ 36 h。

2. 伤口护理　伤肢制动、放置低位，保持创面清洁，维持有效引流；可用高锰酸钾溶液或过氧化氢溶液反复冲洗伤口，并以齿痕为中心切开伤口，做"+"或"++"形切开，但需注意，切口不宜过深，以免伤及血管，彻底清创后，伤口可用 1∶5000高锰酸钾溶液或高渗盐溶液湿敷，有利于引流毒液和消肿。

3. 药物治疗

（1）解蛇毒中成药：常用南通蛇药、上海蛇药或广州蛇药等，可口服，亦可局部敷贴。一些新鲜草药，如半边莲、七叶一枝花、白花蛇舌草等也有解蛇毒作用。

（2）抗蛇毒血清：有单价和多价两种，应尽早使用。静脉用药是抗蛇毒血清给药的有效途径，原则上不作肌内注射。在健肢开放静脉通道更有利于抗蛇毒血清迅速进入血液循环。如患者来院已经进行了局部加压固定或包扎，应在滴入抗蛇毒血清数分钟后再解除固定或包扎（如局部肢体疑似有坏死表现者，则应立即解除）。已明确毒蛇种类的蛇咬伤，首选针对性强的单价血清，如不能确定毒蛇种类，则可选用多价抗蛇毒血清。用前需做过敏试验，阳性者采用脱敏注射法。使用抗蛇毒血清时，密切观察患者有无畏寒、发热、胸闷、气促、腹痛、皮疹等过敏症状。注射前准备好肾上腺素、地塞米松等，以防过敏反应的发生。

（3）使用破伤风抗毒素治疗。

（4）迅速建立静脉通道，快速、大量静脉输液：使用呋塞米或者甘露醇等利尿药治疗，加快蛇毒的排出，减轻中毒症状。如患者出现血红蛋白尿，则遵医嘱使用5%碳酸氢钠溶液滴注，以碱化尿液。

4. 营养支持　鼓励患者多饮水，指导其进食高热量、高蛋白、富含维生素、易消化的食物；避免进食辛辣、刺激、浓茶、咖啡等食物，以免加速血液循环，促进毒素吸收。

5. 病情观察　密切监测患者的生命体征、意识、面色、尿量、患肢温度及血运的变化。

6. 健康教育　加强宣传预防毒蛇咬伤的相关知识，特别是在夏、秋季节，强化自我防范意识。在野外活动时，做好自我防护，如戴帽子、穿长衣及长裤、穿雨靴、戴橡胶手套等，在毒蛇出没地区，最好随身携带解蛇毒药，以备急用。勿轻易尝试抓蛇或者玩蛇。

小结

1. 外伤型急救从各类外伤的定义、分类、临床表现、护理评估、护理措施方面详细介绍了不同类型外伤的急救护理技术。

2. 护理人员在外伤型急救时的主要职责为快速判断伤情，并给予急救护理干预，如体位管理，保持呼吸道通畅，快速建立有效的静脉通道，维持循环稳定，为进一步的医疗处理做好各项准备，而外伤急救护理理论为护理实践提供了更全面、便捷的理论来源。

3. 外伤型急救重点突出急救护理，具有"快""准""全"的特点。不同部位或脏器的外伤在病情评估和处理方面既要全面，又要突出专科特点，迅速掌握致命性伤害的处理手段，对护理人员提出了更高的要求。

（曾秋华　李银优）

本章内容精要

全面深入地探讨了外科急救的各个方面，包括多发性损伤、伤口管理、颅脑损伤、脊柱损伤、胸部损伤、腹部损伤、眼球损伤与鼓膜损伤、骨折与关节损伤以及肢体离断伤和烧伤等紧急情况下的护理措施。以下是各小节的详细总结：

一、多发性损伤

多发性损伤是指在同一致伤因素作用下，人体同时或相继有两个或两个以上的解剖部位的损伤，其中至少一处损伤危及生命。急救与护理措施包括现场救护、转运途中救护和院内救护。现场救护要尽快脱离危险环境，对可能存在的脊柱损伤进行固定，保持呼吸道通畅，保存断肢，并进行伤口处理。转运途中救护要根据患者伤情有计划地进行，确保患者生命安全。院内救护则需要迅速评估创伤，配合医师明确诊断，尽快手术。

二、伤口管理

伤口管理包括伤口的定义、分类以及护理原则。伤口是指皮肤组织的完整性受到破坏，并常伴有机体物质的缺失。伤口护理的原则包括清除刺激源、坏死组织，预防和控制感染，保护伤口及其周围组织，为伤口愈合提供一个湿润的环境等。伤口护理技术还包括伤口评估、伤口清洗、清创术和敷料的选择。

三、颅脑损伤

颅脑损伤是指脑受到外界暴力作用而造成的脑组织解剖及生理上的损伤。格拉斯哥昏迷评分（GCS）是评估颅脑损伤严重程度的重要工具。急救与护理措施包括保持呼吸道通畅，迅速建立有效的静脉通道，保护伤口，严密观察病情变化等。

四、脊柱损伤

脊柱损伤包括脊柱骨折和脊髓损伤，常见于各类突发灾害中。急救与护理重点在于正确固定和搬动患者，避免加重损伤。固定方法包括颈椎骨折和胸腰椎骨折的固定。急救与护理还包括紧急救治、一般救治处理步骤和即刻护理措施。

五、胸部损伤

胸部损伤是指由车祸、挤压、摔伤和刺伤所致的损伤。严重胸部损伤常引起呼吸、循环功能障碍，病情危急，死亡率较高。急救与护理包括基本生命支持、致命性胸部损伤的处理、止血、补液和胸部伤口处理。

六、腹部损伤

腹部损伤是指各种机械性致伤因素引起的腹壁和/或腹内脏器的损伤。降低腹部损伤患者病死率的关键是早期、正确地诊断和及时、有效地处理。急救与护理包括紧急救治和即刻护理措施。

七、眼球损伤与鼓膜损伤

眼球损伤是指眼球及其附属器受到外来的机械性、物理性或化学性伤害而引起的各种病理性改变。急救与护理包括抢救生命、避免挤压眼球、使用抗生素滴眼液等。

鼓膜损伤的急救与护理包括外耳道消毒、保持清洁干燥、避免洗耳等。

八、骨折、关节损伤与肢体离断伤

骨折是指骨的完整性和连续性中断。所有的骨折均应先进行固定，再进行转运。关节损伤包括关节脱位及开放性关节损伤。急救与护理包括紧急救治、一般救治处理步骤和即刻护理措施。固定方法包括各种常见部位骨折、关节损伤的固定方法。

九、烧伤

烧伤是由热力、电流、化学物质、激光、射线等所造成的组织损伤。烧伤面积的估计使用中国新九分法和手掌法。烧伤深度的估计采用三度四分法。急救与护理包括现场急救、转运途中救护和院内救护，重点在于迅速脱离致热源、保护创面、保持呼吸道通畅等。

十、咬伤

咬伤包括犬咬伤和蛇咬伤。犬咬伤的急救与护理包括立即用大量清水或肥皂水反复冲洗伤口，并尽快将患者送到医院进行清创。蛇咬伤的急救与护理原则是及早防止毒素扩散和吸收，尽可能地减少局部损害。急救措施包括脱离现场、解压、制动、包扎和冷敷。

思考题

1. 一名患者因交通事故导致多发性损伤，包括颅脑损伤和下肢骨折。作为急救人员，你将如何优先处理这位患者的伤情？请结合本章内容，说明急救步骤和理由。

2. 如何使用格拉斯哥昏迷评分（GCS）来评估一位昏迷患者的颅脑损伤程度？如果一位患者的 GCS 为 6 分，这表明了什么？请根据本章内容，解释 GCS 的具体含义及其在急救护理中的应用。

3. 描述在怀疑患者有脊柱损伤时，如何正确地固定和搬运患者以防止进一步损伤。请根据本章内容，列出具体的固定方法和搬运技巧，并讨论不当处理可能带来的后果。

4. 患者因火灾导致全身多处烧伤，到达现场后，作为急救人员，你将如何进行初步评估和急救处理？请结合本章内容，详细说明你的急救措施，包括烧伤面积和深度的评估方法。

5. 患者在户外被未知类型的蛇咬伤，作为第一响应者，你将如何进行现场急救？请根据本章内容，列出你的急救步骤，并讨论在不确定蛇类型时，如何选择抗蛇毒血清。同时，讨论在咬伤后如何对患者进行狂犬病和蛇咬伤的健康教育。

本章习题

第十二章

内科急救

📘 学习目标

识记 复述急性呼吸窘迫综合征、急性心肌梗死、上消化道出血与脑出血的急救护理措施。

理解 描述急性呼吸窘迫综合征、急性心肌梗死、上消化道出血与脑出血的抢救治疗原则。

运用 在灾害医学救援时，运用本章所学知识，对患有急性呼吸窘迫综合征、急性心肌梗死、上消化道出血与脑出血的患者进行抢救及护理。

在地震、海啸、飓风、塌方等灾害性事件发生时，原有内科基础疾病的患者，在此应急情况下，会诱发或导致原有疾病加重。本章将重点介绍在灾害事件发生时，呼吸、循环、消化与神经系统常见疾病的急救治疗与护理。

📖 学习难点

1. ARDS 的氧合管理：根据血气分析结果调整机械通气参数，尤其是 PEEP 和 FiO_2 的具体设置，以及这些参数对患者氧合和肺损伤的影响。

2. AMI 的溶栓治疗：溶栓治疗的适应证、禁忌证，以及如何监测和处理溶栓治疗中可能出现的并发症，特别是区分不同类型的心肌梗死并选择适当的溶栓剂。

3. 上消化道出血的止血策略：如何根据出血的严重程度和原因（如食管静脉曲张破裂或消化性溃疡）选择药物治疗、内镜治疗或手术治疗，并掌握这些治疗方法的具体操作和护理要点。

4. 脑出血的血压控制：脑出血后血压管理的具体目标和方法，包括何时开始使用抗高血压药物，以及如何平衡降低血压与避免脑低灌注的风险。

5. 内科急症的护理操作：机械通气的护理、溶栓药物的输注监控、三腔双囊管的使用和护理，以及脑出血患者的脱水治疗和营养支持。

第一节 急性呼吸窘迫综合征

案例导读

患者，男性，65岁。1日前中午在家午休时，突然感觉到房子有震动感，随即从家中8楼快速跑到楼前空地。待地震紧急情况解除后，于当晚7时返回家中。在爬楼梯回家时，患者感到胸闷、气喘，休息3次后才回到家中。回家休息后胸闷、气喘缓解。当晚10时，患者感到胸闷加重，呼吸困难，随即拨打"120"，急诊入院。在去往医院的途中，患者突发全身抽搐、口吐白沫，有短暂的意识障碍，持续约20 min，血压下降。入院后体格检查：T 36.7 ℃，P140 次/min，R36 次/min，BP 75/40 mmHg。呼吸急促，面色发绀，两肺底有细湿啰音。血气分析：PaO_2 58 mmHg，$PaCO_2$ 35 mmHg，pH 7.50。询问既往史，患者患有慢性阻塞性肺疾病5年，肺源性心脏病1年。

请思考：

1. 在患者急诊入院，医师未到达之前，护士应采取哪些急救措施？

2. 在治疗过程中采用了机械通气，护士如何对该患者进行护理？

一、概述

急性呼吸窘迫综合征（acute respiratory distress syndrome，ARDS）是指肺内、外严重疾病导致以肺毛细血管弥漫性损伤、通透性增强为基础，以肺水肿、透明膜形成和肺不张为主要病理变化，以进行性呼吸窘迫和难治性低氧血症为临床特征的急性呼吸衰竭综合征。ARDS 起病急骤，发展迅猛，预后极差，病死率达50%以上。

二、急救治疗与护理

（一）急救治疗

1.治疗原则 及时去除病因，控制原发疾病；纠正缺氧；机械通气；调节液体平衡；预防和治疗并发症。

2.治疗措施

（1）积极治疗原发病：是治疗 ARDS 的首要原则和基础，应积极寻找原发病灶并予以彻底治疗。原因不能明确时，应怀疑感染的可能，宜选择广谱抗生素治疗。

（2）保持呼吸道通畅：立即建立人工气道，充分湿化痰液，保持呼吸道通畅。

纠正缺氧，保证氧分压。进行机械通气辅助呼吸。

（3）氧疗：一般需用面罩进行高浓度（＞50%）给氧，使 $PaCO_2 \geq 60$ mmHg 或 $SaO_2 \geq 90\%$。一般认为 $FiO_2 > 0.6$，$PaCO_2 < 60$ mmHg 或 $SaO_2 < 90\%$ 时，应对患者采用 PEEP 为主的综合治疗。

3. 机械通气

（1）PEEP 的调节：适当的 PEEP 可以使萎缩的小气道和肺泡重新开放，防止肺泡随呼吸周期反复开闭，并可减轻肺损伤和肺泡水肿，从而改善肺泡弥散功能和通气血流比例，减少分流，达到改善氧合功能和肺顺应性的目的。但 PEEP 可增加胸腔正压，减少回心血量。因此，使用时要注意：对于血容量不足的患者，应补充足够的血容量，但要避免过量而加重肺水肿；从低水平开始，先用 5 cmH₂O，逐渐增加到合适水平，一般为 8 ~ 18 cmH₂O，以维持 $PaCO_2 > 60$ mmHg，$FiO_2 < 0.6$。

（2）小潮气量：潮气量设定在 6 ~ 8 mL/kg，使吸气平台压控制在 30 ~ 35 cmH₂O，防止肺泡过度充气。可允许一定程度的二氧化碳潴留和呼吸性酸中毒，酸中毒严重时，需适当补碱。

（3）通气模式的选择：目前尚无统一标准，压力控制通气可以保证气道吸气压不超过预设水平，避免肺泡过度扩展而导致呼吸机相关肺损伤，较为常用。反比通气的吸气相长于呼气相，与正常呼吸比相反，可以改善氧合。当与压力控制通气联合使用时，延长的吸气时间可以产生一个延长的低压气流，从而改善气体的弥散功能。

知识链接

急性呼吸窘迫综合征（ARDS）患者的通气模式

迄今为止，为 ARDS 患者机械通气时如何选择通气模式尚无统一标准，除了压力控制通气模式，还可选双相气道正压通气、压力释放通气等。高频振荡通气可改善 ARDS 患者的肺功能，但不能提高存活率。对于中、重度 ARDS 患者，可使用俯卧位通气进一步改善氧合。对于重度 ARDS 患者，以体外膜式氧合进行肺替代治疗有望改善存活率。

---

4. 维持血容量　为减轻肺水肿，应合理限制液体入量，以可允许的较低循环容量来维持有效循环，保持肺处于相对"干"的状态。在血压稳定和保证组织和器官灌注的前提下，液体出入量宜轻度负平衡，可使用利尿药促进水肿的消退。关于补液性质，尚存在争议，由于毛细血管通透性增加，胶体物质可渗至肺间质，所以在 ARDS 早期，除非有低蛋白血症，不宜输注胶体液。对于创伤出血多者，最好输新鲜血；用库存 1

周以上的血时，应加用微过滤器，以免发生微栓塞而加重 ARDS。

5. 肾上腺皮质激素的应用　对刺激性气体吸入和外伤骨折所致的脂肪栓塞等非感染性疾病引起的 ARDS，早期可应用激素，如地塞米松、氢化可的松，连用 2 日，有效者继续使用 1 ~ 2 日停药，无效者尽早停用。ARDS 伴有败血症或严重呼吸道感染忌用激素。

6. 营养支持与监护　ARDS 时机体处于高代谢状态，应补充足够营养。由于在禁食 20 ~ 48 h 后即可出现肠道菌群异位，且全静脉营养可引起感染和血栓形成等并发症，因此宜早期开始胃肠营养。应将患者安置在 ICU，严密监测呼吸、循环、水及电解质代谢、酸碱平衡等，以便及时调整治疗方案。

（二）急救护理

1. 保持呼吸道通畅　是 ARDS 患者急救的护理重点，应采取有效措施保证呼吸道通畅。若痰液较多，应指导并协助患者进行有效的咳嗽、咳痰，每 1 ~ 2 h 翻身、叩背协助排痰。严重呼吸衰竭伴意识不清的患者，可用多孔导管经口或鼻机械吸引，清除咽部分泌物。对气管插管或气管切开患者，给予气道内负压吸引吸痰，必要时用纤维支气管镜吸痰并冲洗。

2. 氧疗　氧疗能提高 PaO_2，减轻组织损伤，恢复脏器功能。应根据患者病情和血气分析结果采取不同的给氧方法和给氧浓度。在氧疗实施过程中，应密切观察疗效，根据动脉血气结果及时调整吸氧流量或浓度，以防止发生氧中毒和二氧化碳潴留；注意保持吸入氧气的湿化，避免干燥氧气对呼吸道产生刺激及气道黏液栓的形成。

3. 有效通气　促进和指导患者进行有效呼吸，尤其注意指导 II 型呼吸衰竭患者进行腹式呼吸和缩唇呼气，通过腹式呼吸时膈肌运动和缩唇呼气促使气体均匀而缓慢地呼出，以减少肺内残气量，增加有效通气量，改善通气功能。

4. 机械通气的护理

（1）机械通气治疗中的病情监测与护理：观察有无自主呼吸，自主呼吸与呼吸机是否同步，呼吸的频率、节律、深度、类型及两侧呼吸运动的对称性。监测心率、血压，如血压明显或持续下降伴心率增快，应及时通知医师处理。判断意识状态是否改善。注意皮肤色泽、弹性、温度及四肢周围循环状况。注意腹部胀气及肠鸣音情况，对腹胀严重者，遵医嘱给予胃肠减压。准确记录 24 h 液体出入量，尤其是尿量变化，因机械通气可并发肾功能不全及抗利尿激素分泌增多，使尿量减少。仔细观察痰液的颜色、性状、量和黏稠度，为肺部感染治疗和气道护理提供依据。

（2）预防感染与防止意外：妥善固定气管插管或气道切开套管，防止移位、脱出和阻塞。气管套囊充气应适当。及时倾倒呼吸机管道中的积水，防止误吸而引起呛咳和肺部感染。促进痰液引流，预防并发症的发生。做好气管切开处皮肤的护理。做好口腔护理和留置导尿管、胃肠减压管的护理。

（3）仪器及实验室检查结果监测：通过胸部 X 线检查，可了解气管插管的位置。密切观察呼吸机及各种监测仪器的工作情况，及时记录呼吸机参数，分析并解除呼吸机报警的原因。血气分析是监测机械通气治疗效果最重要的指标之一，心电监测有助于发现心排血量减少和心律失常等，监测血流动力学可判断心功能和血容量等。

5. 病情观察与抢救　观察患者呼吸频率、节律和深度，使用辅助呼吸机的情况、意识状态及神经精神症状。观察缺氧及二氧化碳潴留的症状和体征，有无肺性脑病的症状。观察肺部有无异常呼吸音、有无咳嗽及能否有效咳痰。昏迷患者要观察瞳孔大小及瞳孔对光反射、腱反射、肌张力及异常体征。如发现患者病情变化，应及时抢救，迅速准备好有关抢救物品，及时做好各项抢救配合，以赢得抢救时机，提高抢救成功率。

第二节　急性心肌梗死

案例导读

患者，女性，62 岁。5 h 前在躲避地震时，从家中快速跑步到公园空旷场地，出现胸闷、胸痛，舌下含服硝酸甘油不能缓解。随即拨打急救电话入院，心电图示：$V_1 \sim V_5$ 导联 ST 段压低，T 波倒置，考虑为急性心肌梗死。入院后住进冠心病监护治疗病房（CCU）予以监护，患者意识清楚，痛苦面容，烦躁。体格检查：BP 110/85 mmHg，P 90 次 /min，心律不齐，各瓣膜听诊区未闻及病理性杂音。既往史：2 型糖尿病 5 年。吸烟 10 年，每日约 10 支。

请思考：

1. 患者入住 CCU 后，护士采取的首要急救措施是什么？

2. 在溶栓治疗过程中，护士应如何对该患者进行护理？

一、概述

急性心肌梗死（acute myocardial infarction，AMI）是指急性心肌缺血坏死，在冠状动脉病变基础上，发生冠状动脉供血急剧减少或中断，使相应心肌严重而持久地急性缺血导致心肌细胞死亡。临床表现为剧烈而持久的胸骨后疼痛，休息及使用硝酸酯类药物不能完全缓解，伴有血清心肌酶活性增高以及心电图进行性变化，可并发心律失常、休克或心力衰竭，常可危及生命。

二、急救治疗与护理

（一）急救治疗

1. 治疗原则　尽快恢复心肌的血液灌注以挽救濒死的心肌，防止梗死范围扩大，或缩小心肌缺血范围，保护和维持心脏功能，及时处理严重心律失常、泵衰竭和各种并发症，防止猝死。争取在发病后 1 ~ 3 h 将患者迅速送入急诊室、心脏监护室或心导管室，以便及早进行冠状动脉造影或溶栓治疗。

2. 治疗措施

1）监护和一般治疗：无并发症患者急性期绝对卧床 1 ~ 3 日；吸氧；持续心电监护，观察心率、心律变化及血压和呼吸；低血压、休克患者必要时监测肺毛细血管楔压和静脉压。低盐、低脂、少量多餐，保持排便通畅。无并发症患者 3 日后逐步过渡到坐在床旁椅子上进餐、排便，可在室内活动。有心力衰竭、严重心律失常、低血压等患者，卧床及出院时间需酌情延长。

2）镇静止痛：小量吗啡静脉注射为最有效的镇痛治疗，也可用哌替啶。对烦躁不安、精神紧张者，可给予地西泮口服。

3）调整血容量：入院后尽快建立静脉通道，前 3 日缓慢补液，注意保持出入量平衡。

4）再灌注治疗，缩小梗死面积：再灌注治疗是急性 ST 段抬高心肌梗死最主要的治疗措施。在发病 12 h 内再通闭塞冠状动脉，恢复血流，可缩小心肌梗死面积，减少死亡。越早使冠状动脉再通，患者获益越大。因此，对所有急性 ST 段抬高心肌梗死患者就诊后必须尽快做出诊断，并尽快做出再灌注治疗策略。

（1）直接经皮冠状动脉介入治疗（percutaneous coronary intervention，PCI）：在有急诊 PCI 条件的医院，在患者到达医院 90 min 内能完成第一次球囊扩张的情况下，对所有发病 12 h 以内的急性 ST 段抬高心肌梗死患者均应进行直接 PCI 治疗，球囊扩张使冠状动脉再通，必要时植入支架。急性期只对梗死相关动脉进行处理，对心源性休克患者，不论发病时间，都应行直接 PCI 治疗。因此，急性 ST 段抬高心肌梗死患者应尽可能地到有 PCI 条件的医院就诊。

（2）溶栓治疗：如无急诊 PCI 条件，或不能在 90 min 内完成第一次球囊扩张，若患者无溶栓治疗禁忌证，应对发病 12 h 内的急性 ST 段抬高心肌梗死患者进行溶栓治疗。常用溶栓剂包括尿激酶、链激酶和重组组织型纤溶酶原激活药等，静脉注射给药。溶栓治疗的主要并发症是出血，最严重的是脑出血。溶栓治疗后仍宜转至有 PCI

条件的医院进一步治疗。非 ST 段抬高心肌梗死患者不应进行溶栓治疗。

5）药物治疗：持续胸痛患者若无低血压，可静脉滴注硝酸甘油。所有无禁忌证的患者均应口服阿司匹林，置入药物支架患者应服用氯吡格雷 1 年，未置入支架患者可服用 1 个月。应用重组组织型纤溶酶原激活药溶栓治疗的患者，可用低分子肝素皮下注射或肝素静脉注射 3 ~ 5 日。对无禁忌证的患者，应给予 β 受体阻滞剂。对无低血压的患者，应给予肾素-血管紧张素转换酶抑制剂（ACEI），对 ACEI 不能耐受者，可应用血管紧张素受体阻滞剂（ARB）。对 β 受体阻滞剂有禁忌证（如支气管痉挛）的患者，存在持续缺血或心房颤动、心房扑动伴快速心室率，而无心力衰竭、左心室功能失调及房室传导阻滞的情况下，可给予维拉帕米或地尔硫䓬。所有患者均应给予他汀类药物，以延缓斑块进展，使斑块稳定。

6）抗心律失常：偶发室性期前收缩可严密观察，不需用药；频发室性期前收缩或室性心动过速时，立即给予利多卡因静脉注射，继之持续静脉滴注；效果不好时，可用胺碘酮静脉注射。室性心动过速引起血压降低或发生心室颤动时，应尽快采用直流电除颤。对缓慢心律失常，可用阿托品肌内注射或静脉注射；Ⅱ ~ Ⅲ度房室传导阻滞时，可置入临时起搏器。对于室上性心律失常，如房性期前收缩，无须特殊处理，阵发性室上性心动过速和快心室率心房颤动可给予维拉帕米、地尔硫䓬、美托洛尔、洋地黄制剂或胺碘酮静脉注射。对心室率快、药物治疗无效而影响血流动力学者，应直流电同步电转复。

7）急性心肌梗死合并心源性休克和泵衰竭的治疗：肺水肿时，应吸氧，静脉注射吗啡、呋塞米，静脉滴注硝普钠。心源性休克可用多巴胺、多巴酚丁胺或间羟胺静脉滴注，如能维持血压，可在严密观察下加用小量硝普钠。药物反应不佳时，应在主动脉内球囊反搏术支持下行直接 PCI，若冠状动脉造影病变不适于 PCI，应考虑行急诊冠状动脉搭桥术。

（二）急救护理

1. 一般护理

（1）休息和活动：急性期绝对卧床休息 12 h，保持安静，限制探视，避免不良刺激。协助患者进食、洗漱及排便。如无并发症，24 h 可在床上肢体活动，第 3 日在室内走动，第 4 ~ 5 日逐渐增加活动量，以不感到疲劳为限。有并发症者可适当延长卧床时间。在患者逐渐增加活动的过程中，注意观察心率、血压、心电图的变化，询问其感受，了解其反应。若患者活动时主诉乏力、头晕、呼吸困难、心前区疼痛，心率比安静时增加 20 ~ 30 次/min，血压降低 10 ~ 15 mmHg 以上或血压异常增高，心电图出现心律失常或 ST 段异常改变等，表示活动量过大，应立即停止活动，卧床休息。

（2）急性心肌梗死1周内，应常规吸氧。若胸闷、疼痛剧烈或症状不缓解、持续时间较长，氧流量可控制在5～6 L/min，待症状消失后改为3～4 L/min，一般不少于72 h。

（3）饮食指导：第1天可进流质饮食，随后改为半流质饮食，第2～3天后改为软食。宜进低盐、低脂、低胆固醇、易消化食物，多吃蔬菜、水果，少量多餐，不宜过饱。禁烟、酒，避免浓茶、咖啡、过冷、过热、辛辣及刺激性食物。超重者应控制总热量摄入。有高血压、糖尿病的患者应进食低脂、低胆固醇及低糖饮食。有心功能不全者，适当限制钠盐的摄入。

知识链接

心肌梗死急性期的食物选择

主食可用藕粉和米汤等；选用低胆固醇及有降血脂作用的食物，可食用的有鱼类、鸡蛋清、瘦肉末、嫩碎菜及水果，降血脂食物有山楂、香菇、大蒜、洋葱、海鱼和绿豆等。病情稳定后，可增进软食，如面条、馄饨、米粉和粥等。禁忌食物：凡是胀气、发酵、刺激性食物均不宜食用，以减少便秘和腹胀；忌烟、酒及刺激性调味品，限制食盐和味精的使用。

（4）保持排便通畅：急性心肌梗死患者由于卧床休息、进食少、使用吗啡等药物易引起便秘，而用力排便易诱发心力衰竭、肺梗死，甚至心搏骤停。因此，必须加强排便护理，保持排便通畅。了解患者的排便习惯、排便次数及形态，指导患者养成每日按时排便的习惯，多吃蔬菜、水果等富含纤维素的食物，或服用蜂蜜水。每日行腹部顺时针环形按摩，促进排便。

2.病情观察　密切监测心电图、血压、呼吸、意识、液体出入量、末梢循环等情况。如有条件，还可进行血流动力学监测。及时发现心律失常、休克、心力衰竭等并发症的早期症状，并备好抢救设备和急救药物，随时准备抢救。

3.疼痛护理　疼痛可使交感神经兴奋，心肌缺氧加重，使心肌梗死范围扩大，易发生休克和严重心律失常，因此应及早采取有效止痛措施。应用吗啡止痛时，注意呼吸功能抑制，并密切观察血压、脉搏变化。应用硝酸甘油时，应严格控制滴速，并注意观察血压、心率变化。

4.用药护理　应用溶栓药物前，应询问患者有无脑血管疾病病史、活动性出血、近期大手术或外伤史、消化性溃疡等溶栓禁忌证。准确、迅速地配制并输注溶栓药物。观察患者用药后有无寒战、发热、皮疹等变态反应，是否出现皮肤、黏膜及内脏出血等不良反应，一旦出血严重，应立即终止治疗，紧急处理。使用溶栓药物前，应做心电图检查，溶栓开始后3 h内每30 min复查1次心电图，以后应定期做全套导联心电图，导联电极位置应严格固定。抽血测心肌酶。应用肝素需监测凝血时间。询问患者胸痛有无缓解、消失，观察心电图ST段下降、CK-MB峰值前移和出现再灌注心律失常是溶栓成功的指征。

第三节 上消化道出血

✎ 案例导读

患者，男性，40岁，煤矿工人。在井下作业时，突发塌方，紧急撤离事故现场时，患者出现上腹部疼痛、呕血2次，急诊入院。1日前中午患者在与朋友聚餐时，饮用白酒约300 mL，回家后感到上腹部不适，喝热水、休息后缓解。患者有胃及十二指肠溃疡8年，间断性上腹部疼痛，不规律用药。患者意识清楚，面色苍白、痛苦面容，头晕、乏力、胸闷、心悸。体格检查：T 37.0 ℃，P100次/min，R22次/min，BP 90/58 mmHg。上腹部呈钝性疼痛，全腹软，无压痛、反跳痛。急诊内镜检查示十二指肠球部出血。实验室检查：血红蛋白70 g/L，红细胞计数$2.45×10^{12}$/L，粪便隐血试验阳性。

请思考：

1. 患者急诊入院后，首要的护理急救措施是什么？

2. 在急救过程中，护士对患者病情监测的主要工作内容是什么？

一、概述

上消化道出血（upper gastrointestinal hemorrhage）是指十二指肠悬韧带以上的消化道，包括食管、胃、十二指肠、胰、胆等病变引起的出血，以及胃空肠吻合术后的空肠病变出血。大量出血是指在数小时内失血量超过1000 mL，或循环血容量的20%。临床主要表现为呕血和（或）黑粪，伴有血容量减少引起的急性周围循环衰竭。上消化道出血是常见的急症，病死率高达10%。老年人和伴有其他严重疾病的患者病死率可达25% ~ 30%。尽早识别出血征象，及时、有效治疗和护理，是抢救患者生命的重要环节。

二、急救治疗与护理

（一）急救治疗

上消化道大出血病情重、进展快，抗休克及补充血容量是治疗的首要措施。

1. 一般抢救措施　协助患者取侧卧位，保持呼吸道通畅，避免呕血时误吸引起窒息，必要时吸氧。活动性出血期间应禁食。严密监测病情变化，必要时进行心电监护。

2. 补充血容量　立即建立静脉通道、交叉配血，迅速补充血容量。可用平衡液或葡萄糖盐溶液、胶体液进行扩容，尽快恢复和维持有效血容量，防止微循环障碍引起脏器功能衰竭。根据病情确定输液速度和量，原有心脏病或老年患者以中心静脉压为依据，应避免输液速度过快引起肺水肿。必要时输入浓缩红细胞，肝硬化患者应输新鲜血，以免血钾升高诱发肝性脑病。

3. 止血

1）食管-胃底静脉曲张出血：本病往往出血量大、出血速度快、再出血率和病死率高，需要采取特殊的治疗措施。

（1）药物止血：生长抑素及其拟似物能明显减少内脏血流量，对全身血流动力学影响小，短期使用无严重不良反应，是目前治疗食管-胃底静脉曲张的常用药物。血管升压素通过收缩内脏血管达到降低门静脉及侧支循环压力的目的。该药可引起腹痛、血压升高、心律失常、心绞痛，甚至心肌梗死。老年患者应同时使用硝酸甘油，以减轻大量使用血管升压素的不良反应，且硝酸甘油有协调降低门静脉压力的作用。

（2）三（四）腔双囊管压迫止血：对药物治疗无效的上消化道大出血者，可暂时使用，为进一步进行内镜止血等治疗争取时间。方法：经鼻腔插入三（四）腔双囊管。先注气于胃囊内 150 ～ 200 mL（囊内压为 50 ～ 70 mmHg），然后向外牵拉，并连接 0.5 kg 重的沙袋，用以压迫胃底曲张静脉。若未能止血，再注气于食管囊内 100 mL（囊内压为 35 ～ 45 mmHg），用以压迫食管曲张静脉。气囊压迫止血效果肯定，但患者痛苦大、并发症多，如吸入性肺炎、窒息、食管炎、食管黏膜坏死、心律失常等，并且停用后早期再出血的发生率高，因此不宜长期使用，合并充血性心力衰竭、呼吸衰竭、心律失常的患者不宜使用。

（3）内镜治疗：在用药治疗和气囊压迫基本控制出血，病情基本稳定后，进行急诊内镜检查和止血治疗。①硬化剂注射止血术：注射方法分为血管内、血管外及血管内外联用三种方式，使曲张的食管静脉形成血栓，可消除曲张静脉并预防新的曲张静脉形成。硬化剂可选用无水乙醇、鱼肝油酸钠、乙氧硬化醇等。②食管曲张静脉套扎术：用橡皮圈结扎出血或曲张的静脉，使血管闭合。③组织黏合剂注射法：局部注射组织黏合剂，使出血的曲张静脉闭塞，主要用于胃底曲张静脉。这些方法多能达到止血目的，可有效地防止早期再出血，是目前治疗本病的重要止血手段。

（4）手术治疗：对急性大出血，可以采用经颈静脉肝内门 - 体分流术治疗。对大出血和估计内镜治疗成功率低的患者，应在 72 h 内进行经颈静脉肝内门 - 体分流术。

2）非曲张静脉出血：指除食管 - 胃底静脉曲张破裂出血之外的其他原因引起的上消化道出血，其最常见的病因是消化性溃疡。

（1）抑制胃酸分泌：血小板聚集及血浆凝血功能诱导的止血作用需在 pH > 6 时才能发挥作用，并且新形成的凝血块在 pH < 5 的胃液中会迅速消化。因此，抑制胃酸分泌，提高胃内 pH 具有止血作用。质子泵抑制剂可以使胃内 pH 稳定在 6 ~ 7，并且静脉滴注优于单次快速静脉注射。持续静脉滴注质子泵抑制剂对预防消化性溃疡再出血也有显著效果。因此，大出血时一般使用质子泵抑制剂并静脉给药。

（2）内镜治疗：约 80% 的消化性溃疡出血患者能自行止血，若有活动性出血或暴露血管的溃疡，应进行内镜止血。对局部黏膜糜烂、溃疡渗血的患者，可于内镜下喷洒止血药，如去甲肾上腺素、精氨酸钠、凝血酶等。有小血管外露或活动性出血的患者，可于内镜下向黏膜注射止血药。常用药物有肾上腺素盐溶液、无水乙醇等。另外，内镜下还可采取高频电灼、激光、微波等止血治疗。

（3）介入治疗：对内镜治疗不成功者，可选择肠系膜动脉造影进行血管栓塞治疗。上消化道各供血动脉间的侧支循环丰富，病变血管介入治疗，可减少组织坏死的危险。

（4）手术治疗：药物、内镜及介入治疗仍不能止血，持续出血危及患者生命时，应选择手术治疗。

（二）急救护理

1. 体位　大出血时，患者应绝对卧床休息，取舒适体位或仰卧中凹位，保证脑部供血。呕血时，嘱患者头偏向一侧，尽量将血液吐出，不要咽下，防止误吸导致窒息。

2. 做好抢救准备　备好抢救药品，如强心药、呼吸兴奋药、血管收缩药等，以及深静脉穿刺包、吸引器、开口器、三腔双囊管等。内镜治疗的患者应做好内镜治疗的相关准备。如患者病情发生变化，配合医师积极抢救。

3. 病情观察

1）估计出血程度

（1）观察呕血及黑粪情况：粪便隐血试验阳性提示出血量在 5 mL 以上，黑粪提示出血量在 50 mL 以上，呕血提示胃内积血量在 250 ~ 300 mL。如出血量在 400 ~ 500 mL 或以上，患者可出现头晕、心悸、乏力等全身症状。如出血量超过 1000 mL，可出现急性周围循环衰竭的表现，甚至引起失血性休克。

（2）观察周围循环状况：应密切观察患者的血压、心率、意识状态、皮肤色泽和温度及湿度等。如患者出现血压下降、心率增快、烦躁不安、面色苍白、皮肤湿冷等症状，提示微循环灌注不足。患者从卧位到半卧位，心率增快超过 10 次 /min、血压下降幅度超过 15 ~ 20 mmHg，说明出血量大，血容量不足。如出现上述情况，应立即通知医师并配合抢救。患者血压、脉搏恢复正常，皮肤由湿冷转暖，提示微循环灌注好转。

（3）监测液体出入量：准确观察并记录 24 h 液体出入量，必要时留置导尿管观察尿量。出量大于入量、少尿、无尿均提示血容量不足。

（4）判断出血是否停止：肠道内积存的血液需经数日才能排尽，故不能单以黑粪作为上消化道继续出血的指标。出现以下情况应考虑有消化道活动性出血：①反复呕血，或呕吐物由咖啡渣样转为鲜红色；黑粪次数增多，色泽转为暗红色甚至鲜红色，伴肠鸣音亢进。②周围循环衰竭的表现，经充分补液未见好转，或好转后又恶化，血压波动，中心静脉压不稳定。③血红蛋白浓度、红细胞计数持续下降，网织红细胞计数持续增高。④补液充足，尿量正常，血尿素氮继续增高或再次增高。

4. 三（四）腔双囊管气囊压迫止血的护理

（1）插管前护理：向患者介绍治疗作用、操作过程及配合方法。检查三（四）腔双囊管，确保管道通畅，气囊无漏气，然后抽尽囊内气体备用。

（2）插管过程中的护理：用液状石蜡润滑管道，协助医师经鼻腔或口腔进行插管。插管过程中要关心、安慰患者，指导其配合深呼吸和吞咽动作，尽量减少患者的不适感。

（3）置管期间的护理：①观察止血效果，记录引流液的性状、颜色及量。②定时冲洗胃腔，清除积血，减少肝性脑病的发生。③清洁口腔和鼻腔，并涂抹液状石蜡保持湿润，减少黏膜损伤。④预防创伤，胃囊内的压力维持在 50 ~ 70 mmHg，食管囊内的压力维持在 35 ~ 45 mmHg，避免压力过大损伤黏膜，压力过小起不到止血作用。气囊压迫 12 ~ 24 h 放松牵引 15 ~ 30 min，如出血未止，再注气加压，以免压迫过久导致食管、胃黏膜缺血坏死。⑤防窒息，胃囊充气不足或破裂时，食管囊和胃囊向上移动阻塞喉部，引起呼吸困难甚至窒息，一旦发生，应立即抽出囊内气体，拔出管道。⑥防误吸，及时抽吸食管和胃内的液体，指导患者将口腔分泌物吐到备好的弯盘，不要下咽。三腔管无食管引流管，必要时另留置一管进行抽吸，以免引起吸入性肺炎。

（4）拔管的护理：出血停止后，放出囊内气体，继续观察 24 h，如未再出血，可考虑拔管。拔管前，嘱患者口服液状石蜡 20 ~ 30 mL，以缓慢、轻巧的动作拔管。气囊压迫一般以 3 ~ 4 日为限，如仍有出血，可适当延长。

5. 用药护理

（1）补充血容量：迅速建立静脉通道，及时及准确补液、输血、应用止血药物等。补液应先快后慢，必要时测量中心静脉压以调整输液的量和速度，以免输液、输血过多和过快引起急性肺水肿。

（2）生长抑素类药物：半衰期短，需要维持输注。在输注过程中，应严格控制药物的浓度和输入速度，以维持药物的有效浓度，最好使用微量注射泵。

（3）血管升压素：该类药不仅收缩内脏血管，对冠状动脉和子宫也有收缩作用。用药后可出现腹痛、血压升高、心律失常、心绞痛，甚至心肌梗死等不良反应。故应严格控制输注速度，遵医嘱配合使用扩张冠状动脉的药物，密切观察用药效果及不良反应，如发现问题，及时通知医师并给予积极处理。

（4）其他：肝病患者禁用肥皂水灌肠，禁用镇静药、催眠药，以免诱发肝性脑病。肝胆疾病患者禁用吗啡镇痛，以防加重括约肌痉挛。

第四节　脑出血

📝 **案例导读**

患者，女性，75 岁。因摔倒出现意识障碍，言语不利，右侧上、下肢偏瘫 4 h 急诊入院。患者在家中看电视时，突然感到天花板颤动，房子有震动感，随即想出门躲避地震，出门时不小心摔倒，当时意识清楚。立即给女儿打电话求助，表现出异常紧张、焦虑与气愤。在消防人员的救助下，急诊入院。体格检查：T 37.1 ℃，P 82 次/min，R 24 次/min，BP 200/115 mmHg，意识模糊，双侧瞳孔等大等圆，直径约为 3 mm。头颅 CT 示左基底与皮髓质交界处出血。原发性高血压史 25 年，未规律服用抗高血压药，血压最高时为 180/110 mmHg。患类风湿性关节炎 8 年，行动不便。

请思考：

1. 患者急诊入院后，护士首要的抢救措施是什么？

2. 在抢救过程中，急救用药的护理措施是什么？

一、概述

脑出血（intracerebral hemorrhage，ICH）又称为自发性脑出血，指原发性非外伤性脑实质内出血。该病占急性脑血管病的 20% ~ 30%，其急性病死率在急性脑血管病中最高，为 30% ~ 40%。大多数 ICH 患者平素患有原发性高血压，同时伴有脑小动脉病变。由某种原因导致血压突然上升时，引起脑内血管破裂而出血。脑出血多发生于高血压动脉硬化，血管破裂。80% 的出血发生于大脑半球，20% 发生于脑干和小脑。

二、急救治疗与护理

（一）急救治疗

1. 治疗原则　防止再出血、控制脑水肿、维持生命体征和防治并发症。

2. 急救措施

（1）一般治疗：卧床休息，床头抬高 30°。保持呼吸道通畅，取侧卧位，及时清除口腔分泌物和呕吐物。监测生命体征，保持肢体功能位。头置冰帽，降低脑耗氧量，控制脑水肿，保护脑组织。

（2）减轻脑水肿、降低颅内压：脑出血后脑水肿约在 48 h 达高峰，维持 3 ~ 5 天后逐渐消退，患者死亡原因主要是脑疝。积极控制脑水肿，降低颅内压是本病急性期治疗的重要环节。主要治疗措施包括 20% 甘露醇 125 ~ 250 mL 快速静脉滴注，根据病情每 6 ~ 8 h 一次。呋塞米 20 ~ 40 mg 溶于 50% 葡萄糖溶液 20 mL 静脉注射，每 6 ~ 8 h 一次，最好与脱水药定时交错使用。急性期短期使用肾上腺皮质激素有助于减轻脑水肿，可选用地塞米松或氢化可的松等。

（3）控制血压：多数患者因发病后脑血管调节反应而血压暂时升高，通常可不使用抗高血压药，以免脑组织缺血或坏死。当血压显著升高，大于 200/110 mmHg 时，应采取降压措施，使血压维持在略高于发病前水平或 180/105 mmHg 左右。收缩压在 150 ~ 220 mmHg 或舒张压在 100 ~ 110 mmHg 时，暂时不用抗高血压药。脑出血患者血压降低速度不宜过快和幅度不宜过大，以免造成脑低灌注。

（4）止血和凝血治疗：仅用于并发消化道出血或有凝血障碍时，对高血压性脑出血无效。常用药物有 6-氨基己酸、氨甲环酸等。应激性溃疡导致消化道出血时，可用西咪替丁、奥美拉唑等。

（5）外科治疗：符合适应证时可进行外科治疗。手术宜在发病后 6 ~ 24 h 内进行。对于脑出血患者逐渐出现颅内压增高伴有脑干受压的体征，小脑半球出血的血肿大于 15 mL，年轻患者脑叶或壳核中至大量出血（出血 40 ~ 50 mL 或以上），均可考虑手术治疗。可行开颅血肿清除、脑室穿刺引流、经皮钻孔血肿穿刺抽吸术等手术治疗。

（二）急救护理

1.体位 患者应绝对卧床休息，保持环境安静，避免一切不良刺激和不必要的活动，安定患者情绪，避免患者躁动。昏迷患者采取左侧卧位，头偏向一侧。

2.吸氧 立即吸入氧气，如患者呼吸道分泌物较多，应吸痰，保持呼吸道通畅。

3.病情监测 对危重患者，应予以心电监测，密切观察意识、瞳孔、血压、呼吸、体温、脉搏、血氧饱和度等生命体征的变化。因患者意识不清、躁动不安，应重点观察各种引流管道有无堵塞、折返、脱落、移位等现象，及时、准确地记录引流液的性质及量。重点观察输液部位有无渗液、静脉留置针局部皮肤有无感染、受压部位有无压疮发生。排便失禁患者肛周皮肤是否破溃，观察用药效果及不良反应。对恢复期的患者，观察其心理、行为变化，实施肢体康复锻炼。

4.用药护理 注意观察药物的疗效和不良反应，注意特殊药物的用法。脑出血患者常用甘露醇或呋塞米等降颅内压，其中甘露醇给药速度要快，要求 30 min 内滴完，避免药液外渗，否则易引起组织坏死。注意观察水、电解质代谢平衡和肾功能，尤其是注意防止低钠血症，以免加重脑水肿。遵医嘱使用抗高血压药，缓慢降压，以免造成脑供血不足和肾血流量下降。应根据患者年龄、有无高血压以及出血后血压状况等确定最适血压水平。

5.保证营养 急性脑出血患者在发病 24 h 内禁食，24 h 后如病情平稳，可行鼻饲流质饮食，保证足够的蛋白、维生素摄入。鼻饲前，应抽胃液观察，如呈咖啡色，应及时通知医师。意识清醒后，如无吞咽困难，可拔除胃管，给予易吞咽的软食。进食时患者取坐位或高侧卧位（健侧在下），进食速度应缓慢，食物应送至口腔健侧近舌根处，以利吞咽。

知识链接

吞咽功能评定

视频荧光造影：是目前最可信的吞咽功能评价方法，先调制不同黏度的造影剂，让患者吞服，然后在荧光屏幕下摄录整个吞咽过程，评价吞咽障碍的程度和部位。

吞唾液测试：让患者取坐位，护士将手指放在患者的喉结及舌骨处，观察在 30 s 内患者吞咽的次数和活动度。

摄食-吞咽过程评定：观察进食情况、唇舌和咀嚼运动、食团运送情况、吞咽后有无食物误吸入气道或残留在口中。

6. 预防并发症

（1）预防脑疝：颅内高压患者应取半坐卧位或床头抬高 15°～30°，促进脑部血液回流，减轻脑水肿。翻身时动作宜轻柔，遵医嘱控制液体入量，保持排便通畅，防止颅内压增高诱发脑疝。

（2）预防肺部感染：对于痰多不易咳出者，除药物祛痰外，应加强翻身、叩背以促进排痰，给予雾化吸入、吸痰等措施促进排痰。

（3）防止压疮：经常变换体位，每 2～4 h 翻身一次。保持床铺干燥、清洁、平整、柔软。对受压部位及骨隆凸处，每日早晚用温水（或 50% 乙醇）擦浴、按摩。

（4）加强会阴及肛周皮肤护理：排便失禁患者局部皮肤易被尿液、粪便长期浸渍而破溃感染，应及时做好局部皮肤清洁，保持干燥。

小结

1. 急性呼吸窘迫综合征是以进行性呼吸窘迫和难治性低氧血症为临床特征的急性呼吸衰竭综合征，起病急骤，发展迅猛，预后差。主要急救措施包括积极治疗原发病、氧疗和机械通气，急救护理措施包括保持呼吸道通畅、密切观察病情、机械通气的护理与做好随时抢救的准备。ARDS 的病死率为 36%～44%，与病情严重程度有关。患者常死于基础疾病、多器官功能衰竭和顽固性低氧血症。

2. 急性心肌梗死是冠状动脉供血急剧减少使相应心肌缺血、坏死。三大临床表现是持久及剧烈的胸痛、心电图动态改变和血清心肌酶增高。再灌注治疗是急性心肌梗死救治的关键。绝对卧床休息、心电监护、溶栓护理是主要的急救护理措施。

3. 上消化道出血患者一般在数小时内失血量超过 1000 mL 或失血量超过循环血容量的 20%，病情危急，需要立刻给予急救措施。迅速补充血容量，纠正水、电解质代谢失衡，预防和治疗失血性休克，护士要密切观察病情，判断失血程度，监测血容量，积极配合医师做好止血治疗。

4. 脑出血是急性脑血管病中病死率最高的，临床表现的轻重主要取决于出血量和出血部位。出血量大者，发病后患者立即昏迷，全脑症状明显，出现脑水肿或脑疝。主要急救措施包括脱水降颅内压，防止继续出血，减轻血肿所致继发性损害，促进神经功能恢复、防止并发症。护士要做好病情评估、监测生命体征、脱水降颅内压等急救护理措施。

（马春花）

本章内容精要

本章主要讨论了内科急救中的四个关键领域：急性呼吸窘迫综合征（ARDS）、急性心肌梗死（AMI）、上消化道出血和脑出血。

一、急性呼吸窘迫综合征

（1）概述：ARDS 是一种严重的肺部疾病，常由肺内外严重疾病引发，以肺毛细血管损伤和通透性增强为特点，导致肺水肿、透明膜形成和肺不张。临床上以进行性呼吸窘迫和难治性低氧血症为特征，病死率超过 50%。

（2）急救：首要原则是去除病因和控制原发病，纠正缺氧，可能需要机械通气。治疗措施包括积极治疗原发病，保持呼吸道通畅，氧疗，以及机械通气的运用，如 PEEP 的调节和小潮气量通气。

（3）护理：重点在于保持呼吸道通畅，进行有效的氧疗，促进有效通气，机械通气的护理，以及病情观察与抢救。护士需密切观察患者呼吸频率、节律和深度，意识状态，以及缺氧和二氧化碳潴留的症状。

二、急性心肌梗死

（1）概述：AMI 是由于冠状动脉急性供血不足导致心肌缺血坏死的疾病。临床表现包括剧烈胸痛、心电图变化和血清心肌酶活性增高。

（2）急救：治疗原则是尽快恢复心肌灌注，防止梗死面积扩大，维持心脏功能，处理并发症。措施包括监护和一般治疗，镇静止痛，调整血容量，再灌注治疗（PCI 或溶栓治疗），药物治疗，抗心律失常等。

（3）护理：包括急性期的休息和活动指导，病情观察，疼痛护理，用药护理。护士需注意患者的生命体征，心电图变化，以及药物疗效和不良反应。

三、上消化道出血

（1）概述：上消化道出血指十二指肠悬韧带以上的消化道出血，常表现为呕血和 / 或黑粪，可能伴有急性周围循环衰竭。

（2）急救：首要措施是抗休克和补充血容量，可能包括药物治疗和内镜治疗等。

（3）护理：包括体位管理，抢救准备，病情观察，用药护理。护士需密切监测患者的生命体征，评估出血程度，监测液体出入量，并判断出血是否停止。

四、脑出血

（1）概述：脑出血是自发性非外伤性脑实质内出血，常见于高血压患者，由于血压突然上升导致脑内血管破裂。

（2）急救：治疗原则是防止再出血，控制脑水肿，维持生命体征，防治并发症。措施包括一般治疗，减轻脑水肿，控制血压，止血和凝血治疗，以及外科治疗。

（3）护理：包括体位管理，吸氧，病情监测，用药护理，保证营养，预防并发症。护士需密切观察患者的生命体征，意识状态，瞳孔变化，以及引流管道和输液部位的情况。

思考题

1. 在决定 AMI 患者的再灌注策略时，需要考虑哪些因素，并解释为什么及时的再灌注对减少心肌梗死面积和改善预后至关重要。

2. 在上消化道出血患者中，如何快速区分是食管 - 胃底静脉曲张出血还是非曲张静脉出血，并讨论针对这两种出血的不同治疗策略及其对患者预后的影响。

3. 在脑出血患者中，如何评估颅内压增高的风险，并解释降低颅内压的药物治疗（如甘露醇和呋塞米）的作用机制及其在急救中的重要性。

本章习题

参考文献

［1］李宁，吴吉东．自然灾害应急管理导论 [M].北京：北京大学出版社，2011.

［2］李树刚．灾害学 [M].2 版．北京：煤炭工业出版社，2015.

［3］毛德华．灾害学 [M].北京：科学出版社，2011.

［4］郑大玮．灾害学基础 [M].北京：北京大学出版社，2015.

［5］王雁林，郝俊卿，赵法锁，等．地质灾害风险评价与管理研究 [M].北京：科学出版社，2015.

［6］郭其云．灾害事故应急救援理论与方法 [M].北京：经济科学出版社，2018.

［7］陈安，赵燕．我国应急管理的进展与趋势 [J].安全，2007, 28(3): 1-4.

［8］钟开斌．风险管理：应急管理的重要基础 [J].中国减灾，2007(12): 24-25.

［9］中共中央办公厅 国务院办公厅．应急管理部职能配置、内设机构和人员编制规定 [EB/OL].（2018-07-30）[2019-4-5]http://www.scgcjx.com.cn/shipin/2018-09-03/5999.html.

［10］蔡立辉，董慧明．论机构改革与我国应急管理事业单位发展 [J].行政论坛，2018, 25(3): 17-23.

［11］黄鑫，颜青余，邢东林．国内外灾害紧急医学救援体系建设现状 [J].中国应急救援，2017(1): 24-28.

［12］史键山，牟雪枫，姚富会，等．灾害医学紧急救援体系的现状与展望 [J].临床急诊杂志，2017, 18(7): 484-489.

［13］李秀华．灾害护理学 [M].北京：人民卫生出版社，2015.

［14］李红玉，刘玉锦．灾害救援与护理 [M].北京：人民卫生出版社，2014.

［15］徐丽，沈美华，陈建军，等．灾害医疗救援的回顾与展望 [J].中华灾害救援医学，2014, 2(7): 366-369.

［16］田军章，王声湧，李观明，等．美国应急医学救援体系建设做法与理念 [J].现代医院，2012, 12(12): 136-139.

［17］江桂华，田军章，叶泽兵，等．德国应急医疗救援体系建设的理念和做法 [J].现代医院，2013, 13(2): 141-143.

［18］孙鸿涛，田军章，叶泽兵，等．俄罗斯紧急医疗救援体系建设的做法与理念 [J].

现代医院, 2013, 13(1): 143-145.

［19］曹东林, 田军章, 李观明, 等. 日本应急医疗救援体系建设的基本做法和理念 [J]. 现代医院, 2013, 13(3): 137-140.

［20］刘久成. 对灾害医学概念、任务及知识体系的探讨 [J]. 灾害医学与救援(电子版), 2015, 4(3): 170-172.

［21］黄叶莉, 钱阳明. 灾害医学救援护理指南 [M]. 太原: 山西科学技术出版社, 2017.

［22］赵美玉, 王金道. 灾害护理学 [M]. 郑州: 郑州大学出版社, 2013.

［23］钟清玲, 蒋晓莲. 灾害护理学 [M]. 北京: 人民卫生出版社, 2016.

［24］张乃平, 夏东海. 自然灾害应急管理 [M]. 北京: 中国经济出版社, 2009.

［25］王艳君, 高超, 王安乾, 等. 中国暴雨洪涝灾害的暴露度与脆弱性时空变化特征 [J]. 气候变化研究进展, 2014, 10(6): 391-398.

［26］王永明. 事故灾难类重大突发事件情景构建概念模型 [J]. 中国安全生产科学技术, 2016, 12(2): 5-8.

［27］李秀华. 灾害护理学 [M]. 北京: 人民卫生出版社, 2015.

［28］李春玉, 朱京慈. 灾害护理学 [M]. 北京: 人民卫生出版社, 2012.

［29］黄叶莉, 钱阳明. 灾害医学救援护理指南 [M]. 太原: 山西科学技术出版社, 2017.

［30］胡秀英, 成翼娟. 灾害护理学 [M]. 成都: 四川大学出版社, 2013.

［31］周燕, 高丽. 震灾对群体心理影响及干预研究进展 [J]. 齐鲁护理杂志, 2014, 20(9): 50-52.

［32］瞿佳嫣, 陆静波. 针对社会特定群体的灾害救援护理人文关怀行为干预 [J]. 全科护理, 2018, 16(4): 423-425.

［33］刘帅军. 灾难性突发事件致心理危机的干预研究进展 [J]. 中国护理管理, 2013, 13(1): 135-139.

［34］南裕子, 张晓春, 庞书勤. 灾害的预防准备及重建: 灾害前沿护士的职责 [J]. 中华护理杂志, 2008, 43(12): 1061-1064.

［35］孙莹, 黄悦, 房丹丹. 三级甲等军队医院灾害救援护理管理体系的构建 [J]. 实用临床护理学电子杂志, 2017, 2(14): 170+172.

［36］祝小平, 唐雪峰, 方刚, 等. 汶川地震灾后恢复重建期的卫生防病工作 [J]. 中国循证医学杂志, 2010, 10(7): 791-799.

［37］蔡伟, 张勇, 赵岩, 等. 浅谈震后出现的主要公共卫生问题及解决方案 [J]. 医学

动物防制 , 2017, 33(11): 1166-1168.

［38］唐涛 , 王喜亚 , 苟远涛 , 等 . 康复医学在灾害救治中的意义 [C].// 中国康复研究中心 . 第七届北京国际康复论坛论文集（下册）. 中国康复研究中心：《中国康复理论与实践》编辑部 , 2012: 559-560.

［39］罗羽 , 杨雅娜 . 护士在灾害应对中的作用研究进展 [J]. 护理研究 , 2010, 24(29): 2633-2635.

［40］王恒 , 成翼娟 , 胡秀英 . 护士灾害护理能力评估工具的研制 [J]. 中华护理杂志 , 2016, 51(12): 1428-1433.

［41］蔡王婷 , 蒋晓华 , 杜光红 , 等 . 护理人员在灾害管理工作中的作用 [J]. 世界最新医学信息文摘 , 2017, 17(95): 215, 221.

［42］周秀华 . 急救护理学 [M]. 北京：人民卫生出版社 , 2001.

［43］许虹 . 急救护理学 [M]. 北京：人民卫生出版社 , 2012.

［44］郭豫学 , 滕贵明 , 王世文 . 急救管理学 [M]. 兰州：甘肃科学技术出版社 , 2009.

［45］张波 , 桂莉 . 急危重症护理学 [M]. 北京：人民卫生出版社 , 2001.

［46］沈正善 . 急救医疗中心（站）建设管理规范 [M].2 版 . 南京：东南大学出版社 , 2015.

［47］王亚东 , 王喆 , 刘巍 . 我国院前急救医疗服务体系的性质分析 [J]. 中国急救医学 , 2010, 30(5): 466-467.

［48］赵爱娟 , 邹玉敏 , 吴雯婷 , 等 . 国内外院前急救管理发展综述 [J]. 护理研究 , 2017, 31(4): 392-394.

［49］叶磊 , 成翼娟 . 汶川地震灾后十年我国灾害护理发展回顾与展望 [J]. 中国护理管理 , 2018, 18(7): 871-874.

［50］黄鑫 , 颜青余 , 邢东林 . 国内外灾害紧急医学救援体系建设现状 [J]. 中国应急救援 , 2017, 61(1): 24-28.

［51］李秀华 . 灾害护理学 [M]. 北京：人民卫生出版社 , 2015.

［52］李红玉 , 刘玉锦 . 灾害救援与护理 [M]. 北京：人民卫生出版社 , 2014.

［53］史键山 , 牟雪枫 , 姚富会 , 等 . 灾害医学紧急救援体系的现状与展望 [J]. 临床急诊杂志 , 2017, 18(7): 484-489.

［54］张娣 , 宋慧娜 , 张利岩 . 国内外灾害救援护理研究进展 [J]. 护理管理杂志 , 2019, 19(3): 172-176.

［55］吴恒义 . 地震伤的特点和救治策略 [J]. 创伤外科杂志 , 2008, 10(5): 413-415.

［56］刘爱兵 , 王海燕 , 郝钦芳 , 等 . 从疾病谱变化规律划分灾难医学救援阶段及意义

[J]. 中华急诊医学杂志 , 2006, 15(12): 1063-1066.

［57］Gregory S. Martin, 李侗曾 , 杨月 . 败血症治疗的循证医学方法 (美国胸科医师学院第 70 届年会报告之一)[J]. 传染病网络动态 , 2005(2): 34-36.

［58］张波 , 桂莉 . 急危重症护理学 [M]. 4 版 . 北京 : 人民卫生出版社 , 2017.

［59］桂莉 , 贺茜 , 陶红 . 临床用药护理 [M]. 上海 : 上海科学技术出版社 , 2008.

［60］陈新谦 , 金有豫 , 汤光 . 新编药物学 [M]. 17 版 . 北京 : 人民卫生出版社 , 2011.

［61］杨宝峰 , 陈建国 . 药理学 [M]. 9 版 . 北京 : 人民卫生出版社 , 2018.

［62］王丽华 , 李庆印 .ICU 专科护士资格认证培训教程 [M]. 北京 : 人民军医出版社 , 2012.

［63］彭刚艺 , 刘雪琴 . 临床护理技术规范 [M]. 广州 : 广东科技出版社 , 2013.

［64］陈慧 , 何宝丽 . 面罩 "OK" 使用法 [J]. 护理研究 , 2008, 8(8): 2058.

［65］许方蕾 , 陈淑英 , 吴敏 . 新编急救护理学 [M]. 上海 : 复旦大学出版社 , 2011.

［66］中华医学会急诊医学分会 . 成人体外心肺复苏专家共识 [J]. 中华急诊医学杂志 , 2018, 27(1): 22-29.

［67］陈竺 . 临床技术操作规范重症医学分册 [M]. 北京 : 人民军医出版社 , 2011.

［68］葛均波 , 徐永健 , 王辰 . 内科学 [M]. 9 版 . 北京 : 人民卫生出版社 , 2018.

［69］尤黎明 , 吴瑛 . 内科护理学 [M]. 6 版 . 北京 : 人民卫生出版社 , 2019.

［70］吴惠平 , 罗伟香 . 临床护理相关仪器设备使用与维护 [M]. 北京 : 人民卫生出版社 , 2010.

［71］王志红 , 周兰姝 . 危重症护理学 [M]. 2 版 . 北京 : 人民军医出版社 , 2007.

［72］黎毅敏 . 容量与压力控制通气模式的特点比较及临床应用 [J]. 中华结核和呼吸杂志 , 2013, 36(1): 69-71.

［73］黄岚 , 宋凌鲲 . 现代心电图学 (彩色图解)[M]. 北京 : 化学工业出版社 , 2011.

［74］陶艳玲 , 莫蓓蓉 , 何茹 .63 项危重症护理必备技能 [M]. 太原 : 山西科学技术出版社 , 2019.

［75］江基尧 . 亚低温脑保护基础与临床 [M]. 上海 : 第二军医大学出版社 , 1998.

［76］张波 , 桂莉 . 急危重症护理学 [M]. 4 版 . 北京 : 人民卫生出版社 , 2017.

［77］王立祥 , 孟庆义 , 余涛 .2016 中国心肺复苏专家共识 [J]. 中华灾害救援医学 , 2017, 5(1): 1-14.

［78］杜成芬 , 肖敏 . 院前急救护理 [M]. 武汉 : 华中科技大学出版社 , 2016.

［79］都定元 . 欧洲复苏委员会复苏指南—2015: 创伤性心搏骤停 [J]. 中华卫生应急电子杂志 , 2016, 2(1): 6-9.

［80］刘雪松 . 急危重症护理学 [M]. 3 版 . 北京：人民卫生出版社 , 2018.

［81］张波 , 桂莉 . 急危重症护理学 [M]. 4 版 . 北京：人民卫生出版社 , 2017.

［82］蒋琪霞 . 伤口护理临床实践指南 [M]. 南京：东南大学出版社 , 2004.

［83］李乐之、路潜 . 外科护理学 [M]. 6 版 . 北京：人民卫生出版社 , 2017.

［84］张淑彩 , 李素敏 , 郭敏楠 . 实用耳鼻喉头颈外科护理手册 [M]. 北京：化学工业
出版社 , 2019.

［85］陈佩仪 , 全小明 . 灾害救治护理与实践 [M]. 北京：中国中医药出版社 , 2018.

［86］李延玲 . 急救护理 [M]. 3 版 . 北京：人民卫生出版社 , 2018.

［87］杜成芬 , 肖敏 . 院前急救护理 [M]. 武汉：华中科技大学出版社 , 2016.

［88］席淑新 , 赵佛容 . 眼耳鼻咽喉口腔科护理学 [M]. 4 版 . 北京：人民卫生出版社 ,
2017.

［89］王传林 , 殷文武 . 狂犬病预防处置常见问题解答 [J]. 中国急救复苏与灾害医学
杂志 , 2018, 13(11): 1159-1161.

［90］王威 , 赖荣德 .2018 年中国蛇伤救治专家共识 [J]. 中华急诊医学杂志 , 2018,
27(12): 1315-1322.

［91］许方蕾 , 陈淑英 , 吴敏 . 新编急救护理学 [M]. 上海：复旦大学出版社 , 2011.

［92］范真 . 眼耳鼻咽喉口腔科护理 [M]. 3 版 . 北京：人民卫生出版社 , 2018.

［93］马可 , 夏志洁 , 等 . 止血带的急诊应用专家共识 [J]. 中华急诊医学杂志 , 2020,
29(6): 773-778.

［94］尤黎明 , 吴瑛 . 内科护理学 [M]. 6 版 . 北京：人民卫生出版社 , 2017.

［95］叶文琴 . 急救护理 [M]. 北京：人民卫生出版社 , 2012.

［96］马慧 , 王涛 , 王雯 . ICU 护理学 [M]. 北京：中国协和医科大学出版社 , 2015.

［97］张萍 . 新编实用重症监护学 [M]. 青岛：中国海洋大学出版社 , 2016.

［98］葛均波 , 徐永健 , 王辰 . 内科学 [M]. 9 版 . 北京：人民卫生出版社 , 2018.

［99］贾建平 , 陈生弟 . 神经病学 [M]. 8 版 . 北京：人民卫生出版社 , 2018.

［100］赵海霞 . 实用急危重症学 [M]. 上海：上海交通大学出版社 , 2018.

［101］赵爱华 . 临床常见急危重症诊断与处理 [M]. 西安：西安交通大学出版社 ,
2014.

［102］Marc D B, Stephen M S, Leon C, et al. Part 13: Pediatric advanced life
support.2010 American Heart Association Guidelines for Cardiopulmonary
Resuscitation and Emergency Cardiovascular Care[J]. Circulation, 2010, 122(18
Suppl 3): 685.

［103］Zhang S. Sudden cardiac death in China: current status and future perspectives [J]. Europace, 2015, 17(2): 14-18.

［104］Hua W, Zhang L F, Wu Y F, et al. Incidence of sudden cardiac death in China: analysis of 4 regional populations [J]. J Am Coll Cardiol, 2009, 54(12): 1110-1118.

［105］Eftestol T, Wik L, Sunde K, et al. Effects of cardiopulmonary resuscitation on predictors of ventricular fibrillation defibrillation success during out-of-hospital cardiac arrest [J]. Circulation, 2004, 110(1): 10-15.

教师服务

感谢您选用清华大学出版社的教材！为了更好地服务教学，我们为授课教师提供本书的教学辅助资源，以及重点教材信息。请您扫码获取。

▶▶ 教辅获取

本书教辅资源，授课教师扫码获取

▶▶ 样书赠送

生命科学与医学重点教材，教师扫码获取样书

清华大学出版社

E-mail: wangxj@tup.tsinghua.edu.cn

电话：010-83470367

地址：北京市海淀区双清路学研大厦 A 座 206

网址：https://www.tup.com.cn/

邮编：100084